U0339660

Liver Transplantation
Clinical Assessment and Management

肝脏移植
临床评估与管理

詹姆斯·纽伯格

主　编　〔英〕詹姆斯·弗格森

菲利普·N.纽瑟姆

主　译　朱志军　孙丽莹

天津出版传媒集团

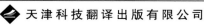

天津科技翻译出版有限公司

著作权合同登记号:图字:02 - 2015 - 78

图书在版编目(CIP)数据

肝脏移植:临床评估与管理/(英)詹姆斯·纽伯格(James Neuberger),(英)詹姆斯·弗格森(James Ferguson),(英)菲利普·N.纽瑟姆(Philip N. Newsome)主编;朱志军,孙丽莹主译. —天津:天津科技翻译出版有限公司,2018.9
书名原文:Liver Transplantation:Clinical Assessment and Management
ISBN 978 - 7 - 5433 - 3820 - 3

Ⅰ.①肝… Ⅱ.①詹… ②詹… ③菲… ④朱… ⑤孙… Ⅲ.①肝 - 移植术(医学) Ⅳ.①R657.3

中国版本图书馆 CIP 数据核字(2018)第 072591 号

Title:Liver Transplantation:Clinical Assessment and Management by James Neuberger,James Ferguson,Philip N. Newsome
ISBN:9781118277386

授权单位:John Wiley & Sons Limited.
出　　　版:天津科技翻译出版有限公司
出 版 人:刘 庆
地　　　址:天津市南开区白堤路 244 号
邮政编码:300192
电　　话:(022)87894896
传　　真:(022)87895650
网　　址:www. tsttpc. com
印　　刷:山东鸿君杰文化发展有限公司
发　　行:全国新华书店
版本记录:787 × 1092　16 开本　16 印张　450 千字
　　　　　2018 年 9 月第 1 版　2018 年 9 月第 1 次印刷
　　　　　定价:128.00 元

(如发现印装问题,可与出版社调换)

译校者名单

主　译　朱志军　孙丽莹

译校者　（按姓氏汉语拼音顺序排序）

边士淇	陈　虹	陈孝杰	傅斯亮	郭　晶
郭　伟	华　瑶	姜亦洲	蒋国平	金　鑫
寇天阔	李　俊	李晓莹	刘　洋	刘　颖
刘静怡	曲　伟	宋建宁	孙丽莹	檀玉乐
陶　鑫	田　甜	屠振华	汪　栋	王　君
王　旭	王国军	王学斌	魏　林	吴鸿伟
伍海锐	闫非易	杨　波	尹　超	曾志贵
张　微	张海明	张建蕊	周光鹏	周柳新
朱志军				

编者名单

Vincent T. Armenti MD, PhD
Principal Investigator
National Transplantation Pregnancy Registry
Gift of Life Institute
Philadelphia, PA;
Professor of Anatomy and Surgery
University of Central Florida College of
Medicine
Orlando, FL, USA

Matthew J. Armstrong MB, ChB, MRCP
Wellcome Trust Clinical Research Fellow
Liver and Hepatobiliary Unit
Queen Elizabeth Hospital;
Centre for Liver Research and Birmingham
NIHR Liver Biomedical Research Unit
Institute of Biomedical Research
University of Birmingham
Birmingham, UK

Sumeet K. Asrani MD
Consultant
Baylor University Medical Center
Dallas, TX, USA

John Ayuk MD, MRCP
Consultant Endocrinologist
University Hospital Birmingham;
Queen Elizabeth Hospital
Birmingham, UK

Ashley Barnabas MRCP
Clinical Research Fellow
Institute of Liver Studies
King's College Hospital
London, UK

Simon Bramhall MD, FRCS
Consultant Hepatobiliary & Liver Transplant
Surgeon
Queen Elizabeth Hospital
Birmingham, UK

Joseph F. Buell MD, FACS
Professor of Surgery and Pediatrics
Director, Tulane Abdominal Transplant Institute
Chief, Section of Transplantation
Department of Surgery
Tulane University School of Medicine
New Orleans, LA;
Clinical Professor of Surgery
Louisiana State University
New Orleans, LA, USA

Aaron James Chan MD
Resident Physician
Department of Medicine
University of Minnesota
Minneapolis, MN, USA

Jeremy R. Chapman FRCP
Director of Acute Interventional Medicine and
Renal Services
Centre for Transplant and Renal Research
Westmead Hospital
Westmead, NSW, Australia

Chris Corbett MB, BS, MRCP
NIHR Clinical Research Fellow
Liver and Hepatobiliary Unit
Queen Elizabeth Hospital;
Centre for Liver Research and Birmingham
NIHR Liver Biomedical Research Unit
Institute of Biomedical Research
University of Birmingham
Birmingham, UK

John M. Davison MD, FRCPE, FRCOG
Emeritus Professor of Obstetric Medicine
Institute of Cellular Medicine
Faculty of Medical Sciences
Newcastle University
Newcastle upon Tyne, UK

Cataldo Doria MD, PhD, FACS
Director, Division of Transplantation
Co-Director, Liver Tumor Center
Nicoletti Professor of Transplant Surgery
Thomas Jefferson University
Philadelphia, PA, USA

Joanna K. Dowman MRCP, PhD
Specialist Registrar and Clinical Research
Fellow in Gastroenterology and Hepatology
Centre for Liver Research and Birmingham
NIHR Liver Biomedical Research Unit
Institute of Biomedical Research
University of Birmingham
Birmingham, UK

James Ferguson MD, FRCPE
Consultant Hepatologist
Queen Elizabeth Hospital
Birmingham, UK

Richard B. Freeman Jr, MD
William and Bessie Allyn Professor and Chair
Department of Surgery
Geisel School of Medicine at Dartmouth
Dartmouth Hitchcock Medical Center
Lebanon, NH, USA

Alexander E. Gimson FRCP
Consultant Physician and Hepatologist
Director, Division of Medicine
Liver Transplantation Unit
Cambridge University Hospitals Foundation
NHS Trust
Cambridge, UK

Thomas G. Gross MD, PhD
Professor of Pediatrics
Ohio State University College of Medicine;
Division of Pediatric Hematology Oncology
Nationwide Children's Hospital
Columbus, OH, USA

Diarmaid D. Houlihan MB, BSc, PhD
Consultant Hepatologist
The Liver Unit
Queen Elizabeth Hospital
Birmingham, UK

Nick D. Jones DPhil
Senior Lecturer
MRC Centre for Immune Regulation
School of Immunity and Infection Medical
School
University of Birmingham
Birmingham, UK

John R. Lake MD
Professor of Surgery and Medicine
Director, Liver Transplant Program
University of Minnesota
Minneapolis, MN, USA

Joanna A. Leithead MBChB, MRCP
Clinical Lecturer in Hepatology
Liver and Hepatobiliary Unit
Queen Elizabeth Hospital;
Centre for Liver Research and Birmingham
NIHR Liver Biomedical Research Unit
Institute of Biomedical Research
University of Birmingham
Birmingham, UK

Michael R. Lucey MD
Professor of Medicine
Chief, Division of Gastroenterology and
Hepatology
University of Wisconsin Hospital and Clinics
Madison, WI, USA

Michael J. Moritz MD
Chief of Transplantation Services
Lehigh Valley Health Network
Allentown, PA;
Professor of Surgery
Morsani College of Medicine
University of South Florida
Tampa, FL, USA

David J. Mutimer MB, BS, MD
Professor of Clinical Hepatology and
Honorary Consultant Hepatologist
Liver and Hepatobiliary Unit
Queen Elizabeth Hospital;
Centre for Liver Research and Birmingham
NIHR Liver Biomedical Research Unit
Institute of Biomedical Research
University of Birmingham
Birmingham, UK

James Neuberger DM, FRCP
Associate Medical Director
Organ Donation and Transplantation
NHS Blood and Transplant
Bristol;
Honorary Consultant Physician
Queen Elizabeth Hospital
Birmingham, UK

Philip N. Newsome PhD, FRCPE
Head of Cell Therapy
Senior Lecturer in Hepatology and Consultant
Transplant Hepatologist
Centre for Liver Research and Birmingham
NIHR Liver Biomedical Research Unit
Institute of Biomedical Research
The Medical School, University of Birmingham;
Queen Elizabeth Hospital
Birmingham, UK

John O'Grady MD, FRCPI
Consultant Hepatologist and
Professor of Hepatology
Institute of Liver Studies
King's College Hospital
London, UK

Gabriel C. Oniscu MD, FRCS
Consultant Transplant Surgeon
Honorary Clinical Senior Lecturer
NRS Career Research Fellow
Scottish Liver Transplant Unit
Royal Infirmary of Edinburgh;
University of Edinburgh
Edinburgh, UK

Thamara Perera FRCS
Consultant Surgeon – Multi Organ Retrieval
and Liver Transplant
The Liver Unit
Queen Elizabeth Hospital
Birmingham, UK

Carlo B. Ramirez MD
Associate Professor
Division of Transplant Surgery
Jefferson Medical College
Thomas Jefferson University
Philadelphia, PA, USA

S. Tamir Rashid PhD MRCP
Clinical Lecturer in Hepatology
Department of Medicine
University of Cambridge;
Hepatobiliary and Liver Transplantation
Department
Cambridge University Hospitals NHS
Foundation Trust
Cambridge, UK

Ian A. Rowe
MRC Clinical Research Training Fellow
Liver and Hepatobiliary Unit
Queen Elizabeth Hospital;
Centre for Liver Research and Birmingham NIHR
Liver Biomedical Research Unit
Institute of Biomedical Research
University of Birmingham
Birmingham, UK

Nathan J. Shores MD
Director Transplant Hepatology
Tulane Transplant Institute Clinic
Tulane University School of Medicine
New Orleans, LA, USA

Ken Simpson MD, PhD
Senior Lecturer, University of Edinburgh;
Scottish Liver Transplantation Unit
Royal Infirmary of Edinburgh
Edinburgh, UK

**Amanda Smith BPharm(Hons),
MRPharmS, DipClinPharm**
Lead Pharmacist
Liver and Solid Organ Transplantation
Queen Elizabeth Hospital
Birmingham, UK

Jayant A. Talwalkar MD, MPH
Professor of Medicine
Division of Gastroenterology and Hepatology
Mayo Clinic
Rochester, MN, USA

**Palak J. Trivedi BSc(Hons), MB, BS,
MRCP**
SPR in Hepatology, Gastroenterology and
Internal Medicine
Clinical Research Fellow
Centre for Liver Research and Birmingham
NIHR Liver Biomedical Research Unit
Institute of Biomedical Research
University of Birmingham
Birmingham, UK

**Christopher J.E. Watson MD, BChir,
FRCS**
Professor of Transplantation and Honorary
Consultant Surgeon
Department of Surgery
Cambridge University Hospitals NHS
Foundation Trust
Addenbrooke's Hospital
Cambridge, UK

**Angela C. Webster MB, BS, MM(Clin
Epi), PhD**
Centre for Transplant and Renal Research
Westmead Hospital
Westmead, NSW;
Associate Professor
School of Public Health
University of Sydney
Sydney, NSW, Australia

中文版前言

自从 Starzl 教授在 1963 年完成了人类第一例肝脏移植之后,20 世纪 80 年代,肝脏移植技术在欧美等国家就已经发展成熟。而我国的肝脏移植则起步较晚,尽管于 70 年代即开始了肝移植的临床探索性工作,但由于诸多因素,术后效果差,患者死亡率高,直到 2000 年左右,肝脏移植才得到迅速发展,并在临床上常规应用。目前,已有 80 多家医疗机构可以开展肝脏移植,外科技术已经非常成熟,患者的术后生存率也明显改善。

译者自 1998 年开始从事临床肝脏移植工作,伴随着我国肝脏移植事业的发展与进步,我们自身也成长起来。从管理几千例患者的临床工作中,我们汲取了许多经验,同时也有许多难忘的教训。我们深深地体会到,肝移植受者手术的成功仅仅是成功的一半,若想使患者获得良好的长期生活质量,围术期及术后长期的管理至关重要!

肝脏移植除了外科手术这一关键技术之外,还涉及器官保护、移植免疫学、麻醉学、肝脏病理学、移植感染及重症监护等多个学科。目前,虽然国内的许多家医院都能够开展肝脏移植,但术后管理水平参差不齐,直接影响了肝移植受者的预后。我们在借鉴学习国际知名移植中心成熟的经验基础上,建立了多学科协作的肝移植管理模式,不断提高与完善我们的临床诊疗水平和规范,希望《肝脏移植:临床评估与管理》一书的出版能为从事肝脏移植的临床医生提供一定的帮助与指导!

李志琴 孙丽莹

2018 年 3 月

序 言

人体肝脏移植在短期内取得了长足的进展。我的动物肝脏移植研究始于 1958 年,当时我发现这种手术在技术上是可行的。我确定了三个关键问题:在获取和植入过程之间需要进行肝脏保存,需要保持受体的血流动力学稳定性,需要防止排斥。

第一例人体肝脏移植完成于 1963 年,由于当时发现许多问题需要解决,因此该项目被搁置,但在 1967 年第一例肝脏移植成功完成后,该项目又被重新启动。该项目先后于丹佛和匹兹堡陆续开展,并迅速发展起来,尤其是在 Roy Calne 和 Roger Williams 的带领下,1968年,他们在英国剑桥成功完成肝脏移植手术。那些早期探索的日子是令人兴奋的,虽然在身体上和情感上都承受着很大的压力。移植术后,效果的改善很缓慢,但很明确。1983 年,该技术趋于成熟,美国国家卫生研究院认定肝脏移植是一种有效的治疗方法。此后,世界各地出现了许多肝脏移植项目,现在肝脏移植已经成为常规治疗方案,许多受者存活 20 年以上,生存质量满意。

原本的高风险型和资源密集型治疗(比如:用血少于 100 单位被认为是一种成功,以 1 年存活率表示预后)已经转变为低风险、常规的和通常不输血的治疗。这些进步的取得是许多人的奉献、勤奋、热情、想象力和坚持的结果。这些人包括外科医生、内科医生、科学家、危重病学专家、微生物学家和许多对该进步做出巨大贡献的人。捐献者和受者的贡献也必须得到承认,因为如果没有他们的支持,是不可能取得这些进展的。

然而,仍然存在许多挑战。尽管医疗技术取得了进展,但肝脏移植的需求量正在增加,而供者肝脏来源缺乏。肝脏保存仍然是一个值得关注的问题。新的灌注液和机器灌注可能会缓解某些问题。最初应用的环孢素和他克莫司,以及最近的霉酚酸酯、西罗莫司和生物制剂,均使得免疫抑制有了很大的改善,但大多数受者需要长期用药,承受其伴随的副作用,免疫耐受仍然是一个难以实现的目标。选择和分配政策正受到公众的密切关注,更恰当的说是受到监督。调控不断增加:事实上,在目前回避风险的风气下,肝脏移植能否像从前一样迅速发展,值得怀疑。

肝脏移植不断扩展,预后比以前更好。因此,不论是在转诊还是随访过程中,更多的临床医生将会因该治疗方法而感到兴奋。希望本书能为患者的成功管理提供实用的指导。

Thomas E. Starzl MD, PhD
美国匹兹堡大学医学院

前　言

　　肝脏移植不断地发展，可以非常有效地治疗许多急性和慢性肝病患者。正在接受移植的人数不断增加，适应证得到扩展，禁忌证已经减少。成功的患者管理和合理的稀缺器官利用，需要多专业患者管理团队之间进行密切有效的合作。

　　本书面向移植等待者或移植受者的管理人员，旨在为他们提供实践指导。我们感谢那些致力于本书编写的作者，他们在移植前后患者的管理方面，均具有相当丰富的实践经验。我们已经要求作者清楚地描述问题和处置建议。我们希望这本书能作为综合教科书和期刊综述的补充。

　　我们希望您能认为这本书有用且实用。

James Neuberger
James Ferguson
Philip N. Newsome

致　谢

　　我们非常高兴能编辑这本书,并感谢所有参与者的贡献。如果没有 Wiley Blackwell 公司的 Oliver Walter 和 Jennifer Seward 的支持,这本书就不会完成。

目　录

第 1 部分
患者进行肝移植的时机

第 1 章

概论

S.Tamir Rashid，Alexander E.Gimson

要点

- 尽早转诊到移植中心是非常重要的。
- 转诊的标准需根据临床情况而定(急性肝衰竭、亚急性肝衰竭、慢性肝病、肝癌)。
- 对乙酰氨基酚肝中毒的转诊时机：pH 值 < 7.4，乳酸 > 2.5mmol/L，肾功能受损或脑病；非对乙酰氨基酚急性或亚急性肝衰竭病例的转诊时机：诊断得到确认和(或)INR > 1.5，肌酐 > 50mmol/L，存在器官衰竭或脑病的证据。
- 发现肝硬化患者的肝病病变存在肝癌特征时，将患者情况提到多学科专家会议讨论，在有能力进行肝移植和其他治疗的机构进行该会议。
- 慢性肝病患者联系移植中心的时机为患者出现初步的失代偿表现(腹水或肝性脑病)，包括：存在利尿剂抵抗或不耐受的腹水，或 1 型肝肾综合征的患者；存在慢性肝性脑病或因肝性脑病复发而反复就诊的患者。
- 患者 Child-Pugh 评分 ≥8，MELD 评分 ≥10 和 UKELD 评分 ≥49 时，除非存在禁忌证，否则应该将患者转诊到移植中心。
- 存在肝肺综合征和发现存在门肺高压的患者也应该考虑移植。
- 对毒品依赖和酗酒风险的评估和处置，需求助于成瘾行为的专业团队。最好由移植中心做出是否可以行肝移植的决定。

一般原则

英国、美国和欧洲关于肝移植前患者转诊的临床指南，强调了一些重要的共性原则。

- 应该明确肝移植潜在受者的疾病已经足够严重，从而确认肝移植是必要的，而且其他治疗方法已经用尽。
- 需要预判患者：①是否可在这个治疗中存活；②是否会依从用药方案和建议；③是否不会出现影响生存或生命质量的并发症。

本章将分析这些问题，同时考虑到一些临床适应证和特殊问题。

所有的指南均强调了尽早转诊到移植中心的重要性。这样可以使得移植中心有时间彻底评估患者情况，也使得潜在受者及其家庭，有机会研究他们的治疗选择，在没有压力的情况下做出决定。转诊过晚可影响预后，因为移植前的状态是移植后住院时间和患者死亡的重要相关因素。

在下列情况下需要考虑转诊到移植中心：如急性肝衰竭、慢性肝病、肝细胞癌(HCC)和多种综合征。

急性肝衰竭：对乙酰氨基酚肝中毒

对于对乙酰氨基酚导致肝中毒的病例，早期转诊到移植中心非常重要。尽早与移植中心进行病例讨论，这样患者可以及时转院，加快移植团队的诊断评估。早期进行移植的患者，伴有较低程度的肝性脑病，预后相对满意，这说明了尽早转入移植中心的重要性。较早地联系移植中心，可以在患者情况稳定时给予建议，也可以避免对不符合移植标准的患者进行不必要的转院。

具体病例考虑转诊时，一些预示不良预后因素很重要（表 1.1）。

- 在荟萃分析中，国王学院标准对死亡的预测存在很高的特异性，但敏感性差。
- 血清乳酸升高是不良预后的标志，但敏感性仍较低。
- 不良预后的晚期标志，包括肾损伤、肝性脑病、年龄增加、营养不良、严重药物过量和饮酒史。

转诊要点

对乙酰氨基酚摄入患者存在以下情况需要转诊：

- 服药后任何时间出现 pH 值<7.4。
- 液体补充稳定后，血清乳酸>2.5 mmol/L。
- 凝血酶原时间延长、肾功能受损或肝性脑病。

对存在下列情况的病例应特别注意：长期摄入药物、营养不良、使用抗惊厥药物或大量酒精（乙醇）摄入史。

急性肝衰竭：非对乙酰氨基酚病因

在临床和实验室标准（表 1.1）中，导致非对乙酰氨基酚 ALF 不良预后的项目已经被详细列出。其发展到严重肝性脑病阶段的速度，较对乙酰氨基酚导致的 ALF 慢，但也不容易进行早期预后评估。ALF 的较为少见病因，包括自身免疫性肝炎、Wilson 病、布加综合征、妊娠或淋巴瘤，这些病因导致 ALF 并伴有脑病时，

表 1.1　急性肝衰竭患者转诊和移植标准

	转诊标准	移植标准
对乙酰氨基酚	服药后任何时间出现 pH 值<7.4	药物过量后，液体补充稳定后，pH 值<7.25 且>24 小时
	液体补充稳定后，血清乳酸>2.5mmol/L	药物过量后入院时，血清乳酸>3.5 mmol/L 且>24 小时，或者液体补充稳定后，血清乳酸>3.0mmol/L
	存在凝血酶原时间延长、肾功能受损或脑病的任何证据	INR>6.5+肌酐>300μmol/L 或者无尿+3/4 期脑病
非对乙酰氨基酚	任何级别的脑病	血清标记物阴性的肝炎、甲型肝炎、乙型肝炎、药物性肝衰竭。有如下任何 3 条因素：病因不良、年龄>40 岁、从黄疸到脑病>7 天；胆红素>300 mmol/L；INR>3.5
	INR>1.5 或肌酐>150mmol/L	血清标志物阴性的肝炎、甲型肝炎、乙型肝炎、药物性肝衰竭，INR>6.5 或者 PT>100s
		Wilson 病、布加综合征、自身免疫性肝炎出现急性表现。同时存在凝血障碍和任何分期的脑病
		INR>1.5 和任何分期的脑病

必须和移植中心进行讨论。

迟发型肝衰竭的预后特别差,诊断后应该立即咨询移植中心。

转诊要点

非对乙酰氨基酚 ALF 患者存在以下情况需要转诊:

- 存在任何阶段的脑病。
- 凝血异常,且 INR>1.5 或血清肌酐>150mmol/L。
- 其他任何器官出现衰竭。
- 自身免疫性肝炎伴有脑病或腹水,出现严重的急性表现。
- 存在凝血异常和伴有脑病的 Wilson 病。
- 诊断为迟发型肝衰竭伴脑病。

肝细胞癌

在西方社会,大约 95% 的肝细胞癌(HCC)是在肝硬化基础上出现的。一些治疗方法可用于治疗 HCC,包括化疗、动脉(化疗)栓塞、射频切除、经皮乙醇注射和切除,还有肝移植。所有 HCC 的患者均应该根据其具体需要转诊到可以进行上述治疗的医疗中心。

切除适用于非硬化的 HCC 患者,取决于病灶的分期和位置。然而,对于肝硬化的患者,只有血清胆红素正常(Child-Pugh 分级 A,表 1.2)且肝静脉压力梯度(HVPG)<10mmHg(1mmHg=0.133kPa)时,才可以考虑肝切除。这些行 HCC 切除的患者 5 年生存率可超过 70%。

大多数移植中心使用 Mazzaferro 定义的移植选择标准:

- 大小(单个<5 cm)。
- 个数(最多 3 处<3 cm)。
- 没有局部或远处侵犯。
- 或者这些指标的修改标准。

据报道,肝移植后,5 年生存率超过 70%。尽管如此,因为一些 HCC 超出标准的患者,可能会存在良好的肝移植预后,而一些单发的小

HCC 患者可能出现早期的肿瘤侵袭复发而导致不良预后,所以选择标准正在不断被改进。放射影像学确定肿瘤大小和数量,是肿瘤生物学分期的粗略指标。

组织分化不良和存在大血管或微血管侵犯,被证明是肝移植预后的独立危险因素。肿瘤活检被认为是明确分化状态的方法,但是其应用受限,这是由于取样误差,以及考虑到肿瘤扩散,单个肿瘤内分化不一致这些问题,而且微血管侵犯经常出现于一个很小的肿瘤区域。其他可能的反映肿瘤生物行为的标准还有:某个时期肿瘤的倍增时间、对辅助治疗或降期治疗的反应和甲胎蛋白水平。然而,一些作者报道中认为,采用扩展的 HCC 选择标准降低了生存率,所以它们仍未被许多中心接受。

转诊要点

- 转诊到移植中心时,应该考虑到上述所有因素,以及移植中心所采用的移植标准。
- 最佳方式为:所有存在 HCC 特征的肝脏病灶且符合移植标准的患者,均被提交到移植中心的多学科专家会议,从而实现由可靠的机构探讨肝脏移植治疗。
- 对于其他情况适合肝移植的患者,当肝脏病灶存在 HCC 特征(动脉血管密集影像、门脉期消退)时,应该考虑转诊到移植中心。
- 肝移植评估的同时,也应该考虑其他治疗方法,包括切除和其他辅助治疗。
- 如果等待时间很长,应该考虑移植前进行辅助治疗。

慢性肝病:自然史

在存在慢性肝病和肝硬化的患者中,死亡风险与合并存在 HCC 或门脉高压并发症相关。根据是否存在门脉高压相关并发症,肝硬化可以划分为 4 个临床阶段(框 1.1)。

确定病例的病情进展阶段,将有助于及时向移植中心转诊。当存在严重肝衰竭或肾衰竭

框 1.1　肝硬化的临床分期

- 阶段 1——肝硬化;无曲张、腹水;年死亡率为 1%
- 阶段 2——肝硬化,曲张,无出血,无腹水;年死亡率为 3.4%
- 阶段 3——失代偿性肝硬化(腹水);年死亡率为 20%
- 阶段 4——失代偿性肝硬化(曲张的静脉出血);年死亡率>50%

(来源:D'Amico G,Garcia-Tsao G,Pagliaro L. Natural history and prognostic indicators of survivalin cirrhosis: A systematic review of 18 studies. J Hepatology. 2010;44:217‒31.)

时,转诊过晚与不良预后相关。

慢性肝病:预后评分系统

为确定最佳转院时间表,建议采用评分预测短期死亡率。在处理肝硬化病例时,准确地确定中长期预后非常重要。

- Child-Pugh 评分(CPS)结合主观和客观因素(表 1.2),具有中度的预测准确性,但其缺陷也被充分证实。包括对临床参数,如腹水和脑病的随意分级、凝血酶原时间实验室测量的不稳定性和一些指标的天花板–地板效应。
- 终末期肝病模型(MELD)评分仅采用客观连续变量计算,作为一些临床情况的有效预测工具获得认可。尽管如此,在严重肝病患者的短期预后预测方面,是否有证据表明 MELD 优于 CPS 仍受争议。
- MELD 的一些改良方案,包括重新校准 3 个实验指标(refit MELD)、增加血清钠评分(MELD-Na)和在新的移植等待队列中重新计算得到的评分(英国终末期肝病评分,

UKELD)。UKELD 来自英国等待移植患者队列,在该人群中发现其比 MELD 更准确。UKELD 中的变量与 MELD-Na 相似,但加权系数不同。

在这些评分系统中,INR 可能因检测方法不同而存在差异,血清肌酐的变化与性别、种族和利尿剂使用有关,利尿剂也影响血清钠的变化。

转诊要点

- 对于慢性肝病患者,出现肝硬化失代偿(腹水、曲张的静脉出血、自发性细菌性腹膜炎和脑病)时,应该考虑移植,应该与移植中心讨论患者情况。
- 对所有慢性肝病患者采用预后评分,可能会有助于预测短期预后和安排转诊到移植中心的时间。
- 通过评分预测的非移植 1 年生存率低于肝移植生存率时,应该进行转诊;Child-Pugh≥8,MELD≥10,UKELD≥49。
- 参与肝硬化患者治疗的内科医生,应该

表 1.2　Child-Pugh 评分

得分数	1	2	3
清蛋白(g/L)	>35	28~35	<28
胆红素(μmol/L)	<34	34~50	>50
凝血酶原时间(s)	<4	4~6	>6
腹水	无	轻度	中度
脑病	无	1~2 级	3~4 级

5~6 分=A 级,7~9 分=B 级,10~15 分=C 级。

尽早告知他们的患者,需要改善所有可控的危险因素。

慢性胆道疾病:原发性胆汁性肝硬化、硬化性胆管炎

绝大多数的患者预后评分是不涉及慢性肝病的病因的。疾病特异性评分已经出现,但未被广泛采用。某些临床症状对于胆汁淤积性疾病尤其重要。对于原发性胆汁性肝硬化的患者,存在严重的骨质疏松和难治的瘙痒时,应该考虑转院到移植中心。与之相似,原发性硬化性胆管炎的患者存在复发性细菌性胆管炎时,严重肝功能失代偿与肝功能指标良好可能会交替出现。预防性使用口服抗生素通常无效。血液指标可能会低估非移植死亡风险,所以复发性胆管炎是转往移植中心的特殊指征。目前在多数移植中心,硬化性胆管炎合并胆管细胞癌患者是肝移植的禁忌证。

转诊要点

• 慢性胆道疾病患者考虑进行肝移植的情况包括:通过预后评分进行判断时,其具体标准与慢性肝病一致;无法治疗的难治瘙痒;患者存在反复的、脆弱性的、非创伤性骨折;广泛的 PSC 伴反复的、难治的细菌性胆管炎。

• 胆管癌不要转诊。

利尿治疗无效/不耐受的腹水和慢性肝性脑病

肝硬化的自然病程研究表明,10 年内 30%~50% 的肝硬化患者会出现腹水。与代偿性肝硬化相比,患者一旦出现腹水,将明显改变预后,2 年死亡率为 40%,所以,腹水出现后应该转诊并考虑进行肝脏移植。利尿治疗无效的难治性腹水(DRA)或者穿刺治疗后迅速复发的腹水患者,1 年生存率为 50%。患者也可能进展为肝肾综合征,其预后非常差,应该紧急转诊到移

植中心。

DRA 的处置包括反复穿刺治疗、TIPS 分流支架或肝移植。虽然 TIPS 可在高达 70% 的患者中获得成功,而且与反复穿刺相比优势明显,然而,对于 TIPS 是否改善死亡率和 TIPS 是否阻止肝肾综合征的进程仍然存在争议。最近的荟萃分析表明,该治疗存在生存优势。

慢性肝病背景下的慢性肝性脑病(HE)预后不良。需要入院治疗的间断 HE 发作,将不成比例地影响生存率,该影响将明显超出 MELD 评分的预测。所以,可能需要尽快进行移植。

转诊要点

• 出现利尿剂难控制或利尿剂不耐受的腹水时,肝硬化患者应该尽快转诊并考虑进行肝脏移植。

• 存在 1 型肝肾综合征的患者应该迅速转诊到移植中心。

• 慢性 HE 患者或因难治性 HE 复发多次就诊的患者,为获得最佳医疗处置,应该转诊并考虑进行肝移植治疗。

肝肺综合征

肝肺综合征(HPS),由下列表现构成:动脉血缺氧、肺血管扩张和慢性肝病。考虑到诊断 HPS 的重要性,患者应该进行血氧饱和度监测,将血氧饱和度<96% 作为进一步调查的依据(最具性价比)。对于 HPS 是否出现和严重程度的进一步评估方法,包括动脉血气分析、经胸壁超声心动图和锝标记的聚合清蛋白(MAA)扫描估计分流比例。

因为严重 HPS 患者的中位生存少于 12 个月,HPS 可以作为进入移植等待名单的指征。然而,HPS 的严重程度显著影响移植后生存,动脉氧浓度≤50mmHg 或者分流比例>20%,与术后死亡率增加显著相关。因此,仅根据 HPS 的严重程度这一个指标,一些患者就可能被认定为肝移植风险过高。

转诊要点

• 存在肝肺综合征的患者，无论其慢性肝病的严重程度如何，都应该转诊并考虑进行肝脏移植。

门脉性肺动脉高压

门脉性肺动脉高压(PPH)可在高达 4% 的肝硬化患者中出现，当平均肺动脉压(mPAP)≥25mmHg，肺血管阻力增加[>240dyn/(s·cm)]，且肺动脉楔压(<15mmHg)时，可以诊断。PPH可以无症状或者存在非特异性症状，如乏力、晕厥先兆、心悸、劳力性呼吸困难和端坐呼吸。临床医生了解 PPH 非常重要。患者应该接受经胸壁多普勒心脏超声，存在指征时，可进行右心置管，评估 mPAP 和肺血管阻力。

mPAP 升高被认为对肝硬化患者预后存在负面影响。因此需要考虑肝移植。存在轻度 PPH(mPAP 25~34mmHg)和中度 PPH(mPAP 35~44mmHg)并不会伴有肝移植后的不良预后，但是，对于严重 PPH 的患者(mPAP≥45mmHg)，通常因为预后不佳，而在患者筛选环节被排除。PPH 在肝移植后，可以得到改善，尽管该过程是缓慢的。

转诊要点

• 患者进行肝移植评估时，应该检测有无PPH。

• 对于门脉性肺动脉高压患者，应该与移植中心共同讨论确定，他们是否适合肝脏移植。

• 目前，严重门脉性肺动脉高压(mPAP≥45 mmHg)是肝移植的禁忌，但仍需要与移植中心讨论做出决定，同时咨询门脉性肺动脉高压的专家，尝试进行药物治疗。

携带人类免疫缺陷病毒的患者

以前 HIV 感染被认为是肝移植的相对禁忌证，目前通过抗病毒治疗改变了疾病进程，并可能长期控制病毒复制，这在很大程度上改变了治疗前景。在 HIV 和 HBV 或 HCV 共同感染的患者中，肝脏疾病是 HIV 患者发病和死亡的重要原因，其重要性越来越突出。有证据表明，在 HIV 合并感染的患者中，从出现肝脏失代偿到死亡的进程加快。而肝移植后，HIV 和 HCV 合并感染者的预后略差于 HCV 患者。HIV 病毒载量无法测出和 CD4 计数正常，这两点在选择肝移植受者时非常重要。

转诊要点

• HIV 阳性患者伴有肝硬化时，应该尽早转诊并进行肝移植评估，而且在出现失代偿后必须转诊。

• 应该在有处置 HIV 经验的移植中心评估是否适合肝移植。

• 一些特殊问题可能影响肝移植决策，包括充分的病毒控制、不存在病毒耐药和免疫抑制剂与抗病毒药物的交互作用。

其他不常见的适应证

一些罕见的情况也可考虑进行肝移植治疗。在这些情况下，肝移植的有效性不够明确，但存在许多生存良好的报道。急性卟啉病、多囊肝、原发性高脂血症和原发性家族性淀粉样变性，在其他治疗失败的情况下，都是肝移植的适应证。

较少见的肿瘤，如肝上皮样血管内皮瘤和神经内分泌肿瘤，经过仔细筛选后，肝移植预后良好。

同时存在肝和肾衰竭或某些代谢性疾病，如原发性草酸盐沉积病时，可以考虑肝和肾联合移植。这些病例转院前，应该尽早与移植中心进行详细讨论。

特殊的内科、外科和心理问题

早期转诊到移植中心的优势在于可以进

行并发症的评估。一些可以部分或完全改善的问题，有可能被发现和治疗，这些因素也可能关系到是否适合移植和移植的远期生存。这些因素包括：

- 得到充分控制的糖尿病。
- 心血管和呼吸疾病的危险因素。
- 其他问题，如吸烟、非法药品使用、肥胖和饮酒。

肥胖

轻度肥胖在肝硬化患者中非常普遍，而不是仅限于非酒精性脂肪肝和 2 型糖尿病的患者。肝移植后，疾病和术后并发症随着体重指数（BMI）增高而增加，但对生存的影响很小，除非是病态肥胖患者（BMI>40）。

吸烟

吸烟与移植后不良预后相关，这与肝动脉栓塞、心脏病和恶性肿瘤风险增加有关。许多中心要求患者在进入移植等待名单前加入戒烟计划。

毒物滥用

在许多中心，评估和控制移植潜在受者的毒物滥用是一个重大挑战。所有患者都必须加入毒物滥用治疗项目。正在使用非法药物或未经医生指导的药物，不依从治疗或者不愿完成评估，这些情况是患者进入移植等待名单的禁忌。稳定的美沙酮治疗不是肝移植禁忌，尽管术后存在更多疼痛控制相关的问题。

总结

- 正在使用非法药物或未经医生指导的药物，不依从治疗或者不愿完成评估，这些情况是患者进入移植等待名单的禁忌。
- 稳定的美沙酮治疗不是肝移植禁忌，但应该告知患者术后止痛治疗的复杂性。
- 任何慢性肝病的患者，存在非法药物滥用或酗酒时，应该告诫他们继续毒物滥用可能

影响肝移植，这一点在将来也需要坚持。

- 如果允许，应该转诊到当地毒物滥用服务机构，继续给予指导。

酒精

酒精相关肝脏疾病是肝病死亡的主要原因。对存在非活动性酒精性肝病（ALD）且已经戒酒的患者进行肝移植，这种做法得到认可，在英国和其他地区生存率非常理想。与其他原因行肝移植的患者相比，ALD 患者更少出现排斥、移植物衰竭和需要再移植，虽然远期咽、食管或胃恶性肿瘤的发病率可能增加。

预判饮酒患者的戒酒情况是非常重要的。目前多数中心，要求患者在移植前进行一段时间的酒精戒断，目的是使肝功能自然恢复，避免进行不必要的肝移植，而对以后长期戒断的预测作用不大。虽然移植前的戒酒时间长度，对以后酒精彻底戒断存在一定预测作用，但几乎没有证据支持严格的 6 个月戒酒标准具有预测作用。并非所有的研究都认为，戒酒时间长度可以有效预测再次酗酒，其他一些因素也非常重要，包括精神并发症、社会支持体系、多种毒物滥用和开始酗酒的年龄。一些国家，如英国和法国，已经不采用 6 个月标准，改为心理综合评估。这是一项复杂的评估，最好由多学科专家团队来完成。不应该因为担心他们再次酗酒，而影响这些患者转诊到移植中心。

相反，严重的急性酒精性肝炎（SAAH）虽然死亡率很高，但在许多国家并不是肝移植的适应证。尽管如此，回顾性病例研究和最近法国的一项针对严格筛选的 SAAH 肝移植病例的前瞻研究，发现了令人鼓舞的结果。这些患者重新饮酒的比例与其他酒精性肝病肝移植患者类似。

总结

- 对于嗜酒的潜在肝移植受者，需要多学科专家对患者成瘾行为的自我管理进行评估。
- 对存在酒精相关肝损害的患者，应该进

行全面的心理评估,检测可以预测再次酗酒的指标。这项评估最好在移植中心进行。

- 存在复发性失代偿性 ALD 的患者,如果存在持续或反复饮酒,不应转诊和进行移植评估。

年龄

在欧洲,20% 的肝移植患者超过 60 岁(www.eltr.org)。高龄患者肝移植后远期生存下降,这与糖尿病、肾损害、HCV 携带和移植后远期恶性肿瘤有关。尽管如此,肝移植并不存在特殊的年龄限制。一些并发症的出现,如糖尿病、心血管和呼吸疾病,可能随年龄增加而增加,此时需要仔细评估。

依从性

心理问题是一些最难评估的问题,它们对是否转诊到移植中心的影响绝不可轻视。精神异常必须得到充分的控制,以保证对药物治疗和医疗建议的依从性不受影响。在这些情况下,患者可能需要大量的支持和咨询,一些问题可能使得这些支持变得困难,包括受教育程度低、精神发育迟滞、间歇脑病或潜在受者是囚犯。

总结

- 潜在的移植受者应该能够对药物治疗和医疗建议保持合理的依从性。
- 移植团队和转诊中心在肝移植评估前,应该尽力解决依从性问题和影响依从性的因素。

(孙丽莹 译　姜亦洲 校)

参考文献

AASLD Practice Guidelines 2010 – Management of Hepatocellular Carcinoma. www.aasld.org/practiceguidelines/Documents/Bookmarked%20Practice%20Guidelines/HCCUpdate2010.pdf.

Arguedas MR, Abrams GA, Krowka MJ, Fallon MB. Prospective evaluation of outcomes and predictors of mortality in patients with hepatopulmonary syndrome undergoing liver transplantation. Hepatology. 2003;37:192–7.

Barber K, Madden S, Allen J, Collett D, Neuberger J, Gimson A; United Kingdom Liver Transplant Selection and Allocation Working Party. Elective liver transplant list mortality: development of a United Kingdom end-stage liver disease score. Transplantation. 2011;92(4):469–76.

Bernal W, Donaldson N, Wyncoll D, Wendon J. Blood lactate as an early predictor of outcome in paracetamol-induced acute liver failure: a cohort study. Lancet. 2002;359(9306):558–63.

Burra P, Germani G, Gnoato F, Lazarro S, Russo FP, Cillo U, Senzolo M. Adherence in liver transplant recipients. Liver Transpl. 2011;17(7):760–70.

Cholongitas E, Marelli L, Shusang V, Senzolo M, Rolles K, Patch D, Burroughs AK. A systematic review of the performance of the model for end-stage liver disease (MELD) in the setting of liver transplantation. Liver Transpl. 2006;12(7):1049–61.

Clavien PA, Lesurtel M, Bossuyt PM, Gores GJ, Langer B, Perrier A; OLT for HCC Consensus Group. Recommendations for LT for hepatocellular carcinoma: an international consensus conference report. Lancet Oncol. 2012;13(1):e11–22.

Consensus Conference; indications for liver transplantation19/01/05. Lyon-Palais des Congres; text of recommendations. Liver Transpl. 2006;12:998–1011.

Craig DG, Ford AC, Hayes PC, Simpson KJ. Systematic review: prognostic tests of paracetamol-induced acute liver failure. Aliment Pharmacol Therapeut. 2010;31:1064–76.

D'Amico G, Garcia-Tsao G, Pagliaro L. Natural history and prognostic indicators of survival in cirrhosis: A systematic review of 18 studies. J Hepatol. 2010;44:217–31.

Devlin J, O'Grady J. Indications for referral and assessment in adult LT: a clinical guideline. BSG Clinical Guideline 2000. www.bsg.org.uk/clinical-guidelines.

Dew MA, DiMartini AF, Steel J, De Vito Dabbs A, Myaskovsky L, Unruh M, Greenhouse J. Meta-analysis of risk for relapse to substance use after transplantation of the solid organs. Liver Transpl. 2008;14:159–72.

Gimson AE, O'Grady J, Ede RJ, Portmann B, Williams R. Late onset hepatic failure: clinical, serological and histological features. Hepatology. 1986;6(2):288–94.

Ginès P, Cárdenas A, Arroyo V, Rodés J. Management of cirrhosis and ascites. N Engl J Med. 2004;350:1646–54.

Ham J, Gish RG, Mullen K. Model for end-stage liver disease (MELD) exception for hepatic encephalopathy. Liver Transpl. 2006;12(12 Suppl 3):S102–4.

Hsu CY, Lin HC, Huang YH, Su CW, Lee FY, Huo TI et al. Comparison of the model for end-stage liver disease (MELD), MELD-Na and MELDNa for outcome prediction in patients with acute decompensated hepatitis. Dig Liver Dis. 2010;42(2):137–42.

Kamath PS, Wiesner RH, Malinchoc M, Kremers W, Therneau TM, Kosberg CL et al. A model to predict survival in patients with end-stage liver disease. Hepatology. 2001;33(2):464–70.

Krowka MJ, Mandell MS, Ramsay MA, Kawut SM, Fallon MB, Manzarbeitia C, et al. Hepatopulmonary syndrome and portopulmonary hypertension: A report of the multicenter liver transplant database. Liver Transpl. 2004;10:174–82.

Llovet JM, Fuster J, Bruix J. Intention-to-treat analysis of surgical treatment for early hepatocellular carcinoma: resection versus transplantation. Hepatology. 1999;30:1434–40.

Lucey MR. Liver transplantation for alcoholic liver disease: past, present, and future. Liver Transpl. 2007;13:190–2.

Mathurin P, Moreno C, Samuel D, Dumortier J, Salleron J, Durant F et al. Early liver transplantation for severe alcoholic hepatitis. N Engl J Med. 2011;365(19):1790–800.

Mazzaferro V, Regalia E, Doci R, Andreola S, Pulvirenti A, Bozzetti F, Montalto F, et al. Liver transplantation for the treatment of small hepatocellular carcinomas in patients with cirrhosis. N Engl J Med. 1996;334:693–9.

O'Grady JG, Alexander GJ, Hayllar KM, Williams R. Early indicators of prognosis in fulminant hepatic failure. Gastroenterology. 1989;97(2):439–45.

O'Grady J, Taylor C, Brook G. Guidelines for liver trans- plantation in patients with HIV infection (2005). HIV Med. 2005;6(Suppl 2):149–53.

Salerno F, Cammà C, Enea M, Rössle M, Wong F. Transjugular intrahepatic portosystemic shunt for refractory ascites: a meta-analysis of individual patient data. Gastroenterology. 2007;133(3):825–34.

Sharma P, Schaubel DE, Sima CS, Merion RM, Lok AS. Re-weighting the model for end-stage liver disease score components. Gastroenterology. 2008;135(5):1575–81.

Steinman TI, Becker BN, Frost AE, Olthoff KM, Smart FW, Suki WN, Wilkinson AH; Clinical Practice Committee, American Society of Transplantation. Guidelines for the referral and management of patients eligible for solid organ transplantation. Transplantation. 2001;71(9):1189–120.

Terrault NA, Roland ME, Schiano T, Dove L, Wong MT, Poordad F et al. for the Solid Organ Transplantation in HIV: Multi-Site Study Investigators. Outcomes of liver transplant recipients with hepatitis C and human immunodeficiency virus coinfection. Liver Transpl. 2012;18(6):716–26.

第 2 章

肝移植预测模型

James Neuberger

要点

- 几种预测模型已经被用于评价肝病患者的生存率。
- 终末期肝病模型是被最广泛使用的模型,已经被很多疾病和国家所验证。
- 其他的预测模型也在逐渐发展,包括 Child 肝硬化分级模型和 MELD 评分不同类型(如 PELD 评分——终末期肝病儿童模型,适用于 2 岁以下儿童,血清钠与终末期肝病模型的联合公式(MELD-Na),以及终末期肝病英国模型)。
- 这些模型只是评价器质性疾病的生存率,并不考虑其他诸如肝细胞癌或肝肺综合征等其他影响生存率的因素。
- 肝脏特定疾病模型,包括原发性胆汁性肝硬化、原发性硬化性胆管炎、酒精性肝炎(如 Maddrey 辨别函数、里尔模型、格拉斯哥酒精性肝炎评分)、急性 Wilson 病和暴发性肝衰竭。
- 一些非肝脏模型也已经被证实具有很好的预测价值(如 APACHE-II 评分系统和 SOFA 评分系统)。
- 所有的模型都有局限性,所以应该被作为临床管理中的一个辅助工具而不是一个替代方式。

引言

　　肝脏移植作为治疗终末期肝脏疾病的治疗手段得到日益发展,因此,对有效的可以预测肝移植术后生存率的预测模型的需求更加突出。很多司法条例都赞成基于需求或受益的供体肝脏分配原则,因此,对于预后评价标准的透明化制度的需要愈加强烈。

预测模型的发展

　　通过收集并分析定义组患者的数据,预测模型的准确性得到提高。通常使用 COX 回归模型分析收集到的数据去识别与死亡或存活有关的因素。那些具有显著意义的数据就被通过适当的加权联合加入到预测模型中。因此,预测模型可以被用于预测死亡的中位时间或者对于给定时间期限内生存率。预测模型也需要通过不同队列研究进行验证。

预测模型固有的优势和不足

　　为了理解和恰当使用预测模型,我们需要了解预测模型的优势和不足。

人口学研究

- 正如上文表明的,预测模型建立所基于的病例群必然是历史性的,因此并不需要包含临床实践中的改变。从历史控制队列到现实实践的数据预测可能是有误导性的,例如:有效的抗病毒治疗的应用已经改变了病毒性肝炎的预后,所以,在这些治疗方法应用之前的患者队列的研究结论可能与现实实践是不相关的。

- 研究人群通常源自三级转诊中心的患者,因此,可能并没有反映出在一级或者二级转诊中心的患者。

- 在不同的国家,由于人群所存在的显著的差异性,所以任何一个在某一个国家建立起来的预测模型都应该在其他将被应用的国家进行重新验证。

- 疾病的变异性:一些预测模型是疾病特异性的,其他的则是通用性的。后者在疾病特异性队列中需要被重新验证。

数据

- 预测模型的建立是基于所收集的数据,数据可能是不准确的、不完善的。

- 代表着重要的预测变量的数据可能未被收集或者不容易量化。例如,腹水、营养不良或者脑病可能有重要的预测相关性,但是它们的表现或程度经常很难被量化或者准确地记录。

- 检验室使用不同种类的方法来检测很多重要的预测变量,例如,一个化验室测量的血肌酐数值可能不同于另一个化验室所测量的数值。

- 性别和其他因素:一些被检测物,例如,血肌酐可能在男性和女性中或者在不同种族人群中有着不同的正常值范围;预测模型基本不考虑类似差异的存在。

- 数据可能受到继发的和非预测性的重要因素影响,例如,Gilbert 综合征的表现将会导致血清胆红素升高,但这并不会反映出肝功能水平。

死亡原因与实质性疾病不相关

- 肝脏疾病相关所致死亡可能并不直接与肝脏本身的实质性功能相关。例如,那些患有原发性肝细胞癌的患者或者患有门肺高压症的患者可能生存率降低,而这并不直接与实质性功能相关。

- 死亡可能与一些非肝脏原因相关。例如,心脏病或者癌症,单纯基于肝脏功能评估的模型(即使包括一些替代指标如肾功能)可能会得出误导性的结论。

生活质量

- 单纯基于生命长度的模型并不考虑生活质量。无论分配系统是基于需求、实用性还是益处,同时兼顾生活质量和寿命似乎才是合理的。尽管不同的评价生活质量的手段对于反对者来说是主观化的,但也应该尽可能地建立兼顾生活质量的预测模型;然而,尽管有过尝试,但是基本没有类似的预测模型。因此,一个单纯基于生存率的分配系统可能拒绝给予那些饱受难治性皮肤瘙痒或者脑病的患者。

临床

- 预期寿命的变化取决于年龄(由于在出生后第一年的死亡风险高,以至于在所有人种中新生儿的存活率要低于 2 岁儿童生存率),因此预测模型理想上应该是时间依赖性的或者应该考虑到重复性使用(如 SOFA 评分系统),但是这种模型很少使用。

- 选定的亚组:目前的数据表明,一些评分系统,如 MELD 评分,过高地估计患有原发性硬化性胆管炎和患有相对早期实质性疾病但是有腹水的患者的生存率。

- 非实质性疾病:Child-Turcotte-Pugh 评分系统是为肝硬化患者而建立的。同样,MELD 评分系统的数据源自于等待行经颈静脉肝内门体分流术的患者;因此,在那些酒精性肝炎和那些急性或者暴发性肝衰竭的患者上应用,可能是不合适的。

生存率评估

- 无论是在一个给定时间内的可能存活率,还是可能存活的时间,生存率评估也仅是评估，所有的预期时间都应该有可信区间，而这个区间可能是一个很宽泛的范围。

其他

● 预测模型可能会被造假：也就是说存在人为操纵存活率的可能性，例如，肾功能的评估是绝大多数预测模型中主要的部分。通过不适当的使用利尿剂可能对这个指标进行造假，进而导致一个更高的死亡可能性，使得在分配过程中使某一个体获益。

虽然如此，即使存在这些潜在的影响，预测模型依旧是一个给器官分配和患者管理提供了客观方法的很有价值的工具，意识到模型的局限性并恰当地使用预测模型是十分重要的。

肝脏疾病模型

Child-Turcotte-Pugh 评分模型

Child-Turcotte-Pugh 评分模型（表 2.1）最初被引进是用于预测肝硬化并进行了分流手术的患者生存率。临床医生们根据临床经验而不是基于数据建立了评分模型。最初的 Child-Turcotte-Pugh 评分模型应用于所有病因的肝硬化，随后被 Pugh 等人改良，考虑到在胆汁淤积型疾病中胆红素不适当的权重。

MELD 评分系统、MELD–Na 评分系统和 PELD 评分系统

终末期肝病评分系统（表 2.2）是用于预测等待行经颈静脉肝内门体分流术患者的短期生存率，并且已经在很多不同情况和不同国家被验证了。实际上，在美国器官分配系统是基于需求进行分配，而在其他地方则是基于 MELD 评分系统进行分配。

很显然，MELD 评分可能会低估患有腹水和低钠血症患者的死亡。因此，一个修正的评

表 2.2　MELD 评分系统

MELD=
$$3.78[\text{胆红素(mg/dL)}]$$
$$+11.2(\text{国际标准化比值})$$
$$+9.75[\text{血肌酐(mg/dL)}]$$
$$+6.43$$

如果患者在过去 7 天内已接受过替代肾治疗 2 次，血肌酐应该设定在 4mg/dL。

如果患有肝细胞癌，那么，为了反映出肝细胞癌的生存率，需要额外的加分。

住院患者 3 个月预估生存率：MELD ≥40,71%;30~39,53%;20~29,20%;10~19,6%。

来源：http://optn.transplant.hrsa.gov/resources/MeldPeld Calculator.asp?index=97.

表 2.1　Child-Turcotte-Pugh 分类

变量	1 分	2 分	3 分
总胆红素（μmol/L）*	<34	34~50	>50
清蛋白（g/L）	>35	28~35	<28
国际标准化比值	<1.7	1.71~2.3	>2.3
腹水	无	轻度	中度
肝性脑病	无	1~2 级	3~4 级

* 对于患有原发性胆汁性肝硬化和原发性硬化性胆管炎的患者，血清总胆红素：1 分的界限是 <68μmol/L，2 分的界限是 170μmol/L。

5~6 分=A 级，7~9 分=B 级，10~15 分=C 级。

A 级 1 年和 2 年预估生存率分别是 100% 和 85%，B 级 1 年和 2 年预估生存率分别是 81% 和 52%，C 级 1 年和 2 年预估生存率分别是 45% 和 35%。

分系统（MELD–Na 血清钠与终末期肝病模型的联合公式，表 2.3)被引入。

即使预测模型可以预估实质性疾病的生存率，使用这个评分系统去预估肝硬化相关肝细胞癌患者的生存率可能是不恰当的，因为死亡（或者从等待名单中移除）主要取决于癌症本身而不是肝脏疾病。因此，考虑到这个因素，对于这类患者需要给予额外的加分。

最后，儿科医生已经改写了 MELD 评分，为儿童建立了一个预测模型，被称为 PELD 评分（表 2.4)。

移植前，MELD 评分在一定程度上是与移植后生存率相关。MELD 评分系统与肝移植围术期死亡率相关，当 MELD 评分超过 17 分，移植的生存率明显提高。

其他类型的 MELD 评分，包括 iMELD 评分（包括了血清钠离子和年龄）和 MESO 评分（MELD 钠比）。

UKELD 评分

当 MELD 评分被用于等待肝脏移植的英国患者时，显然其预测价值并不如在美国人群中重要。因而，基于英国患者建立的预测模型，被称为 UKELD 评分(终末期肝病英国模型)（表 2.5)。

当 UKELD 评分超过 49 分时，进行移植才能提高生存率。

特殊类型肝脏疾病预测模型

预测模型已经被发展和验证用于一些肝脏疾病，包括原发性胆汁性肝硬化和原发性硬化性胆管炎。在目前的实践中，这些预测模型几乎很少应用，并且也不被应用于被评估需要进行肝脏移植患者的管理。

酒精性肝炎

已经有几种预测模型被用于急性酒精性肝炎患者的预后评估。格拉斯哥酒精性肝炎评分（表 2.6)和里尔模型（表 2.7)对急性酒精性肝炎患者很有帮助。Maddrey 辨别函数（出版于 1978 年)在一些中心仍被使用，它是基于凝血酶原时间和血清胆红素；分数大于 32，或小于 32 同时患有肝性脑病，如果未经糖皮质激素治疗，与 34% 的 28 天死亡率相关，经甾体类药物治疗的患者是 20%。ABIC 系统也已经被发展出来，是基于年龄、血清胆红素、国际标准化比值和血清肌酐。

表 2.3　MELD–Na 评分

MELD–Na=

　　MELD

　　–Na(mmol/L)

　　–[0.025 MELD×(140–Na(mmol/L))]

　　+140

表 2.4　PELD 评分(用于 12 岁以下儿童)

PELD=

　　4.80[血清胆红素(mg/L)]

　　+18.57(国际标准化比值)

　　–6.87[清蛋白(g/dL)]

　　+4.35(如果小于 1 岁)

　　+4.36(如果生长受限)

PELD 评分法见：http://www.mayoclinic.org/meld/mayomodel6.html.

表 2.5　UKELD 评分

UKELD=

　　5×[1.5×ln(国际标准化比值)]

　　+0.3×ln[肌酐(μmol/L)]

　　+0.6×[血清胆红素(μmol/L)]

　　–13×[血清钠离子(mmol/L)]

　　+70

等待移植的慢性肝脏疾病患者的评分在 52 分以上提示其 1 年生存率低于 90%。

来源：http://www.organdonation.nhs.uk/ukt/about_transplants/organ_allocation/liver/UKELD_calculator.xls.

表 2.6 格拉斯哥酒精性肝炎评分

变量	1 分	2 分	3 分
年龄(岁)	<50	≥50	
白细胞计数(×10⁹/L)	<15	≥15	
尿素(mmol/L)	<5	≥5	
国际标准化比值	<1.5	1.5~2.0	>2.0
总胆红素(μmol/L)	<125	125~250	>250

分数大于 9 分表明预后不良。

来源:Forrest EH,Evans CD,Stewart S,et al.Analysis of factors predictive of mortality in alcoholic hepatitis and derivation and validation of the Glasgow alcoholic hepatitis score. Gut. 2005;54(8):1174‑9.

表 2.7 酒精性肝炎里尔模型

R=
3.19
−0.101[年龄(岁)]
+0.147[清蛋白(g/L)]
+0.0165[Δ 胆红素(μmol/L)]
−0.206(如果肾衰竭)
−0.0065[入院时胆红素(μmol/L)]
−0.0096(国际标准化比值)

分数=exp(−R)/1 + exp(−R)。

分数>0.45 与 25% 的 6 个月生存率相关;分数<0.45 与 85% 的 6 个月生存率相关。

急性肝衰竭

急性肝衰竭的预测模型在第 8 章讨论。

非肝脏疾病模型

APACHE Ⅱ 评分(急性生理和慢性健康评分)是几种在重症监护病房使用的评分之一,包括年龄、体温、呼吸和心率、平均动脉压、格拉斯哥昏迷量表、慢性器官功能不全、手术史(无、择期或者急诊)、血清肌酐、血细胞比容、白细胞计数和血气。

SOFA 评分(序贯器官衰竭评分)随着时间的推移允许重复性评估,包括格拉斯哥昏迷量表、血压(校正血管升压类药物的使用)、血小板计数、血清胆红素、血清肌酐、氧合指数(校正机械性通气)。

(曲伟 周光鹏 译 华瑶 姜亦洲 审校)

参考文献

Barber J, Madden S, Allen J, Collett D, Neuberger J, Gimson A. Elective liver transplant list mortality: development of a United Kingdom end-stage liver disease score. Transplantation. 2011;92:469–75.

Biselli M, Gitto S, Gramenzi A, Di Donato R, Brodosi L. Ravaoli M et al. Six score systems to evaluate candidates with advanced cirrhosis for orthotopic liver transplantation: which is the winner? Liver Transplantation. 2010;16:964–73.

Dominguez M, Rincon D, Abraldes JG, Miquel R, Colmenero J, Bellot P et al. A new scoring system for prognostic stratification of patient s with alcoholic hepatitis. Am J Gastroenterol. 2008;103:2747–56.

Forrest EH, Evans CD, Stewart S, Phillips M, Oo YH, McAvoy NC et al. Analysis of factors predictive of mortality in alcoholic hepatitis and derivation and validation of the Glasgow alcoholic hepatitis score. Gut. 2005;54:1174–9.

Kim WR, Biggins SW, Kremers WK, Wiesner RH, Kamath WR, Benson LT, Edwards E, Therneau TM. Hyponatremia and mortality among patients on the liver transplant waiting list. N Engl J Med. 2008;359:1018–26.

Louvet A, Naveau S, Abelnour M, Ramond MJ, Diaz E, Fartoux L et al. The Lille model: a new tool for therapeutic strategy in patients with severe alcoholic hepatitis treated with corticosteroids. Hepatology. 2007;45:1348–54.

Maddrey WC, Boitnott JK, Bedine MS, Weber FL, Mezey E, White RI. Corticosteroid therapy of alcoholic hepatitis. Gastroenterology. 1978;75:193–9.

第 **2** 部分

移植受者的选择、评估及管理

第 **3** 章

评估待移植受者

Diarmaid D. Houlihan, Philip N. Newsome

要点

- 由于供体器官短缺,世界各地等待移植名单上的患者死亡率在持续增加。
- 为了防止无效的移植,许多主管部门要求移植后5年预期生存概率至少有50%。
- 心血管事件是肝移植后的发病和死亡的主要原因。结合患者心血管危险因素和功能状态,考虑是否需要做进一步检查。
- 应筛查肝病患者的肺部并发症,包括门-肺高压和肝肺综合征。
- 用特定的标准来选择进行肝肾联合移植患者。
- 多种肝移植相对禁忌证,包括控制不良的精神疾病、药物滥用和恶性肿瘤病史等情况。应对其进行全面检查,并在多学科协作移植名单讨论会之前征求专家意见。

引言

肝脏疾病患者的增加使得对器官的需求越来越大,然而,器官供应没有相应增加。尽管出现了新的方法,包括使用来自心脏死亡(DCD)捐赠者的器官、活体捐赠者的器官以及高风险的移植器官,世界各地等待移植名单上患者的死亡率还是稳步增长。慢性肝病患者中位等候时间在英国约为100天,而在美国已接近1年。因此,为了优化患者的治疗效果和供体器官的利用,肝移植(LT)患者的选择至关重要。

在确认患者有 LT 适应证,而且移植时间合适(第 5 章)后,移植多学科团队须明确该患者适合手术并且有良好预期和结果。本章重点介绍肝移植相关的短期和长期心肺危险因素评估,以及其他因素,如恶性肿瘤病史。

评估待肝移植受者时的常见问题

评估肝移植患者应关注以下几个关键问题。

1.患者是否能度过围术期?患者的并发症是否会影响移植物或患者存活?

评估和记录患者的并发症同样重要,因为这些可能影响术后生存。一般情况下,适合 LT 的患者 LT 后 5 年预期的存活应该超过 50%,而且生活质量为患者所接受。LT 没有特定的年龄限制,但是与年轻患者相比,年长患者的生存率较低。因此仔细选择患者是非常重要的。

所有患者 LT 前必须彻底评估身体健康状况,因为它影响手术风险和长期生存的估计。我们提倡的评估方法如图 3.1 所示。对每名患

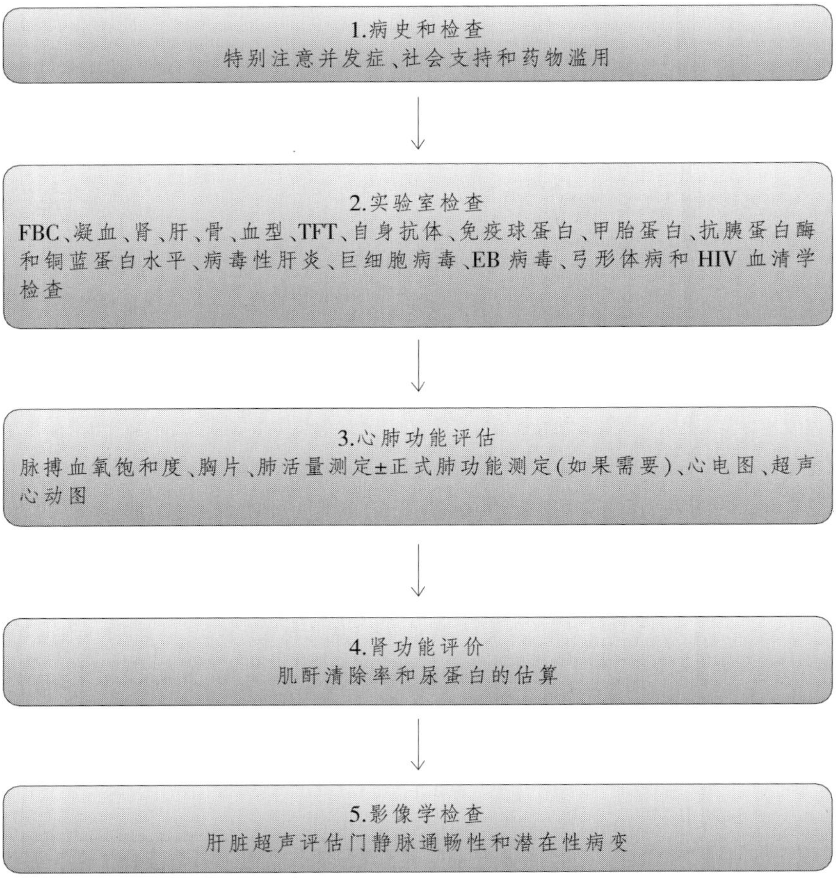

1.病史和检查
特别注意并发症、社会支持和药物滥用

2.实验室检查
FBC、凝血、肾、肝、骨、血型、TFT、自身抗体、免疫球蛋白、甲胎蛋白、抗胰蛋白酶和铜蓝蛋白水平、病毒性肝炎、巨细胞病毒、EB 病毒、弓形体病和 HIV 血清学检查

3.心肺功能评估
脉搏血氧饱和度、胸片、肺活量测定±正式肺功能测定(如果需要)、心电图、超声心动图

4.肾功能评价
肌酐清除率和尿蛋白的估算

5.影像学检查
肝脏超声评估门静脉通畅性和潜在性病变

图 3.1 待肝移植受者的评估流程。

者都应进行肝病病因学筛查和心肺功能检测。如有异常结果,需要进一步开展呼吸道和(或)心血管检查,在下文将进行讨论。应该用多普勒超声来评估门静脉通畅程度和肝细胞癌的病变程度。如果需要进一步明确血管解剖或肝损伤的性质,就需要进行 CT 或 MRI 扫描。在过去一年内没有做过内镜检查的患者,或没有接受 β 受体阻滞剂治疗的患者,需要行上消化道内镜检查,以查看是否有食管胃静脉曲张。

2. 患者是否能遵从复杂的用药方案和门诊预约? 是否有任何相关的心理问题?

在移植评估中,必须考虑到患者的心理情况。从广义上讲,可以分成三类:①以前或现有的精神疾病;②药物滥用;③社会支持网。

慢性肝病患者进入 LT 名单前,要控制明显的精神疾病症状。对药物治疗依从性或门诊就诊的担忧,应被视为进入 LT 名单的相对禁忌。应仔细评估自杀未遂造成急性肝衰竭的患者。应考虑患者的意图、以前尝试自杀的次数、当前的精神疾病状态和患者的意愿。

术后治疗的依从性是很难评估的,因为这取决于许多变量,包括患者的支持网、重新滥用药物的可能性。因此,应当特别注意评估患者的支持网,因为这很有可能影响他们用药和就诊的依从性。支持网的缺失可能会增加患者重新滥用药物的可能,这是列入等候名单的一个禁忌。所有酗酒或有药物滥用史的患者，应由有成瘾评价经验的医疗人员评估其再犯的风险。他们的意见应在 LT 名单会议中予以考虑。

下面我们来讲述患者评估的一些具体问题。

评估心血管性手术风险

心血管事件是 LT 术后发病率和死亡率的主要原因，因此，准确评估心脏风险因素是移植评估的一个重要内容。可将其分为手术前后的短期风险，以及多年移植后的长期风险。一名患者的心脏风险可被看作危险因素和功能容量的结合。即使经过全面检查，要准确评估心血管风险也是有困难的。

肝脏移植手术被认为是心血管事件的中等危险因素，围术期发生率为 1%~5%。这个数字在某些情况，如非酒精性脂肪性肝炎（NASH），以及或日常广泛应用的受者中更高。已出版的心血管评估指南建议，对于不同的风险操作采用不同检查。

欧洲指南把危险因素分成中危或高危，从而决定后继需要的检查。心血管事件中危因素，包括心绞痛、缺血性心脏疾病、充血性心脏衰竭或脑血管事件病史以及明显的肾功能不全。高危因素，包括有症状的心脏瓣膜疾病、心律不齐或近期心脏缺血事件。

患者的心功能容量和风险因素应予一起评估：

- 一个代谢当量（MET）定义为静坐时耗氧量。
- 两个代谢当量表示慢走时耗氧量（3km/h）。
- 三个代谢当量表示快走时耗氧量。
- 四个代谢当量表示上两层楼梯时耗氧量。

图 3.2 是评估 LT 患者心血管疾病风险的方法。建议所有患者把 12 导联心电图和心脏超声心动图检查作为常规移植评估的一部分。根据患者的危险因素和心功能容量，可能需要做进一步检查，如图中所示。

评估肺部手术风险

晚期肝病患者经常发现患有肺部疾病，可能与肝脏疾病相关或者完全无关（如吸烟、哮喘）。

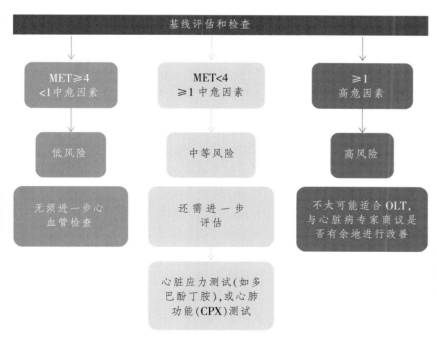

图 3.2 评估待移植受者的心血管风险。OLT，原位肝移植。（来源：Newsome PN, Allison ME, Andrews PA, et al. Guidelines for liver transplantation for patients with non-alcoholic steatophepatitis. Gut. 2012; 61（4）:484–500）

与特定肝脏疾病相关的肺部疾病包括：

- α1-抗胰蛋白酶缺乏(肺气肿)。
- 原发性胆汁性肝硬化(肺纤维化)。
- 结节病。

晚期肝病相关肺部疾病包括：

- 门-肺高压(PoPH)。
- 肝肺综合征(HPS)。
- 肝性胸水与肝硬化和门静脉高压相关，会显著影响患者的预后。

因此，建议被评估的所有 LT 患者应进行：

- 直立与平卧脉搏血氧饱和度。
- 胸部透视。
- 肺活量测定。

如发现异常情况，需要进行正式肺功能检查，以明确诊断和肺功能障碍的严重程度。

在许多医疗机构常规开展动脉血气分析，但血氧饱和度>97%时，未必需要做该项检查。

检查提示表明肺实质疾病时，应做胸部高分辨率计算机断层扫描(CT)以明确疾病的程度。

进行移植评估的终末期肝病患者 PoPH 的患病率最高，为 2%~10%。超声心动图是接受肝移植评估患者筛查 PoPH 有效、非侵入性的手段，但重要的是要考虑到检测质量。存在三尖瓣反流时，可能要评估肺动脉收缩压(PASP)，其与右心室收缩压是同一个意思。95%的正常人 PASP 的评估上限为 37mmHg。我们建议在以下情况进一步评估肺动脉高压：

- PASP>37mmHg 的患者行右心脏导管术。
- 三尖瓣反流速度>2.6mL/min。
- 等容性舒张时间>75ms。

评估上述数据时，应考虑右心室功能，因为右心室功能障碍会导致错误的 PASP 值。如果考虑肝移植，我们建议平均肺动脉压(mPAP)>35mmHg 和肺血管阻力>250dyn(s·cm⁵)的患者，在列入等候名单前，至少应用血管活性药物12周。对这一干预有效的患者都适合进行 LT，无效的患者会影响预后。除非治疗后有明显改

善，我们不建议将重症 PoPH 患者(肺动脉压>50mmHg)列入名单。

终末期肝病患者 HPS 的患病率为 5%~30%，但与 PoPH 不同，LT 对此类患者而言有治疗作用，并可拯救生命。HPS 状态下，动脉血气分析可预测这些患者的手术风险，氧分压≤50mmHg 的患者预后不佳。然而，精心挑选后氧分压≤50mmHg 的患者，在特殊情况下例外。HPS 患者在术前和术后应该接受强化氧气治疗，在 ICU 监护的患者取仰卧位，因为分流有助于增加氧含量。此外，阿司匹林和低分子量肝素预防性用药有助于减少胆道损伤和吻合口瘘。

如果 LT 评估过程中诊断出其他任何类型的肺病，请呼吸病专家团队会诊很重要，以便对患者进行适当的检查。

评估手术风险

许多因素都有可能影响患者的手术风险，可分为受体因素、供体因素和医务人员进行手术的技术因素。有几个因素与不良预后和死亡风险增加相关。这些包括：

- ABO 相容性。
- 急性肝衰竭。
- 细菌或真菌性败血症。
- 癌。
- 每年进行肝移植<25 例的中心。
- 保存液的选择。
- 冷缺血时间>12 小时。
- 供者的年龄>55 岁。
- 电解质紊乱。
- MELD 评分>26。
- 移植前进入重症监护室。
- 受者年龄。
- 肾衰竭。
- 再次移植。
- 右上腹手术。
- 右上腹手术(之前)。

- 劈离式肝移植。

由于这些因素的复杂性,没有可靠的方法能够被用来确定特定患者的风险。然而,通常使用标准、中等或高等来评价风险指标,不过每个指标的精确定义并不清楚。许多中心把死亡率<10%定义为低风险,10%~20%定义为中等风险,>20%定义为高风险。这在受体试图匹配高风险供体时,特别相关。

有恶性肿瘤病史的患者

人们担心移植后的免疫抑制环境会导致肿瘤复发率较高,因此估计接受移植者5年存活率往往具有挑战性。因此肿瘤本身、其生物学及其对抗癌治疗的反应将影响是否进行肝脏移植的决定。肿瘤专家关于之前癌症治疗的有效性和在免疫抑制情况下残余肿瘤的预期行为的意见,有助于做出合适的决定。如以色列宾州国际移植肿瘤登记处(IPITTR)等注册机构能够提供基于已收集数据的意见,是一个很有用的资源(http://www.ipittr.org)。

肝肾联合移植

LT时肾功能损害是预测术后发病率和死亡率的重要指标。尽管供肾是一种稀缺资源,肾功能显著障碍的患者肝脏和肾脏(SLK)同时移植后的结果是令人鼓舞的。UNOS数据表明,SLK患者存活时间在MELD期间已经下降,和对照组相比已无生存优势。一项共识声明建议应制订SLK的标准,具体如下:

- 符合移植条件伴终末期肾病的肝硬化。
- 肌酐≥2.0mg/L和透析时间≥8周肝肾综合征患者。
- 符合移植条件伴有证据的慢性肾损伤且肾活检证实>30%肾小球硬化或30%纤维化的肝硬化。

- 肝衰竭伴肝肾综合征(遗传性肝肾综合征、草酸过多症、糖原累积病1型)的患者。

评估长期心血管风险

同年龄和性别相对应的人相比,肝移植患者心血管死亡和缺血事件的风险更大。早期仔细对患者进行评估和增强心血管功能对需要术前进一步检查和干预的患者非常重要。此外,在评估期间,应尽一切努力治疗可改变的危险因素,包括高血脂、高血压、糖尿病患者的血糖控制和支持戒烟。现已明确,进入名单的患者,吸烟是心血管、败血症相关死亡的重要危险因素。基于这个原因,许多移植单位要求患者进入移植名单前强制戒烟。已在该人群开展多项关于心血管疾病危险因素的研究,但确定哪些患者LT后有心血管相关死亡的较高风险,仍然具有挑战性。

知情同意

所有的移植单位应告知患者有关LT的风险和获益信息。这些信息应该口头告知患者,同时提供书面形式的小册子。如患者不希望被告知LT的风险,应清楚地记录在患者的病历中。通常有必要让家庭成员或照顾者参加这些讨论。特别是患者应了解器官的筛选和分配,LT等候名单的优先原则,术后用药和就诊依从性的重要性。虽然患者已进入等候名单,如果情况发生变化后需要,应每12个月或更早进行再次知情同意。患者仅有权知道有关供体有限的信息。患者可以表达愿望拒绝某些器官(如高风险的供体),但这可能不会被移植评估团队接受,这也应予以明确记录。

(蒋国平　译　华瑶　姜亦洲　审校)

参考文献

Eason JD, Gonwa TA, Davis CL, Sung RS, Gerber D, Bloom RD. Proceedings of Consensus Conference on Simultaneous Liver Kidney Transplantation (SLK). Am J Transplant. 2008;8:2243–51.

Johnston SD, Morris JK, Cramb R, Gunson BK, Neuberger J. Cardiovascular morbidity and mortality after orthotopic liver transplantation. Transplantation. 2002;73:901–6.

Neuberger J, Gimson A, Davies M, Akyol M, O'Grady J, Burroughs A, Hudson M; Liver Advisory Group; UK Blood and Transplant. Selection of patients for liver transplantation and allocation of donated livers in the UK. Gut. 2008;57:252–7.

Newsome PN, Allison ME, Andrews PA, Auzinger G, Day CP, Ferguson JW et al.; British Transplant Society. Guidelines for liver transplantation for patients with non-alcoholic steatohepatitis. Gut. 2012;61(4):484–500.

Task Force for Preoperative Cardiac Risk Assessment and Perioperative Cardiac Management in Non-cardiac Surgery; European Society of Cardiology (ESC), Poldermans D, Bax JJ, Boersma E, De Hert S, Eeckhout E, Fowkes G et al. Guidelines for preoperative cardiac risk assessment and perioperative cardiac management in noncardiac surgery. Eur Heart J. 2009;30:2769–812.

第 **4** 章

知情同意

Christopher J.E. Watson

要点

- 知情同意的过程应该在评估阶段就开始，且在列入等待名单期间需再次确认。
- 如果受者同意，亲属和近亲都应参与信息告知的过程。
- 信息告知应该被记录到患者的病历中。
- 告知的信息应该以手术和术后风险为中心。
- 信息告知应包括不同质量供肝和移植物传播疾病相关的风险。
- 对于有机会继续等待的肝移植受者应尽量避免使用高风险的器官。
- 知情同意应该在移植入院时确认完成。
- 供体器官如果存在特殊的风险应在术前告知受者。
- 告知患者术后需进行长期随访并使用免疫抑制剂。
- 告知患者免疫抑制剂的相关副作用。

知情同意的原则

对某种干预获得知情同意的基本原则有据可查，与之相关的详细内容回顾不在本章讨论范围之内。这些原则总结如下：

- 知情同意需要提供足够的关于推荐治疗方案的信息，且以一种简单易懂的形式让患者易于理解。

- 同意即做出了接受治疗的决定，故需要患者有能力做出这样的决定。
- 知情同意应该是患者自愿做出的，而不是由医生决定。
- 知情同意是一个过程，而不是一件签署协议的事件。
- 知情同意的过程需要患者去评价各种治疗方案的风险、益处和结果，或接受或拒绝某一特定的治疗。这些患者应被告知以下相关信息：①所有可能的治疗方法；②一个治疗过程潜在的益处和风险，及其发生的概率；③不按推荐方法治疗可能出现的风险(和益处)。
- 患者在做出决定之前，应有足够的时间去思考这些信息。

知情同意和移植

移植手术与一个普通外科手术的知情同意在很多方面不尽相同。

- 不接受移植的决定通常与早期死亡相关。如果患者有能力做出这样一个决定，那么，这个愿望应当得到尊重。
- 同意做移植到有可用的器官之间的时间跨度可能相当大。
- 可提供的供肝之间可能有很大的差异(劈裂式供肝、脂肪肝、循环衰竭后捐献等)，这些都可能影响做出同意的决定。

- 拒绝接受供器官是一种面临风险的决定，即意味着患者可能无法存活至等到更好的器官。
- 由于肝脏耐受缺血的时间有限，因此需要快速做出肝移植的决定。
- 预先讨论出可接受的供体方案和范围，对于避免器官使用的延误是必要的。

知情同意的过程应该在肝移植评估阶段早期就开始，且应该包含有口头解释的书面资料，以提供充足的信息去消除任何不确定性；其他工具，如视频，如果可用，也是有帮助的。这些信息必须是一致的，以避免歧义和前后矛盾。由于肝移植的复杂性，信息告知由移植多学科团队的相关成员负责，这个过程可能持续几天（或几周）。在患者同意下，亲属和近亲都应参与讨论。重要的是，患者的信息应记录在案，以便其他专业人士以相应专业水平告知相关信息，避免混乱与矛盾。最重要的是，给出的信息应尽可能准确，避免误导这个过程的表述。例如，告诉受者将获得的健康肝脏是被之前捐献者使用过的，说明这一点没有意义。

有些患者并不希望知道所有相关的细节和风险。这样的决定应该被记录并证明。在这种情况下，评估这样的决定是否反映了该过程的认知缺乏是很重要的，因为这样可能在移植后表现为治疗不配合。

知情同意的时机

从治疗的患者中获得知情同意是临床医生的责任，尽管这项工作可能已授权于有经验或经过适当培训的专业人员。虽然知情同意的过程从评估期间就开始，但鉴于任何新的信息可能改变相关的风险，故知情同意在列入等待名单后仍应被重申。一旦患者进入等待名单，定期回顾告知的信息和知情同意也是一种很好的做法（每年回顾一次，如果患者能等待那么久），并在入院进行移植时重申

知情同意。对于移植，患者在任何时候都有权利改变他们的决定。同样，如果他们从等待名单中被移除，他们有权得到充分的解释，如果他们不同意这个决定，他们有权得到第二种有效的治疗方案。

预期的移植受者应该被告知什么信息

知情同意最大的挑战是传达与肝移植相关的必要的信息。这包括如下相关信息：

- 捐赠过程，包括潜在供者的筛选过程。
- 不同类型的供者和器官：
  ○ 脑死亡后的供者（心脏不停跳供者）。
  ○ 循环衰竭后的供者（心脏停搏供者）。
  ○ 尸体供者的劈离式供肝。
  ○ 活体供肝。
- 移植的风险（表 4.1），包括不同器官或不同供者由于高危的行为或生活方式相关的风险、供者死亡的性质、供者的既往病史等相关的风险。
- 移植的益处：生存和生活质量。
- 选择不做移植的后果。
- 长期随访的重要性，特别是遵从医生的建议和长期免疫抑制的需要。
- 病情恶化和有必要终止或从移植等待名单中移除的可能性。

告知供肝相关风险的信息是很困难的，无论是潜在的肝脏疾病（如脂肪变性、肝功能异常），还是供者原发病，其中供者原发病包括实际存在的（如颅内肿瘤），也包括有可能发生的（与传染性疾病相关的高危因素）。量化这些来自不同供者方案风险的数据有限，风险评估很匮乏。尽管如此，在进入等待名单前讨论相关风险很重要。潜在的受者可能选择列入等待一个完美肝脏的名单；在这种情况下，限制潜在供者人群的后果（如接受移植的可能性较低）需要向患者说明。

对大多数肝衰竭患者来说，等待期间死亡

表 4.1　移植的风险

事件的发生时间	风险	举例
移植前	因疾病进展需要把患者从等待名单中移除	肿瘤大小或肝外转移
	等待期间死亡	脓毒血症、失代偿、静脉曲张出血
手术中	麻醉并发症	糖尿病、缺血性心脏病
	预计手术困难的因素	术前门静脉血栓、再次移植、既往上腹部手术史
	术中并发症	出血、再灌注性心脏骤停
	意外的发现	未知的原发性肿瘤的发现；发现明确肿瘤不可切除
	技术并发症	动脉或静脉血栓形成、胆道吻合口破裂/狭窄、肝静脉流出道梗阻
术后早期	重症监护时间延长	呼吸衰竭、肾衰竭、移植物延迟复功
	再次手术	出血、胆道破裂
供者器官	脂肪肝	原发性无功能、初始功能差
	DCD 供肝	原发性无功能、胆管病变
供者疾病传播	感染	如果供者有易感的生活方式，可能感染 CMV、HIV、HBV、HCV
	癌症	供者有癌症病史或现有颅内肿瘤；供体有未知的癌症史
免疫抑制	排斥	通常是可治疗的，但也有不可治的
	癌症	淋巴瘤、皮肤癌、酒精性肝病中的食管咽部癌
	感染	CMV、机会性感染
	副作用	糖尿病、肾功能损害
长期生存	复发性疾病	病毒性肝炎、自身免疫性疾病、恶性肿瘤
	心血管疾病	心脏病、脑血管意外

的风险可以用一种恰当的疾病严重程度评分来预测，例如，终末期肝病模型（MELD）或英国终末期肝病模型（UKELD）评分。如果患者的 MELD 评分大于 17 或 UKELD 评分大于 49，那么，在接下来的 12 个月未移植的死亡可能比接受移植的要高。除肝衰竭外的其他具有肝移植指征的患者，也有其他标准可能有助于判断预后。例如，对于考虑肝移植的肝癌患者，风险之一是肿瘤进展，这与肿瘤的大小、个数和肿瘤的生物学行为相关，同时风险还在于他们自己要对所选择的治疗，如手术切除、射频消融（RFA）和经动脉化疗栓塞（TACE）负责。

风险是什么和应该讨论什么

医学上所谓的风险，不仅意味着事件发生的可能性，而且暗示该事件有不好的结果。需要与患者沟通的不仅是常见的、发生率高的风险，还包括不常见的但也可能造成严重不良后果的风险。

风险的重要性 ∝ 发生概率×不良后果

只要有可能，应列举事件发生的概率，最好使用移植单位自己的数据；如果未提供这类数据，应引用全国的相应数据。

解释风险

解释风险面临很多挑战。有大量患者因为文化程度不够而不能理解书面资料。也有很多患者不懂数学而看不懂数据。这类患者很少会承认自己的局限性，因此提供信息的人要尽可能按患者的理解水平进行评估。潜在性脑病可能进一步会妨碍其认知能力。

关于风险和告知风险的概念已经做了许

多研究。提出了几个关键点。

避免情绪性术语

注意诸如"不太理想""边缘的""高风险"这样的词语的使用,因为对这些词语意义的理解容易产生误解。

避免描述性术语

诸如"常见的""罕见的""可能"或"不可能"这样的词语传达的信息较少,除非以某种方式量化,如常见的(1%)或罕见的(0.01%)。

风险的数据性描述

有几种数字格式来描述风险, 如百分比(10%)、频率(1/10)、比值(9:1)、古典概率(0.1)。最容易理解的是频率。使用同一个分母来描述所有风险是最好的方式(例如,1:100 比 5:100,而不是 1:100 比 1:20)。应使用整数,避免用小数。

有一些证据表明,分子的大小感觉上会影响风险的大小,所以分母的选择非常重要(1:10 比 10:100)。此外,接近零的数字(例如,<1%)往往被视为是无风险的。

以往的经验

在告知风险时,举日常生活中有类似发生率的例子很有帮助,以便提供合适的观点,如在机动车辆事故中,每 17 000 人里有 1 人死亡的风险。在告知风险时,列举日常生活中有类似发生率的例子很有帮助,以便提供合适的观点。例如,肝移植后第一年的死亡率(8%)与从一副扑克牌中抽到王的概率差不多(8/100)。

风险的正反框架

临床医生往往倾向于告诉患者负面的风险,如 100 例中有 8 例死亡。另一方面患者常常想要知道成功的机会, 如 100 例中有 92 例成功。有证据表明,正的框定风险(92/100)与患者对风险的接受度更相关。

阐述风险

表达频率的方式有很多种。最简单的方法是将频率与熟悉的东西联系起来。10 例中 1 例的频率就类似于在你家里某个人发生了某件事;100 例中 1 例就相当于街道上某个人;1000 例中 1 例就相当于村庄里某个人;10 000 例中 1 例就相当于一个小镇里的某个人;100 000 例中 1 例就相当于一个大镇里的某个人。另一种阐述风险的方法是做一副上面有很多小图形的图,风险就是用给适当比例的图形着色来表示(图 4.1)。

个体化风险

虽然某一特定事件(如移植物失功或死亡)的风险,在所有接受肝移植的患者人群占一定比例,但对你眼前的患者的风险却很难来评估。重要的是,要判断该患者在人群中的典型性,以及不同事件的风险会如何相互影响。

研究

大多数移植中心都至少有一个或多个研究项目,需要招募患者,或是去评价一种新的免疫抑制剂和抗病毒药物,或是评估新的技术。在患者已加入等候名单后接受移植手术前,尽可能与其讨论该项已经批准的临床研究,尽量避免患者有任何被强迫参与的感觉。

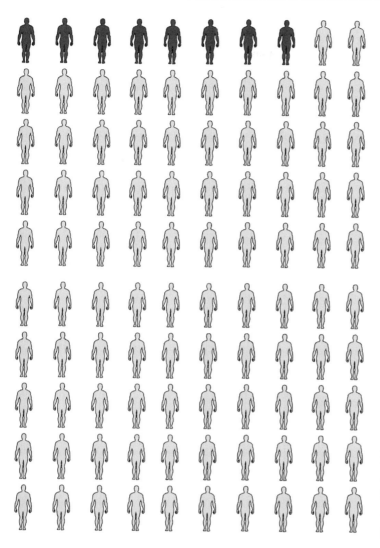

图 4.1　本图描述了 100 例中发生 8 例的风险。使用空白图形和在上面着色的图形用来表示不同概率的风险。在这张图上黑色的图表示了肝移植后第一年死亡的比例。

（张微　译）

参考文献

Kamath PS, Wiesner RH, Malinchoc M, Kremers W, Therneau TM, Kosberg CL, et al. A model to predict survival in patients with end-stage liver disease. Hepatology. 2001;33:464–70.

Lipkus IM. Numeric, verbal, and visual formats of conveying health risks: suggested best practices and future recommendations. Med Decis Making. 2007;27:696–713.

Merion RM, Schaubel DE, Dykstra DM, Freeman RB, Port FK, Wolfe RA. The survival benefit of liver transplantation. Am J Transplantation. 2005;5:307–13.

第 **5** 章

待受者清单的管理

Sumeet K. Asrani，Jayant A. Talwalkar

要点

- 腹水的管理,包括限钠、利尿、大量穿刺放腹水,如有必要,可以行经颈静脉肝内门体分流术。
- 低钠血症在等待肝移植患者中普遍存在:低钠血症的管理主要关注在病因治疗和血浆需要量的维持。
- 肝硬化患者若合并细菌感染,1 个月的死亡率大约为 30%,1 年的死亡率大约为 63%;对于患有失代偿性肝病的肝硬化患者,他们活动性感染或临床状态改变的蛛丝马迹,应当是我们时刻注意、仔细搜寻的目标。
- 肝硬化患者若合并肾衰竭,1 个月的死亡率大约为 58%,1 年的死亡率大约为 63%。应当评估肾衰竭的可逆性;肝肾综合征往往预后不良。
- 急性静脉曲张出血的治疗要点:容量复苏、急性出血控制、感染预防。
- 营养不良在等待肝移植的肝硬化患者中普遍存在,比例为 50%~90%;肝硬化患者不应限制其脂肪、碳水化合物、蛋白质的摄入。

引言

原位肝移植(LT)对肝病患者的治疗有着深远的影响。在应用 MELD(终末期肝病模型)后,我们可以看到肝移植的预后是极佳的。在美国和欧洲,肝移植患者的 1 年生存率大约为

85%。另一方面,等待肝移植的患者数量和肝移植的数量仍有很大的缺口。举例来说,2009 年,美国 15 625 人登记在册等待肝移植,最终 5975 人进行了肝移植。此外,等待列表上的死亡率为 23%,列表上有 3% 的患者因病情太重无法进行肝移植。因此,优化等待肝移植患者的管理对肝移植的预后十分重要。本章回顾了等待肝移植的终末期肝病患者的常见并发症。在第 3 章和第 6 章,我们也讨论了肝细胞肝癌和丙型肝炎的筛选和管理。

腹水

在合并门静脉高压肝硬化患者中,腹水是最常见、最显而易见的并发症(图 5.1)。存在难治性腹水的患者,中位生存期为 6~8 个月。当怀疑患者出现腹水时,下面有一些建议。

- 为明确潴留液体的性质,有必要进行诊断性穿刺,同时,可以排除自发性细菌性腹膜炎的存在。
- 血清-腹水清蛋白梯度(SAAG)≥1.1 和低总蛋白(<2.5mg/dL),支持门静脉高压导致了腹水。
- 有明确腹水证据的患者,每日经口的钠摄入量应小于 2g。
- 在治疗的初始阶段可以监测尿钠水平,从中可以看出利尿剂是否有利于患者,以及评

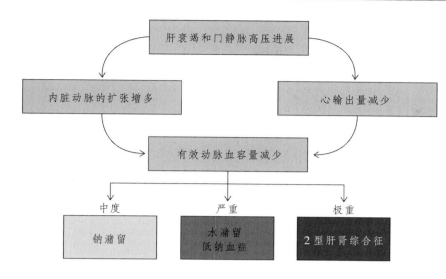

图 5.1　腹水、低钠血症、肝肾综合征产生的病理生理学机制。（来源：Sanyal AJ，Bosch J. Blei A，Arroyo J. Portal hyper-tension and its complica-tions. astroenterology. 2008;134: 1715–28）

估反复发作腹水的疗效。

• 醛固酮拮抗剂（如螺内酯）起始剂量可以为每天 50~100mg，剂量逐渐增加到每天 400mg（除非存在肾损害，血清肌酐>150μmol/L）。醛固酮拮抗剂可以和襻利尿剂（如呋塞米）联用，比例为 5:2（即螺内酯的起始剂量为 100mg，呋塞米为 40mg）。

• 为减少治疗的并发症，接受口服利尿剂治疗的患者体重减少量应不超过 0.5kg/d（没有外周水肿时）或 1kg/d（有外周水肿时）。

• 严重的高钾血症、低钠血症（血清钠<125mmol/L）、男性乳腺发育症、肾衰竭、严重的容量不足、肌肉痉挛是常见的并发症，可能会对治疗造成限制。

• 对于张力性腹水的患者、治疗相关性副反应的患者、难以处理的患者，可能需要大量腹腔穿刺放腹水（LVP）。

• 若患者单次腹水引流量超过 5L，应静脉内应用清蛋白（每放出 1L 腹水，用 6~8g 清蛋白），以预防穿刺后循环障碍。

顽固性腹水

顽固性腹水的患者可以行 LVP 或者行经颈静脉肝内门体静脉分流术（TIPS）。通常这些患者需要每 1~2 周行 LVP，但同时可能产生其他副作用，如症状性的脐疝有嵌顿的风险。相比于 LVP，TIPS 更有利于控制腹水，但增加了肝性脑病的风险。另外，TIPS 相比于 LVP 最终生存率并没有增加。MELD 评分有助于选择合适的 TIPS 的患者。关于 TIPS 的禁忌证的更多细节，在最近的专业研究指导中已经提到过，包括：①高龄；②肝性脑病；③高血清胆红素；④低血清钠（图 5.2）。

低钠血症

低钠血症是等待肝移植患者中常见的现象，并作为死亡率升高的独立危险因素，增加了 MELD 评分。

• 低血容量性低钠血症可能导致容量的消耗，但通常可以被下列治疗纠正：①普通盐水扩容；②限制利尿。

• 高血容量的低钠血症，是由肝硬化引起的肾功能受损导致水排泄障碍发展而来。

显著的低钠血症为血清钠<120mmol/L。管理患者的基本原则是不应造成血容量不足，而且将入量限制在 1~1.5L/d。

口服普坦类药物（如 satavaptan 和托伐普坦），造成在肾集合管的选择性 V2 受体阻断，代表了一种新的低钠血症的治疗选择。短期内，satavaptan 和托伐普坦可有效提高血钠水平。低钠血症患者中，vaptans 的潜在收益，包括

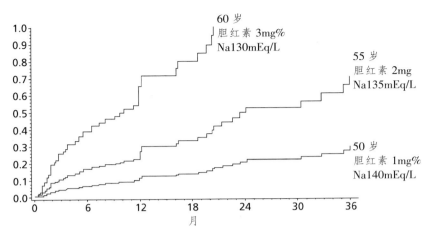

图 5.2 根据不同的预测因子,肝硬化顽固性腹水患者行 TIPS 术后的死亡率。(来源: Salerno F,Camma C,Enea M, Rossle M,Wong F. Transjugular intrahepatic portosystemic shunt for refractory ascites: A meta-analysis of individual patient data. Gastroenterology. 2007;133(3):825-34)

降低肝性脑病的风险,或无需液体限制等。然而,许多问题仍需 vaptans 的大样本在临床探究中寻找答案。vaptans 对于伴有精神状态的患者作用可能有限,考虑到此类患者因口渴需要喝足量的水。此外,考虑到 vaptans 由 CYP3A 酶代谢,CYP3A 抑制剂应避免。由于快速纠正血清钠水平理论上存在风险,最好的药物管理方法是住院期间定量给药或密切监测。最后,需要强调改善低钠血症的长期效果(包括移植后的生存和更好的预后)。Satavaptan 对于腹水伴或不伴利尿剂的患者管理并无好处,可能和相关并发症发生率的增高和生存率的降低有关(见下文)。

感染与自发性细菌性腹膜炎

相比未感染的患者,肝硬化患者伴感染死亡率几乎增加 4 倍。细菌感染相关的死亡率,估计 1 个月时为 30%,1 年时为 63%。感染可能是自发的,或与之相关的门脉高压并发症如胃肠道出血或腹水导致。此外,活动性感染是移植的相对禁忌证。因此,应当尽量明确诊断和治疗潜在感染源。值得注意的是,在胃肠道出血时,预防性应用抗生素,显著减少了细菌感染的风险,提高了生存率。

自发性细菌性腹膜炎(SBP)是腹水患者的一种常见并发症。患者可无症状或表现为新发的腹水,伴有慢加急性肝衰竭或明显的感染体征。

- 及时诊断是至关重要的。
- 应考虑行诊断性腹腔穿刺,即使血小板缺少或凝血酶原时间延长。
- 腹水中性粒细胞计数 ≥250/mm³ 支持 SBP 的诊断。
- 清蛋白静脉注射(确诊当天 1.5g/kg,然后,从第 3 天起剂量为 1g/kg)并合用抗生素,显著降低肾损害 (10%比 33%) 和死亡率 (10%比 29%),尤其是总胆红素>4mg/dL 或肌酐>1.0mg/dL 的患者。
- 第三代头孢菌素类(如头孢噻肟静脉注射 2g,每 8 小时一次)是基础的抗生素用药,但也可考虑其他抗菌谱相似的同类广谱抗生素。抗生素的耐药性仍是一个问题,尤其是医院内感染及口服喹诺酮预防者。如 48 小时内未看到临床改善,无论是通过临床检查或再次穿刺,抗菌覆盖范围应特别扩大至革兰阳性球菌和耐多种药细菌。患者没有临床改善时,继发细菌性腹膜炎(如内脏穿孔)

应予鉴别诊断。此时,影像学可帮助指导进一步治疗。

预防

口服抗生素,如诺氟沙星 0.4g/d 或环丙沙星 0.25g/d,被推荐为胃肠道出血肝硬化患者的一级预防措施(见下文)他们都是曾有 SBP 病史的患者二级预防措施。

腹水蛋白浓度小于 1.5mg/dL 的患者,应考虑抗生素用于 SBP 的预防,尤其是晚期肝硬化患者(如 Child-Turcotte-Pugh 评分>9,肾功能不全或胆红素升高),他们都是肝肾综合征的高危人群。

肾衰竭(包括肝肾综合征)

在后 MELD 时代,肾衰竭是肝硬化患者在等待时常见的并发症,其往往由多种因素导致。肝硬化患者中,有肾衰竭的平均死亡率为 58%(1 个月时),63%(1 年时)。与不伴肾衰竭的患者相比,肝硬化合并肾功能不全患者的死亡风险显著增加(OR 为 7.6,CI 5.4 ~10.8)。常见的肾衰竭原因包括:

- 消化道出血时的容量消耗。
- 过量利尿。
- 胃肠道丢失(如腹泻)。
- 药物(如非甾体类抗炎药)。
- 感染(如 SBP)。
- 既有的肾脏疾病(如肾小球肾炎)。
- 急性肾小管坏死(如由于感染或低血压)。
- 使用血管扩张剂。
- 使用静脉造影剂。
- 肝肾综合征。

肾衰竭的主要治疗方法包括识别如下某种可逆性因素:

- 在没有明确病因的情况下,必须考虑感染并进一步检查。
- 此外,在潜在的触发因素下(如利尿剂),停药后的扩容是必不可少的。通常情况下,使用清蛋白为基础的复苏策略。

- 尿液检查(如尿钠、尿培养和尿沉渣)、肾超声检查,在特定情况下,也可能需要肾活检,以明确病因,选择性治疗。

肝肾综合征(HRS)的定义,原发病为肝硬化的患者,继发性引起肾衰竭。

表现和诊断

1 型 HRS 定义为血清肌酐的水平高于 2.5mg/dL 超过 2 周时,再翻一番。

在不用利尿剂及静脉注射清蛋白扩容 2 天后,血肌酐无明显改善(降至 1.5mg/dL 以下)。

必须不伴休克、肾实质疾病(蛋白尿、微量血尿、肾脏超声异常)或最近未使用肾毒性药物。在多数病例中,突发事件(如感染)被发现与进展的 1 型 HRS 有关联。

相比之下,2 型 HRS 往往呈现为顽固性腹水患者的进行性肾功能不全。2 型 HRS 的病程相对较轻,但仍会进展。

治疗

血管收缩剂可用于治疗 HRS,这些药物的作用可能会拮抗晚期肝病时全身的血管舒张。这包括血管加压素及其类似物(如特利加压素)和 α-肾上腺素能受体激动剂(如甲氧明和去甲肾上腺素)。使用特利加压素等缩血管药物,可改善肾功能和逆转肝肾综合征;可改善短期(15 天生存),但长期生存(30~180 天)仍不变。考虑到短期生存获益,使用特利加压素可作为等待移植时的有效过渡期疗法。血清胆红素(基线<10mg/dL)和平均动脉压增加(治疗 3 天后>5mmHg),可以预测特利加压素和清蛋白在 1 型 HRS 患者对治疗的反应。在病程开始早期干预,结果也可能更有利。特利加压素最常见的副作用是心血管系统的副作用(如心律失常)或缺血(如内脏或末梢缺血)。

使用特利加压素或其他血管收缩剂前,可用清蛋白扩容。通常情况下,特利加压素起始剂量为每 4~6 小时 1mg。72 小时后,如果效果不理想,剂量可增至 2mg。经过 2 周可观察到血肌酐改善,以及尿排量和血压的持续改善。

口服米多君通常起始剂量为 2.5mg，而皮下注射奥曲肽为每 8 小时 100μg，滴定剂量分别为 12.5mg 和 200μg。患者伴 HRS 时，TIPS 的作用仍然不清楚，因为此病程常伴有显著肾功能不全和晚期肝病等禁忌证。

肝移植是 HRS 患者的最佳治疗方案。如患者等待肝移植时血管收缩剂疗效不佳，可考虑肾脏替代治疗。肝移植后，肾功能可改善，无需长期的肾脏替代治疗。然而，患者肾脏替代治疗若需要 8~12 周以上，自发恢复肾功能可能较小，可能需行肝肾联合移植。

肝性脑病

肝性脑病(HE)常见的高危因素包括：

- 感染。
- 容量丢失。
- 便秘。
- 门体分流术。
- 电解质异常。
- 药物。
- 药物依从性差。
- 胃肠道出血。

治疗

除了找出和逆转高危因素，肝性脑病可用非吸收性二糖(如乳果糖)和(或)抗生素(如利福昔明)治疗。

根据肝性脑病的程度，乳果糖的剂量(起始剂量为 15~30mg，每天 2~3 次)可予滴定，以实现每天排便 3~4 次。最近一项系统评价的结论是，利福昔明有效或优于抗生素和非吸收性二糖。它可能耐受性更好，并导致一些患者更快的临床改善。然而，肝性脑病的主观测量，用药各一，花费较高，欠佳的描述或高危因素管理，缺乏相应的安慰剂组和可变终点，在探讨利福昔明对于肝性脑病的作用时，限制了它作为一线用药的广泛使用。在复发性或持续性的肝性脑病患者中，自发性门体分流应被视为一个基础原因，可由增强 CT 发现。患者可以 TIPS 后发展为肝性脑病。虽然改良支架可以作为减轻肝性脑病症状的方法，但支持这一方案的证据仍存在争议。

预防

在肝性脑病(HE)的前驱症状出现后，需进行持续的二级预防直至肝移植术。肝性脑病缓解后的患者，使用乳果糖与安慰剂相比，急性肝性脑病的复发率较低(20% 比 47%，$P=0.001$)。在另一项研究中，使用利福昔明治疗的患者(550mg，每天 2 次)相对于安慰剂组，肝性脑病的发生率更低(22% 比 46%，$P=0.001$)，6 个月的 HE 相关住院率更低(14% 比 23%，$P=0.01$)。值得注意的是，这项研究中超过 90% 的患者使用了乳果糖。

静脉曲张出血

食管静脉曲张的发生率为每年 7%~8%。尽管食管静脉曲张和急性出血事件的管理已有进步，但死亡率仍很高(15%~20%)。因此，等待名单上的所有肝硬化患者应内镜下筛查食管静脉曲张。如无静脉曲张，患者应在 2~3 年内内镜复查。非选择性 β 受体阻滞剂(NSBB)不能阻断食管静脉曲张的进展。轻度静脉曲张患者(出血风险不高)或 Child-Pugh 分级 A 级的肝硬化患者，并无额外的处理措施推荐，但 1 年内应内镜复查。对于高危患者(如红色征、Child-Pugh B 级或 C 级肝硬化)，应启动 NSBB。对于较大的静脉曲张患者(>5mm)，建议行 NSBB 或内镜下食管静脉曲张结扎术(EVL)。一些失代偿期肝硬化腹水患者，对 EVL 的耐受性比 NSBB 更好；最近的数据表明，在腹水和晚期肝硬化患者中，NSBB 应慎用。一项最新的荟萃分析研究表明，作为食管静脉曲张破裂出血的主要预防措施，EVL 和 NSBB 的作用类似。

卡维地洛作为非选择性 β 受体阻滞剂，兼具抗 α-肾上腺素能血管舒张活性，相比 EVL，使用后首次静脉曲张出血率更低：1 年（10.5% 比 22%，$P = 0.04$），24 个月（13.4% 比 24%），但总死亡率（35%比 37%，$P = 0.71$）或出血相关的死亡率无显著差异（3%比 1%，$P = 0.26$）。需对卡维地洛开展进一步研究，确定它是否优于现有的 NSBB。

严重的静脉曲张患者，急性静脉曲张出血的风险高达每年 5%~15%。食管静脉曲张破裂出血的抢救需重点针对复苏、控制活动性出血以及预防感染。

内镜检查应在全身性血管活性药物应用后的 12 小时内进行。常用奥曲肽（50μg 静脉推注 50μg/h）、生长抑素（250μg 静脉推注 250~500μg/h）或特利加压素（起始 48h 内静脉注射 2mg/4h，维持剂量 1mg 静脉滴注/4h）。持续使用这些血管活性药物 5 天。此外，在补充容量时，临床医生应维持血红蛋白浓度于 8g/dL 左右（高浓度可能与出血风险增加相关）。

尽管一些中心常规使用凝血因子，但其价值仍不清楚。

使用抗生素与降低下列因素相关：再出血频率、感染、住院时长和死亡率。在最初 7 天口服氟喹诺酮预防（如氧氟沙星 400mg，1 天 2 次）。然而，当怀疑口服氟喹诺酮耐药时，晚期肝硬化[包括腹水、胆红素>3mg/dL、严重营养不良和（或）肝性脑病]患者选择静脉注射抗生素可能会获益，如静脉注射头孢曲松钠 1g/d。

总体而言，初次出血 5 日内治疗失败率有 20%，而 1 年内再出血率有 60%。5 天内再出血的预测因子，包括严重的肝病、内镜诊断活动性出血和肝静脉压力梯度（HVPG）的基础值≥20mmHg。当 HVPG 降低至小于 12mmHg 或相比基线值减少 20%时，患者再出血率较低。HVPG 指导治疗的作用仍未明确。6 周死亡率的预测因子，包括 Child-Pugh 分级 C、MELD 评分>18、未能控制出血或早期再出血。其他因素包括细菌感染进展和肾衰竭。

早期 TIPS 在晚期肝病（Child-Pugh 评分 10~13 分，C 级）或 HVPG≥20mmHg 的患者中的作用，最近已进行了研究。在这些选定的患者中，早期 TIPS（第一次出血）明显降低治疗失败的死亡率。患者再次出血，应尝试再次内镜干预。否则，患者应考虑 TIPS 或外科干预，如果近期不考虑肝移植。

对于急性静脉曲张破裂出血严重患者，最常用的二级预防方法是每月联合应用 NSBB 及内镜下套扎（每 3~4 周一次），直到食管静脉曲张破裂出血停止。此后，可行内镜定期随访，以确定是否需再次套扎。

胃静脉曲张

当确定是 1 型食管胃静脉曲张出血时，推荐使用 EVL 或组织黏合剂作为初始内镜治疗。若是单发的胃静脉曲张或 2 型胃静脉曲张出血，如果可行的话，首选的内镜下方法是使用组织黏合剂（如 α-氰基丙烯酸正丁酯）。在美国并无 α-氰基丙烯酸正丁酯；但是，一个相关的配方 2-辛基氰基丙烯酸酯，可作为非标签类型的药物使用。一些中心用凝血酶代替胶水。另外也建议使用 TIPS。等待肝移植的患者初始治疗采用 EVL 后，一旦发生急性出血，最好的二级预防方法是使用 TIPS。通常，不宜行 TIPS 的患者，此时可使用组织黏合剂。

营养

等待肝移植的肝硬化患者，营养不良的发生率高达 50%~90%。营养不良和肌肉萎缩症与等待肝移植患者名单上的发病率和死亡率相关，而且是预测肝移植术后死亡的独立危险因素。营养不良的患者，术后可能更易感染，并可能发生失代偿性肝病等并发症。营养不良是多因素造成的，可导致厌食症、进食欠佳、蛋白质分解代谢、胰岛素抵抗、糖异生和糖原分解减少，不足以合成肝脏蛋白质。其他疾病，如慢性胰腺炎、门脉高压性肠病、小肠细菌过度生长和相关小肠疾病（如乳糜泻）可能起了致病作用。此外，继发性的微量营养素缺乏（维生素

A 和 D,锌)与肝性骨营养不良常见于慢性肝病患者。

总体而言,患者不应该限制脂肪、碳水化合物或蛋白质摄入。应建议,经常吃高热量的食物和夜间的零食。目标是 35~40kcal/(kg·d) 的热量,1~1.5g/(kg·d) 的蛋白质。目前,轻中度的急性肝性脑病患者可能无需限制蛋白质摄入。限钠(90 mmol/d,少于 2g)是管理腹水患者的适宜策略。并推荐补充脂溶性维生素和锌。补充 1200~1500mg 的钙,以及每天补充 400~800IU 的维生素 D,也是可取的。重症患者微量元素储存减少,可能需要每周一次或两次补充维生素 D(50 000 单位的维生素 D_3)。等待名单中的患者,骨密度偏低的发病率较高;采用双能 X 线骨密度仪筛查和积极的治疗,包括双膦酸盐类药物可能也有帮助。

住院的患者应监测低血糖,并予纠正。患者无法保证经口的摄入量时,应考虑肠内营养。食管静脉曲张本身并非维持肠内营养的原因,选用软头小口径胃管即可。留置经皮内镜胃造瘘的相关并发症的风险较高,应避免。部分患者可能需要肠外营养,但仅作为肠内营养的后备方案。

免疫接种

肝硬化患者应考虑适当的预防接种(正如第 23 章中的讨论)。慢性肝炎患者(尤其是丙肝),合并甲型肝炎病毒重叠感染时,有暴发性肝衰竭或死亡的重大风险。肝硬化代偿期患者无甲肝抗体时,理论上应按标准接种管理,虽然获益并不确定。大多数情况下,这包括两个疗程:初始接种疫苗一次,再次在 6~12 个月时。疗程结束后 1~2 个月,可考虑检测抗 HAV。

建议接种乙肝疫苗。代偿期肝硬化患者乙肝表面抗原阴性,抗-HBs 和抗-HBc 阴性的,推荐标准接种疫苗。一些中心推崇加速的双剂量疫苗计划,这在肝硬化失代偿期的患者可能是有效的选择。当患者抗-HBc 阳性时,尝试接种乙肝疫苗可能会有所帮助。如果表面抗体水平>10mIU/mL,不必再接种疫苗。如果少于,则建议接种疫苗。

流感感染可能与肝功能失代偿有关。所有的慢性肝病患者应每年用灭活疫苗接种流感疫苗。此外,所有肝硬化患者还应接种肺炎球菌多糖疫苗。并推荐 5 年后再次接种。65 岁以下的患者,如未接种破伤风、白喉和百日咳(白破/百白破)疫苗,应予接种一次。如果接种状态不明,白破疫苗可替代性行百白破接种。水痘和带状疱疹疫苗的安全性和有效性未知,并未广泛应用。

(屠振华　译)

参考文献

Arvaniti V, D'Amico G, Fede G, Manousou P, Tsochatzis E, Pleguezuelo M et al. Infections in patients with cirrhosis increase mortality four-fold and should be used in determining prognosis. Gastroenterology. 2010;139(4):1246–56, 56 e1–5.

Boyer TD, Haskal ZJ; American Association for the Study of Liver Diseases. The role of transjugular intrahepatic portosystemic shunt (TIPS) in the management of portal hypertension: Update 2009. Hepatology. 2010;51(1):306.

Fede G, D'Amico G, Arvaniti V, Tsochatzis E, Germani G, Georgiadis D et al. Renal failure and cirrhosis: A systematic review of mortality and prognosis. J Hepatology. 2012;56(4):810–18.

Gines P, Tito L, Arroyo V, Planas R, Panes J, Viver J et al. Randomized comparative study of therapeutic paracentesis with and without intravenous albumin in cirrhosis. Gastroenterology. 1988;94(6):1493–502.

Nazar A, Pereira GH, Guevara M, Martin-Llahi M, Pepin MN, Marinelli M et al. Predictors of response to therapy with terlipressin and albumin in patients with cirrhosis and type 1 hepatorenal syndrome. Hepatology. 2010;51(1):219–26.

North Italian Endoscopic Club for the Study and Treatment of Esophageal Varices. Prediction of the first variceal hemorrhage in patients with cirrhosis of the liver and esophageal varices. A prospective multicenter study. N Engl J Med. 1988; 319(15):983–9.

Runyon BA. Management of adult patients with ascites due to cirrhosis: an update. Hepatology. 2009;49(6):2087–107.

Saab S, Nieto JM, Lewis SK, Runyon BA. TIPS versus paracentesis for cirrhotic patients with refractory ascites. Cochrane Database Syst Rev. 2006(4):CD004889.

Salerno F, Camma C, Enea M, Rossle M, Wong F. Transjugular intrahepatic portosystemic shunt for refractory ascites: a meta-analysis of individual patient data. Gastroenterology. 2007;133(3):825–34.

Sanyal AJ, Bosch J. Blei A, Arroyo J. Portal hypertension and its complications. Gastroenterology. 2008;134:1715–28.

Sort P, Navasa M, Arroyo V, Aldeguer X, Planas R, Ruiz-del-Arbol L, et al. Effect of intravenous albumin on renal impairment and mortality in patients with cirrhosis and spontaneous bacterial peritonitis. N Engl J Med. 1999;341(6):403–9.

第 **6** 章

特殊疾病

Ian A. Rowe，David J. Mutimer

要点

- 基础肝脏疾病对移植后存活有影响。
- 肝移植受者的选择依据其基础肝脏疾病。
- 针对乙肝患者有特殊的治疗方法。
- 目前针对丙肝的干预性治疗无论在可行性还是有效性方面都有限。
- 肝细胞癌患者的评估包含肿瘤范围、基础肝脏疾病的严重性，以及体能状态。

肝移植的目的是以公平和符合伦理的方式，从有限的供体器官池中提供最大程度的受益。肝移植的适应证包含很多疾病，已在第 1 章中阐述。但是，当累及肝移植时，许多疾病依然有很多要考虑的因素。由于许多疾病在移植后可能复发，这在很大程度上累及基础疾病对移植后存活率的影响。在这一章，我们将相关肝脏基础疾病的评估和治疗策略综述。

器质性肝病

酒精相关性肝病

肝移植治疗酒精相关性肝病的效果是公认的，大约占肝移植总数的 25%。酒精相关性肝病患者接受肝移植的预后良好，这是由于酒精再次应用导致的移植物丧失率较低。虽然如

此，肝移植对这部分患者来说，仍然是有争议的。由于有观点认为，酒精性肝病是患者自身酗酒所导致，因此，对大众以及卫生专业人员的调查显示，酒精肝患者接受肝移植具有相对低的优先权。

设计良好的调查研究显示，大部分患者（在某些调查中超过 50%）在移植后会继续饮酒，不过只有小部分会回到有害酗酒的状态。同样清楚的是，尽管有严格的选择标准，患者也在术前表达了远离酒精的期望，但移植后重新摄入酒精的情况仍然时有发生。因此，英国的推荐标准定义了那些最不可能在移植后进行再次有害酗酒的患者(框 6.1)。

所有接受肝移植手术的患者都需要被仔细询问饮酒史和有害药物使用史。当酒精或有害药物可能是疾病的致病原因时，药物滥用领域的专家需要对患者进行这方面的评估。首先，需要以既往行为作为预测因素来评估再次饮酒的风险(框 6.2)。其次，应建议移植团队进行有必要的长期随访。

不少医疗保健系统使用固定的戒酒期作为移植后是否继续戒酒的预测因子。6 个月被认为是合理的，并且在此期间部分患者可以通过戒酒改善病症，从而不再需要进行移植。但同时，这样严格的限制不可避免地使一些原本可以在移植后得到恢复的患者被拒绝在移植门槛之外。关于这方面的一些数据是相互矛盾

的。但是,一项基于所有已发表数据的荟萃分析显示,术前戒酒超过 6 个月这一因素虽然较弱,但却是与移植术后不再酗酒的重要影响因子。

为了在最大程度上使酒精肝患者接受肝移植后不再酗酒,已经实施了一系列的措施。这些已经被采用的多种方法中,较全面的方法是最有可能有益的。在复杂的移植实践范围内,重点关注患者的社会支持网,给予实用的建议,并增加其他相关活动是非常可行的。

乙肝病毒感染

在乙肝免疫球蛋白引入临床之前,移植肝感染乙肝病毒(HBV)相当常见。移植肝感染 HBV 通常进展迅速,常导致移植物失功,因此乙肝被认为是肝移植的禁忌证。之后,口服抗病毒药物(核苷酸类似物)的发展已经给乙肝患者的治疗带来了革命性的变化,从整体上使

这部分患者中需要做肝移植的比例下降。

HBV 导致的失代偿期肝病或肝细胞癌(HCC),应该考虑肝移植治疗。如果可能的话,移植前的目标是使 HBV-DNA 降低至检测不到的水平。此外,至关重要的是病毒抑制应该是持续的,因为病毒暴发与移植肝肝炎及移植肝失代偿相关,这可以通过使用高耐药屏障的抗病毒药物来实现。高效抗病毒药物的使用给这类疾病的临床改善提供了机会,因此降低了死亡率以及需要进行肝移植的比例。下面列举了 HBV-DNA 阳性的慢性乙肝病毒感染患者的三大类常见临床症状,以及相应的处理原则。

1. 既往没有使用过抗病毒药物的失代偿期患者。起始治疗应该使用具有高耐药屏障的有效药物。在这种情况下,有两种合适的药物被许可使用:替诺福韦和恩替卡韦。许多患者在使用上述药物后 24 周通常能达到清除 HBV-DNA 的效果,并且大约 1/3 的患者能得到临床症状的改善。临床医生需要警惕乳酸酸中毒的发生,这在失代偿肝病患者使用恩替卡韦时有所报道。

2. 正在使用抗病毒药物治疗的失代偿期患者。这种情况可能是由病毒变异所造成的肝炎活动所引起的;其他原因也需要考虑,包括感染、出血和肿瘤发展。没有坚持抗病毒药物治疗也是应该考虑的原因。这种情况下抗病毒药物需要根据既往的用药史进行选择(详见框6.3)。

3. HCC 患者。大部分患者有既往存在的肝硬化情况,并已经进行了有效的抗病毒治疗,从而使 HBV-DNA 检测不到。抗病毒治疗需要继续进行并依据国际指南在线监测。对那些没有进行治疗的患者,需要起始抗病毒治疗,以预防在等待肝移植期间的肝炎活动,以及肝移植术后的疾病复发。

丙肝病毒感染

在西方国家,丙型肝炎病毒(HCV)感染导

框 6.3　乙肝相关性失代偿期肝病患者抗病毒药物的选择

既往未进行治疗的患者

● 替诺福韦或恩替卡韦

既往已进行治疗的患者

● 拉米夫定耐药,使用替诺福韦

● 阿德福韦耐药,使用恩替卡韦

● 拉米夫定联合阿德福韦耐药,考虑替诺福韦+恩替卡韦

（来源：Crespo G, Marino Z, Navasa M, Forns X. Viral hepatitis in liver transplantation. Gastroenterology. 2012; 142:1373－83.e1.）

致的肝病是肝移植的主要适应证。大部分进行肝移植的 HCV 患者处于病毒活动状态，而移植后 HCV 复发，也是相当常见。与普通 HCV 感染不同的是，供肝感染 HCV 后，肝纤维化进展快，高达 40% 的患者会在移植后 5 年内发展至进展期肝纤维化。因此，HCV 复发是移植后移植物失功的主要原因之一。

代偿期肝硬化患者的 HCV 根除可以降低发展至各种肝病相关并发症的风险，包括 HCC。代偿性肝硬化患者应考虑抗病毒治疗，不过在该人群中的治疗效果较低。如果治疗成功，可以消除 HCV 复发并减少未来需要进行肝移植的可能。

对于已经准备进行肝移植的患者来说，根治 HCV 也是预防术后 HCV 复发的重要措施。数项研究已对此进行观察，但是聚乙二醇干扰素联合利巴韦林的治疗效果受到以下三方面因素限制。

1. 适用性。许多患者存在该治疗的禁忌证，包括由于肝病进展和门脉高压引起的肝衰竭、贫血、粒细胞减少和血小板减少，而对既往的治疗反应不佳也是禁忌证之一。

2. 疗效。根据之前试验的数据，该方案的病毒学应答率低（大约为 20%）。

3. 不良反应。该治疗方案的副作用可能很严重，需要重点关注严重细菌感染。治疗后的死亡率为 1%~2%。

针对肝移植等待期间的代偿期肝硬化患者的治疗已经有了一些建议。治疗的目标是达到 HCV 血清阴性，以降低移植时供肝的感染风险。此项措施也有可能有效增加肝移植后病毒治愈的概率，因为移植时残余病毒的清除可以使移植后感染复发的概率下降。但是，只有少数患者通过治疗可以达到病毒呈阴性的目标，整体的治愈率虽有所提高，但依旧较低。抗病毒治疗对 HCC 及代偿期肝硬化的患者最适合。基因型为 2 或 3，病毒基线水平低，没有显著血细胞减少的患者最有可能适合治疗。

直接使用抗病毒疗法（DAA）的发展可能会改变这种治疗模式。最近，第一代 DAA 药物已被批准上市。以病毒蛋白酶为靶向的药物联合聚乙二醇干扰素和利巴韦林，这种三联疗法增加了药物副反应，并且增加了病毒耐药的风险。因此，这种疗法还没有在等待肝移植的患者群体中进行研究。另外，一些药物正在发展中，可能的组合是不含干扰素的方案，由 DAA 联合或不联合利巴韦林。这些组合方案可能会非常有效，因此，在这类难治性患者群体中具有更高的有效性，而相应的副反应也比较少，增加了治疗的适用性。这类药物是否能提高失代偿期肝病患者的肝功能，从而减少需要进行肝移植的可能，仍需要观察（就像 HBV 感染的抗病毒治疗那样）。

肝细胞癌

自从肝移植技术问世以来，肝细胞癌（HCC）迅速成为其手术适应证之一，因为肝移植被认为既能治愈肿瘤又能治愈潜在的肝脏疾病。目前认为，移植的成功与否与肿瘤的体积有关，而那些存在肝脏疾病的患者则预后不良。肝癌肝移植患者的选择仍存在分歧，不过已经产生了一些用于定义哪些患者在肝移植术后可能预后较好的策略。

HCC 患者的评估需要对肝内和肝外疾病做一个全面综合的评价(如肿瘤的分期),并对肝功能情况以及患者一般情况进行评价。一些系统已经尝试将这些参数组合成对临床工作有指导意义的模型。其中最广泛使用的是巴塞罗那临床肝癌分期系统,该系统基于疾病程度和患者特征,对患者的管理进行指导。

诊断

HCC 的诊断具有挑战性,特别是对那些非常小的病灶(直径为 1~2cm)来说,诊断是很困难的。国际上一致认为,放射学特征可用于肝硬化患者 HCC 的诊断。这是基于肿瘤的血管特点:动脉期病灶强化明显而延迟/静脉期强化减弱。针对直径大于 2cm 的病灶,使用单一的动态成像(如多层 CT 或增强 MR)即可检测到这些特点。对较小病灶的诊断,则需要两种不同的影像检查。

当病灶的影像特点判断不明确时,需要考虑活检。恶性肿瘤的存在是通过肿瘤细胞侵入周围基质来定义的。但是,与影像诊断类似,通过活检诊断小病灶同样是困难的。有一个非常小但很显著的风险是肿瘤的针道种植转移,虽然在进行活检时经皮治疗有助于减少该风险,但它依然存在。

在诊断的同时,对疾病的范围和程度进行判断也非常重要,其有助于选择合适的治疗方案。其他观察包括胸部横断面成像,可排除肺部转移的可能,骨显像也被一些权威机构推荐使用。移植时,甲胎蛋白(AFP)高水平的患者术后肿瘤复发风险增高,这一点越来越取得大众认同。但以 AFP 绝对数值作为移植的禁忌证是不确定的;排除标准的范围为 1000~10 000ng/mL。

肝移植受体的选择

虽然最初广泛使用的肝癌患者肝移植选择标准已经有所改进,但考虑到有限的器官捐献数量,患者术后存活率仍然不令人满意(5 年存活率为 30%~50%)。然而,这些标准推进了更严格策略的制订和发展,后者建立了肝移植在小肝癌管理中的地位。而实际上,肝癌肝移植的目的是使患者存活率与非肝癌患者接近。

针对肝癌肝移植,已经发展和建立了几种受体选择标准(框 6.4)。最著名的,也是当前最被公认的是由 Mazzaferro 和其同事于 1996 年报道的米兰标准。这项研究定义了肝癌肝移植的受者选择标准,即单个病灶(≤5cm)或有限的多发病灶(最多 3 个病灶,所有病灶均≤3cm),该标准至今仍被很多移植中心所使用。但是,大众已经认识到超出该相对严格标准的患者也有可能通过肝移植获益,因此建议对米兰标准进行适当扩展。近来,肿瘤生物特性已经被探索作为肝癌肝移植预后的预测因子。例如,在英国,5~7cm 的肝癌,移植是允许的,条件是病灶在超过 6 个月的随访期内是稳定的(肿瘤体积增大<20%),而无所谓是否进行新辅助治疗。其理论基础是,在随访期间没有显示出快速进展生物特点的肿瘤在移植后不太可能复发。

等待肝移植患者的新辅助治疗

许多移植登记系统显示,有 1/5 的患者在等待移植期间会因为肿瘤进展而从等待名单中退出。因此,很多中心对等待移植的患者进行射频消融(RFA)或经肝动脉化疗栓塞(TACE)

框 6.4　肝癌肝移植受者选择标准比较

米兰标准

- 单个病灶直径≤5cm
- 病灶个数≤3,每个病灶直径≤3cm

UCSF 标准

- 单个病灶直径≤6.5cm
- 病灶个数≤3,每个病灶直径≤4.5cm

"最多 7"标准

- 病灶个数<7,最大病灶直径<7cm

等治疗。没有随机对照试验数据支持这些做法;但是,观察到的数据显示 RFA 对那些等待时间可能超过 6 个月的患者是首选的,而且这些治疗只适用于肝功能代偿的患者。但是,疾病晚期的患者不太可能等较长时间,所以也不需要在等待期间进行治疗。

系统性疾病

人类免疫缺陷病毒

高效抗反转录病毒治疗(HAART)的发展革命性地改变了感染人类免疫缺陷病毒(HIV)患者的预后。实际上,肝病已成为这类人群非艾滋相关的主要死亡原因。在 HAART 出现以前,这类患者被认为是肝移植的禁忌证,但是最近有一些中心已经将通过 HAART 治疗后病情平稳的 HIV 患者列为肝移植受者。HIV 患者合并传统的肝移植适应证,如失代偿期肝病或小肝癌,需要证据证明 HIV 是可被控制的(无病毒血症),并且没有进展的(CD4 细胞计数>200/μL,或门脉高压患者>100/μL)(框 6.5)。

多学科方法的重要性怎么强调都不为过。治疗 HIV 的药物经常会影响其他药物的代谢,因此,在移植评估和移植后,管理过程中向 HIV 领域的专家咨询非常重要。比如 HIV 蛋白酶抑制剂是一种强有力的 CYP450 3A4 抑制剂,当它与环孢素或他克莫司同时使用时,具

框 6.5　HIV 阳性患者的肝移植标准

- 有肝移植适应证
- CD4 细胞计数>200/μL,或门脉高压患者>100/μL
- 没有 HIV 病毒血症
- 没有艾滋病定义性疾病
- 如果病毒复发,抗病毒治疗可以到位

(来源:Joshi D, O' Grady J, Taylor C, Heaton N, Agarwal K. Liver transplantation in human immuno-deficiency virus-positive patients. Liver Transpl. 2011;17: 881‐90.)

有钙调神经磷酸酶抑制剂积聚和中毒的风险。

家族性淀粉样多发性神经病变

家族性淀粉样多发性神经病变(FAP)是一种由甲状腺素运载蛋白(TTR)基因突变引起的常染色体显性遗传疾病。最多见的变异位点是 TTRMet30。症状通常在 30 岁以后出现,并且进展迅速,在发病后 10~15 年死亡。心脏异常较常见,而肾脏或眼睛的异常发生较少,因为大部分的蛋白合成发生在肝脏。肝移植被认为是一种可行的治疗手段,肝移植使中位生存时间提高了 1 倍,并且在 2/3 的患者中阻止了感觉运动神经病变的进展。进行肝移植的时间应该要在明显的神经病变或心脏累及发生以前,以使移植后生存率提高,生活质量得到最大程度改善。这类患者应该在有经验的移植中心进行手术。淀粉样变性患者的肝脏可以被用于多米诺移植,但是受者应被告知这样的供肝可能导致系统性淀粉样变。

卟啉症

对于不同类型的卟啉症,肝移植治疗急性间歇性卟啉症(AIP)和红细胞生成性原卟啉症(EPP)经验最多(框 6.6)。

AIP 是一种常染色体显性遗传疾病,由胆色素原脱氨酶(PBG)的部分缺乏所引起。临床表现高度可变;小部分患者会反复发生威胁生命的神经和内脏症状,且缺乏理想治疗。由于肝脏是过量前体的生成部位,对那些重症患者,肝移植被认为是潜在有效的治疗方法。肝移植可以完全解决症状,除了已经存在的神经系统并发症。注意必须在手术前、手术中和手

框 6.6　卟啉症的肝移植适应证

- 反复发生威胁生命的急性发作导致较差的生活质量
- 需要机械通气支持
- 由于输注精氨酸盐血红素导致静脉通路丢失

术后进行医疗护理,以避免有害物质可能会引起的系统发作。

EPP 的酶代谢障碍潴留在骨髓,并且导致了明显的光敏性。大约 1% 的 EPP 患者累及肝,导致慢性肝病。因此,肝移植可以迅速恢复肝功能;但潜在的其他系统异常并不能被肝移植所修正,疾病的复发也是相当常见。手术过程中,必须避免光线对皮肤的损伤。

草酸盐血症

原发性高草酸盐血症包括一系列罕见的常染色体隐性遗传草酸钙结石病。原发性高草酸盐血症 1 型,由突变导致肝脏特异性基因 (AGXT) 功能不全引起,该基因编码为乙醛酸转氨酶(gAGT)。因为肝移植纠正了导致疾病的基因缺陷,肝肾联合移植已经被建议用于针对那些合并肾功能不全但尚不需要进行肾脏替代治疗患者的治疗中。对已经进行血透的患者来说,同期进行肝肾联合移植有使移植肾暴露于高草酸的风险,对这些患者,序贯进行肝肾移植是比较好的办法。

肝门部胆管癌

这是一种高度恶性的胆管来源肿瘤。最初是作为肝移植的适应证之一;但是由于移植后肿瘤复发率非常高,肝门部胆管癌目前被认为是肝移植的禁忌证。最近,有越来越多的数据支持,可以选择性地针对部分接受过新辅助放化疗的患者进行肝移植。但肝移植治疗胆管癌,仍然只能作为临床试验应用。

布加综合征

布加综合征(BCS)患者可以急性或慢性肝病为临床表现。有很多因素可能引起布加综合征。寻找潜在的致病因素很重要,因为一些情况(如蛋白 C 或蛋白 S 缺陷)可以通过移植治愈,而某些病因(如骨髓纤维化、恶性肿瘤或狼疮)可能会延续至移植后并影响到移植肝和患

者的存活。已经有一些模型用于预测预后,如 BCS-TIPS 预后指数(包括年龄、胆红素和国际标准化比值)、Clinchy BCS 模型(包括腹水、Pugh 评分、年龄、血清肌酐),以及鹿特丹 BCS 预后评分(肝性脑病、腹水、国际标准化比值和胆红素)。

一旦诊断成立,当没有绝对禁忌证时,应该考虑抗凝治疗。应该由专业的放射介入科医生进行血管再通:经皮血管成形术对那些短段闭塞有效,否则可以考虑行 TIPS。只有针对经过这一系列干预后无效,达到指标(见第 8 章),并且没有潜在禁忌证的患者,考虑进行移植。移植后继续抗凝治疗。

Wilson 病

Wilson 病可以表现为急性肝衰竭(见第 8 章)或失代偿期肝病。肝移植可以治疗该病。脑病可能会在移植后短期恶化,并且不能被彻底缓解。对单独存在的神经系统症状,肝移植不是适应证。

血色病

肝移植治疗血色病的适应证与其他原因引起的肝硬化类似(见第 1 章)。但是,应该对这类患者进行其他器官的仔细评估,以确定是否受到过量铁的影响(尤其是心功能)。推荐,在移植前,通过放血疗法去除过量的铁(不存在贫血等禁忌证),但当有合适供肝时,该措施不能延迟等待或移植时间。肝移植可能不会阻止铁的继续聚积,因此,肝移植受者应该进行铁含量的检测并根据指南进行治疗。

血友病

血友病患者可能合并终末期肝病,这通常是 HCV 感染的结果。这种情况可以通过肝移植治疗,适应证是潜在的肝脏疾病。

α1-抗胰蛋白酶缺乏

α1-抗胰蛋白酶缺乏（AAT）与肝及肺相关，虽然它们并非必须同时存在。通常，Z表型与肝病有关。AAT进行肝移植的适应证与其他原因肝硬化相似。如果同时存在肺部异常，应当考虑肝肺联合移植，肺移植应该根据当前的肺移植标准，并且患者需要被强烈建议停止吸烟。

囊性纤维化

同AAT一样，囊性纤维化（CF）的肝移植适应证与其他肝脏疾病类似。当出现进行性肌肉消耗和肺功能下降时，应当考虑肝移植治疗。而当FEV1低于40%时，应当考虑肺移植。

结论

我们不应忽视原发病对肝移植后生存率的影响，如果可能的话，应该在考虑和评估移植期间就进行治疗。在评估肝移植时，患者应了解这些疾病的特异性方面的情况，以确保做出明智的决定。

（张微 译　田甜 校）

参考文献

Bathgate AJ. Recommendations for alcohol-related liver disease. Lancet. 2006;367: 2045–6.

Clavien PA, Lesurtel M, Bossuyt PM, Gores GJ, Langer B, Perrier A. Recommendations for liver transplantation for hepatocellular carcinoma: an international consensus conference report. Lancet Oncol. 2012;13:e11–22.

Crespo G, Marino Z, Navasa M, Forns X. Viral hepatitis in liver transplantation. Gastroenterology. 2012;142:1373–83.e1.

Dew MA, DiMartini AF, Steel J et al. Meta-analysis of risk for relapse to substance use after transplantation of the liver or other solid organs. Liver Transpl. 2008;14: 159–72.

EASL clinical practice guidelines: Management of chronic hepatitis B virus infection. J Hepatol. 2012;57:167–85.

EASL-EORTC clinical practice guidelines: management of hepatocellular carcinoma. J Hepatol. 2012;56:908–43.

Joshi D, O'Grady J, Taylor C, Heaton N, Agarwal K. Liver transplantation in human immunodeficiency virus-positive patients. Liver Transpl. 2011;17:881–90.

Papatheodoridis GV, Cholongitas E, Archimandritis AJ, Burroughs AK. Current management of hepatitis B virus infection before and after liver transplantation. Liver Int. 2009;29:1294–305.

Seth AK, Badminton MN, Mirza D, Russell S, Elias E. Liver transplantation for porphyria: who, when, and how? Liver Transpl. 2007;13:1219–27.

第 **7** 章

患者选择中的特殊问题：包括低顺应性、无效性、营养和社会问题

Ken Simpson

要点

- 评估肝移植患者需要考虑到顺应性、营养状况和社会问题，这些要点都可能影响移植名单。

- 顺应性(或依从性)非常复杂，移植后，患者通常无法完全遵循。

- 在移植前识别顺应性差的患者很困难。即使医生全力以赴，但由于顺应性差导致的移植物失功仍是肝移植的禁忌。

- 无效性也很难定义。通常需要先明确患者有多器官衰竭，然后，再考虑患者是否病重而不适合做移植手术。营养不良在末期肝病患者中很常见。目前，仍不清楚营养不良是否与不良移植后果独立相关，但应通过多学科小组讨论加强对患者的营养支持。

- 肥胖在末期肝病患者中越来越常见，可能同时伴随蛋白质热量营养不良。计算 BMI 时，应考虑腹水。

- 肥胖不是移植的唯一绝对禁忌证。移植前的肥胖控制非常复杂，需要营养师和医生的密切关注。

- 吸烟与移植后结果较差有关，因此应停止吸烟。

- 当入组有非法药品使用情况或者正在接受美沙酮维持治疗的患者行肝移植术前，需要得到成瘾专家的意见。

- 若缺乏足够的社会支持，社会孤立可能是患者拒绝移植的原因之一。

评估患者是否符合肝脏移植(LT)标准需要考虑多方面因素。有些因素与实际疾病的严重程度无关，但可能对 LT 后的短期和长期结果有重要影响，如患者顺应性、社会孤立和其他社会因素。许多与实际疾病无关的因素是相互关联的。目前关于药物使用、营养不良、肥胖对 LT 结果影响的决策指导证据不足且相互矛盾，需要多学科的移植团队进行评估，包括精神科医生、药物滥用管理人员、社工、营养师。本章旨在对这些困难重重、充满矛盾的领域进行阐述。

低顺应性

顺应性的最初定义为"患者行为与临床处方的一致程度"。最近,顺应性这一术语被依从性所取代，描述了患者与医生间更主动的合作,而非顺应性所传达的等级关系。对治疗的依从包含以下几个方面：

- 按处方用药。
- 持续进行门诊和病房访视。
- 参与必需的验血。
- 及时报告潜在的生理和心理问题。
- 根据推荐改变生活方式

由于用药方案和 LT 后的随访本身非常复杂，大多数患者在某一阶段会不遵从医嘱中的一方面或全部，导致没有达到完美的移植后随访也很正常。但是与那些一直不遵守全部医嘱的患者，如从不吃免疫抑制剂或其他药物、不参加随访、无视戒烟戒酒戒毒忠告相比，大多数偶尔不遵守某些医嘱的患者的预后较好。依从性差的患者死亡率、移植物失功率、晚期急性排斥率及相关的经济成本都较高，根据所评价的方面和定义，此类患者 LT 后不依从率为 3%~47%。评估肝移植受体的困难在于识别可能不依从的患者，寻找改善依从性的方法或完全排除这部分患者。对病历进行审查与患者本人回忆看诊经历相比更为准确。清点药品数量、电子用药监控、测定治疗药物的血药水平以及回顾全科医生处方能帮助识别对处方不依从的患者。与移植后不依从相关的移植前因素见框 7.1。

在所评估的患者中发现一些或所有以上特征后，可以对评估中和移植等待名单中的患者进行移植过程辅导。可能需要简化用药方案，增加移植后的随访频率，在"传统"随访的基础上增加使用短信和电子邮件随访。但是，关于改善移植后依从性的干预研究在数量上和质量上都有一定的局限性，部分是由于定义困难，无法客观地在一开始就对依从性进行测定。少有进行 LT 评估的患者，会因为顺应性差被认为不适合移植。在不列颠哥伦比亚肝脏移植项目中，仅有 10/737（1.4%）的被评估患者因为依从性差被排除 LT。大多数 LT 机构都认

为，依从性差导致移植物失功是进行再移植的绝对禁忌证，与此相反的，通过严格挑选后的患者，再移植成功率很高。

无效性

很难对无效性进行准确定义。当一个潜在的移植患者未出现绝对的移植禁忌证（如肝外肿瘤），但移植后的生存率不高时，即指无效。

目前大多数患者还是被认为太健康或者太早做 LT，而不是患者病情太重而不能在术后存活下来。移植后生存率受到许多无法预测的因素影响，可能与供体、围术期和术后并发症有关。尽管 MELD 和 UKELD 评分能准确预测移植等待列表上患者的死亡率，但这些评分方法无法预测早期的移植后死亡率。然而，MELD 评分较高的患者（>50）在 LT 后 5 年的生存率低于 50%。末期肝病患者可能发生多器官衰竭（而非仅仅肾衰竭）也可能提示移植无效性。在许多移植项目中，需要多学科领域共同决定患者多器官衰竭的进展情况，何时会导致 LT 无效。由于移植等待列表中的死亡率可能高达 25%，有些人建议，应更好地将移植与姑息治疗相结合，这是因为慢性肝衰竭的患者在未进行 LT 时，已经到达疾病的末期。

营养

营养对肝移植结果的影响

营养失调在肝脏疾病患者中非常常见。根据评估方法，80% 的慢性肝脏疾病患者存在营养不良。营养不良对 LT 生存率的影响仍有争议，一些研究显示，移植后，死亡率和发病率增加，一些显示并无独立影响；最新的前瞻性研究报道，营养不良与感染次数、ITU 住院时长以及住院天数相关。

肥胖在推荐进行 LT 的患者中很常见。病态肥胖与发病率和死亡率增加相关，因此早期

框 7.1　移植前发现与依从性差相关的因素
● 年轻，年龄<40 岁，包括青少年
● 移植前主动报告不依从
● 社会支持少
● 受教育程度较高
● 责任心较差
● 药物或酒精依赖，尤其是使用多种药物

指南推荐 BMI>40 作为 LT 的禁忌证。但是，最近的研究数据显示，BMI>40 的患者等待 LT 的时间更长，进行移植时的 MELD 评分较高。另一个混杂变量是腹水；纠正腹水体积能抵消肥胖对移植后生存率的影响。现行指南指出：对于 BMI 与 LT 不应该采用类似 BMI>40 这样的绝对临界值，移植本身的危险性其实更大。

对营养状态的评估

并没有一个单一指标足以对患者的营养状态进行评估。测定肱三头肌皮褶厚度和上臂围可以评价皮下脂肪和肌肉质量。握力也是与末期肝脏疾病患者营养状态相关的一项简单测试。这些检测方法都需要标准化。由受过培训的营养师进行的主观综合评估（SGA）也是一种易于实施并经过验证的工具，可以将营养状态分层为营养状况良好、中度或严重营养不良。SGA 是基于患者的体重、身高、营养史、检查结果，其拥有良好的特异性但敏感性差。也可以使用生物电阻抗分析法和双能 X 射线吸收法，但它们在常规临床中很少使用。

移植前修正营养异常

欧洲临床营养与代谢协会推荐食谱包含 35%脂肪（15%~20%单饱和脂肪酸），50%碳水化合物，15%蛋白质，以满足末期肝病患者的营养需求。限制蛋白摄入可能使蛋白质能量营养不良恶化，因此不建议对肝性脑病患者限制常规蛋白摄入。肠内营养补充最为有效。临床研究显示，鼻胃管（NG）进食与静脉曲张出血的风险增加无关，但是在实践中，许多医生在患者存在食管静脉曲张时，仍不愿意使用 NG 管。仅在少数情况下，如 LT 前需要使用全肠外营养（TPN），在静脉曲张出血和肠梗阻患者中，可考虑使用。LT 前营养补充能改善人体测量数据，但并不能直接解释为提高生存率。由于研究中的统计学效力不足，其对生存率的影响也不足；尽管对照组中死亡数（9 例）高于干预队列（5 例），但总共只对 81 例成年人进行了随机化研究。

最近，关于非酒精性脂肪肝患者的 LT 指南中，强调了患有非酒精性脂肪肝的患者在移植前减重非常困难。这应仅在密切监督并与受过培训的营养师合作的前提下进行尝试。卡路里限制应限于目标减重 0.5~1.0kg/W，避免减重大于 1.5kg/W。在监督下，减重可以作为在移植等待名单上病态肥胖、无腹水的患者，或者尚未列入移植名单，但肝功能良好、肝肿瘤较小的患者的合理营养目标，前提是延迟移植不会对癌症状态有不良影响。减重手术很少在移植前患者中使用，但是对特定的患者可能也有一定作用。

社会问题

吸烟

有明显证据表明，吸烟对 LT 的短期和长期结果都有不良作用；并发症包括发生心血管疾病、感染、移植肝纤维化或产生某些癌症，特别是头部、颈部、上呼吸道和肺癌。与从不吸烟者相比，吸烟人群的 5 年（分别为 68%及 83%）和 10 年（54%及 77%）生存率均有所下降。在移植前，应鼓励吸烟者积极参与戒烟活动，但在许多研究中心，戒烟失败也不会影响其被列入移植名单。

药物使用

由于存在感染风险，持续静脉用药是移植的绝对禁忌。但是许多患者仍使用大麻或其他毒品。患者也可能持续进行美沙酮维持治疗。总体而言，酒精性肝脏疾病患者中，移植前药物滥用或药物依赖与移植后酒精性复发风险增加有关。丙肝患者如使用大麻，则其移植前肝纤维化速率增加。与之相反的是，使用大麻或进行美沙酮维持治疗在移植后对患者或移植物生存率并无不良影响。尽管存在以上的研究结果，70%的美国研究中心仍将大麻作为移植的绝对禁忌,但没有研究中心会排除正在进行美沙酮维持治疗的患者。

尽管大约有 1/3 的美国研究机构要求在移植前停止美沙酮治疗,但是英国移植中心考虑到这可能使患者重新使用非法药品,并不鼓励停止。关于英国对正在进行美沙酮维持治疗的患者是否列入移植名单的共识禁忌见框 7.2。

使用可卡因被视为 LT 的禁忌,但关于患者对处方药或其他新型合成的非法药物成瘾,并没有可支持决策的任何数据。在英国,推荐对所有进行 LT 评估的患者进行非法药物使用筛选(框 7.3)。

罪犯

在对末期肝病的罪犯进行评估时,常有激烈的道德争论。一项近期调查显示,40% 的美国研究中心不会对监狱中的罪犯进行评估,30% 的美国研究中心和 65% 的加拿大研究中心会对这一人群进行评估,但仅限于即将出狱的罪犯。在英国,犯罪状态并非移植的绝对禁忌,将这些患者排除出移植名单是非法的。有关这一问题上的不同态度反映了这些国家保健系统的差异。

社会支持

与在社会上孤立的患者相比,拥有健全社会网络支持的患者在移植后的生活质量较高,发病较少,移植物状态较好,生存率较高。在酒精性肝病的患者中,社会支持是预测移植后酒精性复发的重要指标。在对患者进行评估时,评价其支持网络至关重要, 如果缺乏支持网络,应该加强对其展开社会工作以改善这一状

框 7.2　英国肝顾问组:正在进行美沙酮维持治疗的入选移植名单的患者禁忌

绝对禁忌

- 正经静脉使用非法或非处方开具的药物
- 近期(2 年内)发生两起或两起以上无法解释的、严重不遵守治疗,不仅限于肝病治疗中
- 当前未遵循移植的评估和治疗过程,包括不同意获得有关药物治疗的信息和开具处方
- 在过去 2 年内曾有交叉依赖(用一种药物替换另一种有害的或使用不当的药物)史;这一要求不适用于已在 2 年内换药,但情况稳定、保持参与改善药物滥用项目的患者
- 如果患者对某种药物依赖,则理想的戒断时间应为 2 年,至少为 6 个月。患者应有机会参与适当的药物滥用治疗项目

相对禁忌

- 正在使用合法处方的静脉药物(如吗啡和美沙酮)。有些患者长期使用静脉药物,但情况稳定,长期使用医生认可的静脉鸦片类药物治疗方案。有些患者近期才开始使用静脉药物,尤其是在尝试最佳治疗方案失败后开始的,这类患者属于高危群组。需要专业人员对后者进行评估
- 不充分的社会网络支持无法保证患者戒除非法药物,也无法与患者合作促进一个合适可接受的成套社会支持计划
- 在机会有限情况下,缺乏动力停止药物滥用
- 目前使用非法药物
- 在过去的 2~5 年内有交叉依赖史(用一种药物替换另一种有害的或使用不当的药物)
- 不愿意进行药物治疗和后续护理或不愿意签署治疗同意书
- 丙肝病毒感染,正在持续饮酒,并有明确医嘱建议戒酒

(来源:http://www.organdonation.nhs.uk/ukt/about_transplants/organ_allocation/pdf/ uk_liver_transplant_group_recommendations_for_liver_transplant_assessment_illict_drug_use-2007.pdf)

框 7.3　英国肝顾问组：药物滥用患者评估指南

- 在临床访谈阶段，应对进行移植评估的患者(无论诊断如何)筛查当前和过去的非法药物使用史。筛查应包含滥用非处方(OTC)药物和明显滥用止痛药
- 任何有严重服药史的患者都应由药物滥用领域的专家进行评估；是否"严重"应由临床、多学科团队共同决定
- 应为专家提供足够的时间和资源进行评估
- 评估应包含有问题的或依赖性的使用以及近期使用。同时,还应该从患者广泛的社会网络支持中了解药物用途和稳定性,并相应地考虑其精神状态、犯罪问题等
- 肝病和药物滥用类医疗服务应努力制订并共同实施必要的筛查及评估方案,以确保对患者进行有效的护理

(来源：http://www.organdonation.nhs.uk/ukt/about_transplants/organ_allocation/pdf/uk_liver_transplant_group_recommendations_for_liver_transplant_assessment_illict_drug_use-2007.pdf)

态。如果这一状态无法改善,许多移植中心会将社会孤立作为移植的绝对禁忌。北美移植机构进行的一项问卷调查显示,50% 的加拿大 LT 中心和 70% 的美国 LT 中心认为, 社会孤立是移植的绝对禁忌。

宗教和文化信仰

显然,医生需要尊重个人的宗教和文化信仰,如信仰宗教的患者不愿意接受输血。一些北美的研究机构将不愿意接受输血作为绝对禁忌。但是如果能有全面的血液保护方法,依然能够成功移植,大多数研究机构也愿意对这部分患者进行评估。但建议在有相应经验的医疗中心进行手术。

(张微　译)

参考文献

Burra P, Germani G, Gnoato F, Lazzaro S, Russo FP, Cillo U, Senzolo M. Adherence in liver transplant recipients. Liver Transpl. 2011;17(7):760–70.

Krahn LE, DiMartini A. Psychiatric and psychosocial aspects of liver transplantation. Liver Transpl. 2005;11(10):1157–68.

Kroeker KI, Bain VG, Shaw-Stiffel T, Fong TL, Yoshida EM. Adult liver transplant survey: policies towards eligibility criteria in Canada and the United States 2007. Liver Int. 2008;28(9):1250–5.

Larson AM, Curtis JR. Integrating palliative care for liver transplant candidates: 'too well for transplant, too sick for life'. JAMA. 2006;295(18):2168–76.

Leithead JA, Ferguson JW, Hayes PC. Smoking-related morbidity and mortality following liver transplantation. Liver Transpl. 2008;14(8):1159–64.

Merli M, Giusto M, Gentili F, Novelli G, Ferretti G, Riggio O et al. Nutritional status: its influence on the outcome of patients undergoing liver transplantation. Liver Int. 2010;30:208–14.

Murray KF, Carithers RL Jr; AASLD. AASLD practice guidelines: Evaluation of the patient for liver transplantation. Hepatology. 2005;41(6):1407–32.

Newsome PN, Allison ME, Andrews PA, Auzinger G, Day CP, Ferguson JW et al. Guidelines for liver transplantation for patients with non-alcoholic steatohepatitis. Gut. 2012;61(4):484–500.

O'Grady JG, Asderakis A, Bradley R, Burnapp L, McPake DM, Perrin M et al. Multidisciplinary insights into optimizing adherence after solid organ transplantation. Transplantation. 2010;89(5):627–32.

Pinsky BW, Takemoto SK, Lentine KL, Burroughs TE, Schnitzler MA, Salvalaggio PR. Transplant outcomes and economic costs associated with patient noncompliance to immunosuppression. Am J Transplant. 2009;9(11):2597–606.

Sanchez AJ, Aranda-Michel J. Nutrition for the liver transplant patient. Liver Transpl. 2006;12(9):1310–16.

Weinrieb RM, Lucey MR. Treatment of addictive behaviors in liver transplant patients. Liver Transpl. 2007;13(11 Suppl 2):S79–82.

第 **3** 部分
急性肝衰竭

第 8 章

急性肝衰竭患者的评估

Ashley Barnabas, John O'Grady

要点

- 大概一半急性肝衰竭(ALF)患者被认为需要进行急诊肝移植。
- 评估和选择通常要在数个小时内就做出决定。
- 获得临床经验和数据支持的预后模型,是做决定的基础。
- 偏向患者的方案可能会导致不必要的移植,基于器官最优化利用的方案,可能导致本可避免的死亡。
- 当有移植肝可用时,要修改对肝移植适应证的评估。
- 确实有肝移植无效的例子存在,但对患者个体而言并不是轻易可适用的。

引言

肝移植(LT)是急性肝衰竭(ALF)治疗方案中最主要的组成部分,因此大部分患者目前都会在肝移植活跃的治疗中心进行处理。通常认为,LT 是 ALF 患者唯一被证实有效的治疗方法,但这种论断其实对 ALF 的治疗进展是起反作用的。一些经验丰富的治疗中心的治疗方案,在提高某些病因导致的 ALF 患者的生存率上,已获得了和移植相当的治疗效果。最显著的例子是对对乙酰氨基酚引起的 ALF,两者治疗效果的差异在稳步缩小。另一方面,肝移植在提高某些结果较差的病因引起的 ALF(如血清学阴性的肝炎、Wilson 病)以及特殊性疾病(如亚急性肝衰竭)生存率上的作用,其风险还是超出了可接受的范围。

当 ALF 患者表达有 LT 的意愿后,应立即加以确定,以获取最多的时间来寻找一个合适的供肝。选择受体的过程应合理高效,以确保每个患者都能从 LT 获益。未将患者及时列入肝移植名单,患者随后死亡,这是件直观的让人遗憾的事情;而对一例没有肝移植本来也可能存活的患者进行了肝移植,这是件不那么直观但同样让人遗憾的事情。这种敏感性和特异性的把握力度,反映在对如何执行预后模型的评估上。这个最后尺度,将在有供肝时,是否对患者进行移植做出决定。

预后和患者选择

原则

一个基本问题是 ALF 的预后差异很大,对这个问题的理解决定了预后,因此,它对合理应用 LT 至关重要。这种预后差异的一个明确的例子就是引起 ALF 的病因。妊娠相关的 ALF 患者很少被认为需要进行 LT,而相反,Wilson 病的患者几乎无一例外进入登记表。由对乙酰氨基酚引起的 ALF 移植登记的概率相较其他因特异反应引起的药物性肝损低得多。对一些已明确病因的 ALF 患者(如甲型、乙型、戊型病毒性肝炎)的移植登记,也比那些病因不明确的患者 (如不明原因的血清学阴性的肝炎)少得多。疾病进展的趋势也是很大的影响因素,亚急性肝衰的患者较超急性肝衰患者的移植必要性更大。

　　另一个影响预后差异的因素是疾病的危重度。作为 ALF 标志性的一个并发症,肝性脑病的等级,无论在患者向专家表达移植意愿时候的级别还是最终可判定的最大级别,都同预后高度相关。对疾病自然进展的历史研究表明,4 级肝性脑病合并脑水肿时,预后更差,而在接下来并发肾衰竭时,预后将更差。在英国,对乙酰氨基酚引发的 ALF 患者选择 LT 时,因其缺乏令人满意的筛选标准,唯一认可的判定依据就是临床并发症的危重度。

　　判断预后的信息也来自于实验室指标,组织学和放射影像学的表现。广泛应用的核心实验室指标,包括凝血酶原时间(PT)、血胆红素、动脉 pH 值(主要应用于对乙酰氨基酚中毒患者)和血肌酐。PT 的正常值范围据报道有显著的地区差异, 即便使用 INR 也不能解决这个问题。在法国,相较于 PT 或 INR,优先考虑 V 因子水平。在某些选定的患者或有限的临床经验中发现的许多实验室指标, 其对判断预后有价值(框 8.1)。肝体积测定与肝组织活检也对预后有判断价值。通过临床体检和影像学发现肝体积缩小,特别是迅速萎缩,是一个提示预后很差的指标。这个特征在亚急性肝衰竭患者肝性脑病程度和 PT 异常表现并不特别明显时,尤其有用。通过组织学检查对活性肝细胞数量的评估,被认为对判断预后有一定价值。提示预后较好的临界范围经计算在 25%~40%。这个标准已经单独或联合其他标准应用于 LT 受体的选择,但其潜在的样本误差较大。从全部坏死区域取的活检会显示很少的活性肝细胞,即便相邻组织或许正在进行肝细胞再生。再者,预后很差的亚急性肝衰竭患者, 如果活检取材于再生结节,其相对健康的外观会使结果不明显。

框 8.1　ALF 预后相关的实验室指标

广泛应用的
- 凝血酶原时间(PT)
- 血胆红素
- 血转氨酶
- 血肌酐
- 动脉 pH 值
- 血乳酸

有限应用的
- 甲胎蛋白(AFP)
- 血氨
- 动脉血酮体比率
- 半乳糖清除率
- Gc 球蛋白
- 血磷酸盐

　　一个有效的预后模型应根据 ALF 患者不同的病程和可用的变化的信息直观地更新预后判断。一个建立在印度人群基础上的模型抓住了这个要点。它联合了两个临床特征(年龄>50 岁,黄疸到肝性脑病时间超过 7 天),两个临床并发症(3~4 级的肝性脑病,脑水肿)和两个实验室标准(PT>35s,血肌酐>1.5mg/dL)作为判断依据。可以预见将来的预后模型将更有时间依赖性,对于处在不同临床病程的疾病更有针对性。

实用性

　　LT 在 ALF 中的应用对预后模型提出了新需求,要求在可能的最早时机就突出提示极差的预后。其中一些较普遍应用的模型的组成部分总结在表 8.1 中,它们的简易性是很显著的。没有一个模型是精确的,其预测的准确性也在运用于世界各地时大相径庭。偏向于阳性的准确预测对患者个体是有利的,但其失误率会导致一些不必要的移植。偏向于阴性的准确预测可尽量减少不必要的移植,保证 ALF 治疗中有限移植器官资源的合理利用率,但也可能会丧失移植的机会,出现本可避免的死亡。

表 8.1　非对乙酰氨基酚相关的 ALF 预后模型变量

	国王大学	Clichy	MELD	Indian
PT/INR	√		√	√
V 因子水平		√		
血胆红素	√		√	√
血肌酐			√	√
年龄	√	√		√
病因	√			√
黄疸持续时间	√			√
肝性脑病分级				√
脑水肿				√

国王大学标准制订于 1989 年,分别对对乙酰氨基酚引起的 ALF 和其他原因导致的 ALF 制订了标准。这里有两个荟萃分析的结果,分别包括含有 1105 例患者的 18 个研究和含有 1960 例患者的 14 个研究。结果显示,总体特异度为 82%~95%,敏感度为 58%~68%。在肝性脑病明显进展的患者,特异度提升至 93%,而当动态地利用标准时,正如最初设想的那样,特异度提高至 88%。在对乙酰氨基酚导致的 ALF 中,敏感度降低最为显著。针对敏感度的下降,英国已通过要求患者满足 3 个已被临床证实不良结局预后标准中的 2 个来进行调整列入等待名单资格的标准。这些修正也认可在肝性脑病基础上的简化标准对无论是 Wilson 病还是布加综合征做出的不良预后的判断。

有许多特殊病因的 ALF 的预后模型曾被论述。研究发现,血乳酸水平可预测对乙酰氨基酚相关的 ALF 患者的生存率,经过液体复苏后,如果血乳酸水平超过 3.0,则提示预后不良。然而,在两个系列研究和荟萃分析中,并未证实血乳酸水平可作为国王大学标准的有益补充。在人体食用毒鹅膏菌 8 个小时内,如腹泻加重,相关死亡率为 78%,而 4 天后,如 INR 超过 6,则死亡率为 100%。再者,PT 时间延长 25% 合并血肌酐水平超过 106μmol/L,也有很高的死亡预测性。在甲肝患者中,两个实验室标准(ALT<2600 和 Cr>2.0my/dL)和两个临床

事件(气管插管和胸外按压)的结合,已被证实是预后不良的提示。最近,有系列报道,妊娠相关的 ALF 未行移植治疗的存活率为 80%。入院时,血乳酸水平大于 2.8,对患者死亡的预测敏感度和特异度分别为 73% 和 75%。在 Wilson 病的儿科患者中,也提出了一个预后模型,其预测指标包括血胆红素、INR、天冬氨酸转移酶和白细胞计数。

器官分配后就进行肝移植吗?

急性肝衰竭肝移植后,生存率仍高于需要相同重症监护水平的慢性肝病患者将近 20%。这可能部分归因于年轻的 ALF 患者人群。值得注意的是,一些诸如肾衰竭和严重的凝血功能障碍的问题并未体现其与结果相关的重要意义。然而,有些患者病情确实太严重了,并不适宜进行移植。为了尽量减少可用器官资源的浪费,对这类患者的评估,虽很困难,却是很重要的。

搜索文献有两个研究揭示了一些预后相关因素,分别利用了 UNOS 数据库的 1457 例患者和国王大学医院的 310 例患者。这些研究证实以下 5 个临床因素与预后相关:BMI>30,Cr>2mg/dL,受体年龄>45~50 岁,需要强心药物和生命支持。利用单个参数来确认患者是否病情太重而难以从 LT 中受益,在临床上不是非常有用,而将这些参数分组后,分析效果更好。在美国,没有以上

因素的患者生存率为 81%,而上述因素有 4 个存在时,生存率仅为 42%。这个生存结果是唯一低于 50% 的(这是通常认为器官分配合理性能接受的最低生存率),这部分患者仅占所有 ALF 人群的 2%。因此,尽管这些危险分层研究提出了这些见解,但在临床实践中对大部分病患个体做出最后决策时,并不能产生实际效用。

LT 后,神经功能不能恢复是个令人担忧的结果,但这种情况已渐少见。然而,无论如何,有观察到瞳孔固定或散大这种脑干损伤的依据时,应排除移植。与一些建议相反,如果没有有效的大脑灌注或颅内压,这些阈值将自动把患者移出移植名单。已有一些数据支持经颅超声的应用,但还需进一步研究证实。理论上,活动期的败血症是移植禁忌证,但这种诊断或排除诊断都是很难做出的。较实用的方法是,在细菌感染已应用合适抗生素治疗 48 小时后的基础上,并不将其作为移植的禁忌证。然而,已经证实的全身性的真菌感染,仍应作为移植禁忌证。强心药的使用是疾病危重的代名词,一旦有器官可用时,它的绝对使用量或剂量的改变率将影响是否继续手术的决定。这些移植的禁忌有年龄敏感性、年轻患者适应性较强、移植后比较容易恢复。尽管一些危险因素已列出(框 8.2),但在大多数临床实践中,比较实用的还是个体化对得失利弊进行深入的评估。

器官分配

在美国和欧洲,因 ALF 行肝移植的占所有

肝移植的比例为 5%~11%,大多数器官分配中心优先考虑这类患者。结果大部分患者在登记后 48 小时内都能接受移植。等待时间将影响 ABO 血型不符、脂肪肝、DCD 供肝和其他潜在边缘性供肝的应用方针。国王大学 310 例患者的研究认为,使用劈裂式肝移植、脂肪肝和 ABO 血型不符的肝移植的死亡风险,无论年龄超过 45 岁,还是接受强心药治疗死亡风险都是相当的。在亚洲 DCD 受到限制,而活体肝移植开展得很好,现在西方国家活体肝移植的应用也正在提高。最近,来自日本的超过 200 例的活体肝移植经验,术后 1 年生存率达到 79%,与 DCD 供肝移植效果相近。

辅助性肝移植

辅助性原位肝移植曾在 ALF 术后生存中起到桥梁作用,而且不需要终身服用免疫抑制剂。辅助性肝移植确切的适应证尚未定论,但有两个重要的前提已经达成共识:①原有的肝脏有再生能力,经过一段时间可恢复正常形态;②整个移除病肝在临床上没有立竿见影的好处。

对乙酰氨基酚诱导的 ALF 和超急性肝衰竭综合征比较容易再生恢复正常形态。而血清学阴性的肝炎和亚急性肝衰竭综合征预计很少会再生,会带来肝纤维化和肝硬化的风险。在一项 44 例接受辅助性肝移植的研究中,患者术后 30 个月的生存率为 77%,在中位时间 19 个月时,32% 的受体完全停用了免疫抑制剂,其余患者大大减少了免疫抑制剂用量。另一项研究报道,16 例接受辅助肝移植患者的 5 年生存率为 59%,60% 的存活者完全停用免疫抑制剂。然而,一项 12 例接受辅助性肝移植和 24 例接受传统肝移植的对照研究发现,两者生存率相近,但辅助性肝移植有较高的并发症(脑水肿和细菌感染),且只有 17% 的患者撤用免疫抑制剂。

肝切除后,仍有严重的神经和心血管并发

框 8.2　继续移植将徒劳无功的临床状态

- 患者有证据提示脑干损伤
- 患者证实有侵袭性真菌感染
- 患者强心药剂量要求快速升高
- 患者有严重的胰腺炎(通常见于对乙酰氨基酚相关的 ALF)
- 患者临床状态不稳定,而提供的移植物是脂肪肝、ABO 血型不符或是劈裂式肝移植

症患者,以及需要大剂量强心药物或严重脑水肿的患者,不适宜行辅助性肝移植。在急性乙型肝炎中,行辅助性肝移植是有争议的,因为假如原肝中留有少量病毒,即便术后应用抗病毒药物和乙肝免疫球蛋白,仍会增加感染的风险。有种特例是新感染乙肝,因为严重的免疫反应发展为急性肝衰竭,这类患者倾向于当时的 DNA 是阴性的。由 Wilson 病、自身免疫性肝炎或布加综合征引起 ALF 的患者,都不适宜行辅助性肝移植。

(张微 译　傅斯亮 校)

参考文献

Barshes NR, Lee TC, Balkrishnan R, Karpen SJ, Carter BA, Goss JA. Risk stratification of adult patients undergoing orthotopic liver transplantation for fulminant hepatic failure. Transplantation. 2006;81:195–201.

Bernal W, Cross TJS, Auzinger G, Sizer E, Heneghan MA, Bowles M'et al. Outcome after wait-listing for emergency liver transplantation in acute liver failure: a single centre experience. J Hepatol. 2009;50:306–13.

Bernuau J, Goudeau A, Poynard T, Dubois F, Lesage G, Yvonnet B. Multivariate analysis of prognostic factors in fulminant hepatitis B. Hepatology. 1986;6:648–51.

Blei AT. Selection of acute liver failure: have we got it right? Liver Transplant. 2005;11:S30–34.

Craig DGN, Ford AC, Hayes PC, Simpson KJ. Systematic review: prognostic tests of paracetamol-induced acute liver failure. Aliment Pharmacol Ther. 2010;31:1064–76.

Dhiman R, Jain S, Maheswari U, Bhalla A, Sharma N, Ahluwalia J, Duseja A, Chawla Y. Early indicators of prognosis in fulminant hepatic failure: an assessment of the MELD and King's College hospital criteria. Liver Transplant. 2007;13:814–21.

McPhail MJW, Wendon JA, Bernal W. Meta-analysis of performance of King's College Hospital Criteria in prediction of outcome in non-paracetamol-induced acute liver failure. J Hepatol. 2010;53:492–9.

Neuberger J, Gimson A, Davies M, Akyol M, O'Grady J, Burroughs A, Hudson M. Selection of patients for liver transplantation and allocation of donated livers in the UK. Gut. 2008;57:252–7.

O'Grady JG, Alexander GJ, Hallyar KM, Williams R. Early indicators of prognosis in fulminant hepatic failure. Gastroenterology. 1989;97:439–45.

Wiesner RH. MELD/PELD and the allocation of deceased donor livers for status 1 recipients with acute fulminant hepatic failure, primary nonfunction, hepatic artery thrombosis and acute Wilson's disease. Liver Transplant. 2004;10:S17-S22.

第 **9** 章

暴发性肝衰竭患者等待肝移植过程中的管理

James Neuberger

要点

- 暴发性肝衰竭患者等待肝移植过程中的管理目的是,维持患者稳定病情,直到有合适的供肝,同时判断病情到什么程度移植是无用的。
- 其管理包括监护室医生、肝移植医生、外科医生以及多学科团队的密切协作。
- 管理应重点关注维持血流动力学稳定、积极的监测和感染的治疗、预防出血、保护肾功能和营养支持。
- 人工肝作为肝移植的过渡治疗,其作用仍不明确。
- 移植候选人如果有证据显示,存在不可逆的血流动力学损害、严重无治疗反应的感染或脑死亡时,则应该从等待列表中删除。
- 不推荐行间隔式肝切除术。

引言

暴发性肝衰竭患者(FHF),在等待肝脏移植(LT)期间,需要密切监测和积极干预,以维持生命体征来确保有合适肝源时,有接受手术的机会。

可能接受移植手术治疗的急性肝衰竭(ALF)患者,应该尽早转入移植中心。在转移过程中,烦躁的患者很难管理,气道难以维持,

容易发生误吸,可适当给予镇静并保证气道通畅。

等待肝移植的患者管理主要关注以下几点:

- 保持血流动力学稳定。
- 感染的预防、监测和积极治疗。
- 颅内高压的预防、早期诊断和治疗。
- 预防出血。
- 保持良好的肾功能。
- 营养支持。

一般管理

最初的评估、诊断和早期管理不会在这里讨论。

一般管理是指其他任何的暴发性肝衰竭患者:

- 患者应该保持头与躯干为30°~45°。
- 最低限度的干预。
- 往往需要一些有创的监测。
- 电解质和血糖应密切监测。
- 低镁血症和低磷血症需监测并及时纠正。
- 低血糖和电解质应密切监测并及时纠正。

- 有应用 N-乙酰半胱氨酸指征(维持浓度为 100mg/kg,使用 1000mL 5% 葡萄糖稀释,62.5mL/h)。
  - 适当的特定治疗。

应考虑营养支持。虽然可能仅适用于移植前的较短时间内,但也应尽早使用肠内或肠外营养支持。

特殊的治疗取决于病因。那些有病毒性肝炎的患者接受抗病毒治疗可降低病毒载量,并减少移植物病毒感染的风险;但由于等待与接受移植之间的时间较短,因此往往不能有效的实施。对于那些暴发性自身免疫性肝炎,如果一旦决定接受移植,则应避免应用糖皮质激素。对于急性 Wilson 病,可以考虑使用铜螯合物。

维持血流动力学稳定

对于那些暴发性肝衰竭等待肝移植的患者,完善的心血管监控和肺动脉导管是有益的。另一种选择是食管多普勒超声,它能测量降主动脉内的血流,该指标可以用来计算心输出量和其他变量,如血搏出量和流动时间(估算前负荷)。

急性肝衰竭患者由于合并有液体丢失(呕吐)和血管舒张,往往存在低血压。替代液体的种类和量取决于患者的状态,所以完善的监测非常必要。肾上腺皮质功能不全可能是糖皮质激素的应答所致。

胶体通常用来恢复循环血容量,5% 的葡萄糖用来治疗低血糖通常被认为是一种错误的观点,应该避免钠负荷。使用盐溶液和高浓度葡萄糖(50%)混合液维持血清葡萄糖极其重要。

感染

细菌和真菌感染很常见:患者应该在入院时及入院后,每隔 3 天进行血培养;在入院时和入院后,至少每隔 5 天进行痰液和尿液培养。

是否需预防性使用抗生素目前仍无定论:大多数中心倡导早期常规使用抗细菌和抗真菌治疗,如静脉使用塔唑西林和氟康唑。

常规进行小肠净化证据支持较少。

出血

在常规应用 H_2 拮抗剂之前,出血是一个主要的死亡原因。尽管常规使用质子泵抑制剂(PPI)也存在风险,仍建议常规口服、经鼻胃管饲或静脉应用。

凝血因子:凝血酶原时间、凝血功能的其他指标,提供了一个非常有用的衡量肝功能和移植适应证的方法。纠正凝血功能,使用新鲜冷冻血浆或集簇因子应避免应用于存在活动出血、侵入性操作之前(如插入颅内的螺栓)或急诊手术前。

如果有临床出血证据或手术会受到血小板减少的严重影响,当血小板计数 $<50×10^9$/L 时,应输注血小板。从中心静脉管出血通常并不严重。有创监测置管通常不会出现明显的并发症。

肾功能和肾脏替代

肾脏功能的保护应保证良好的血压,及时纠正低血容量,维持心输出量和避免肾毒性的药物,如非甾体类消炎药。

应早期考虑肾支持治疗:持续性血液滤过是首选。早期肾脏替代能更好地控制血容量和更容易纠正低钠或高钠血症,以及维护手术前注入 FFP 或凝血因子的安全性。

有些中心主张高容量的透析(3~6L/h),特别是那些有高度升血压要求的患者。虽然大多数没有明显肝脏损伤的患者可耐受含乳酸液体,但仍建议应用乳酸缓冲液,对于急性肝衰竭患者更推荐使用碳酸氢盐缓冲液。

电解质紊乱:静滴 500mL 磷酸盐置换液,给药时间大于 24 小时,必要时,可重复。低镁血症是很常见的,尤其是那些营养不良的患者,它会导致癫痫发作。标准补充剂量是每天 40mmol 镁,溶于 250mL 的 0.9% 氯化钠后,静滴,给药时间需超过 4 个小时。

颅内高压和脑水肿

由于合并有脑肿胀及颅内血流增加,颅内高压在急性肝衰竭患者中很常见。进行性的动脉血管舒张与脑血管的自动调节功能丧失有关。移植受体术后 24~48 小时存在颅内压增高的风险,因此颅内压应持续监测直到患者康复。

颅内压监测仪

一些中心使用硬膜外的颅内压监测仪来管理这些患者。根据报道,这种有创性操作的颅内出血概率在 2%~4%。当颅内压监测的获益未被证明时,使用更有效的干预措施,如理疗,在颅内压升高征象出现之前干预,如瞳孔异常。正常颅内压通常是在 15~20mmHg (图 9.1)。

脑灌注压(CPP)通过平均动脉压减去颅内压力来计算,虽然有很多报道显示,患者在脑灌注压小于 50mmHg 仍良好生存,仍建议其保持 50mmHg 的压力(图 9.2)。

颈静脉球氧饱和度

使用颅内压监测仪导管沿颈静脉方向反向插入来监测颅内氧摄取。正常的颈静脉氧饱和度在 55%~80%。有典型小脑幕锥进的患者,其静脉球氧饱和度向动脉水平增高,在小样本分组中,短时间的过度通气有益。

更常见的异常就是饱和度下降表明大脑局部缺血和氧的提取增加。这通常是由于极低脑血流灌注或癫痫发作。血流灌注减少可能由于:①脑水肿导致颅内压增高;②较低的平

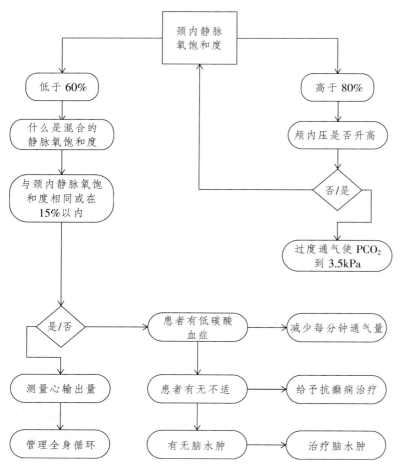

图 9.1 暴发性肝衰竭患者的监测评估。

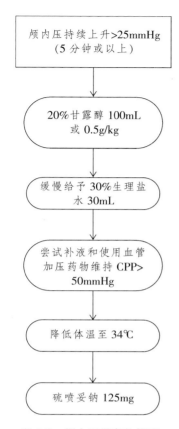

图 9.2　颅内压增高的管理。

均动脉压；③不当的低二氧化碳压力导致颅内动脉血管收缩。

当脑血流灌注较少导致脑缺血时，N–乙酰半胱氨酸（合用或不用前列腺素和镁）可以增加血流灌注。此外，可考虑增加平均动脉压来改善脑血流灌注。然而，由于急性肝衰竭患者自动调节功能的丧失，随着颅内血流量的增加往往会导致颅内压的增加。

癫痫

在临床上，瘫痪和镇静患者的癫痫很难发现，往往需要行脑电图检查帮助诊断。

颅内压力和贫血的管理

这是依赖于对颅内压力、脑血流灌注和颈静脉球压力的充分认知。

脑内灌注压力的保持需做到以下几点：

- 降低颅内压（通过使用甘露醇、高渗生理盐水、抗惊厥药物、硫喷妥钠、颅内压增高患者进行短时间的过度通气和增加颈内静脉氧饱和度，降低体温，静脉注射吲哚美辛）。
- 增加平均动脉压（去甲肾上腺素通常较肾上腺素更有效）。

如果颅内压不随着血压的升高以线性的方式上升，说明患者的自动调节功能已丧失，此时这种方法是无效的。癫痫发作可能是颅内压增高引起的。

脑水肿患者的一般管理

治疗瞳孔异常或颅内压增高（>25mmHg）的治疗如下：

- 异丙酚镇静。
- 使用 30%生理盐水纠正低钠血症（如果存在）。
- 100~200mL 的 20%甘露醇快速静滴（0.5g/kg）。
- 缓慢注入 30%生理盐水（20~30mL），持续数分钟。
- 硫喷妥钠（125~250mg）。

癫痫的治疗包括：

- 苯妥英：负荷剂量 18mg/kg（静滴或缓慢静脉注射），速度应不超过 50mg/min，后续维持剂量每 6~8 小时 100mg，同时监测血浆药物浓度。期间应持续监测血压和心电图。
- 镁（40mmol）溶于 0.9%生理盐水 250mL，给药时间大于 4 小时。
- 劳拉西泮 2mg 静脉推注。
- 深度异丙酚镇静或麻醉。

从等待名单中移除

移植等待名单上的患者可以根据以下指征撤除：

- 意料外地改善或肝功能的恢复，这种情

况很少发生。需要注意的是，在我们单位有 INR 下降背景的患者，其不接受移植的死亡率将近一半。

- 脑死亡。这可表示为持续上升的颅内压和下降明显的颅内灌注压，影像学可显示小脑幕疝或颈动脉血管造影显示无血流。
- 血流动力学失效。经过治疗后，仍严重衰竭。
- 治疗反应差的严重脓毒症。
- 其他会导致移植无效的并发症。

其他措施

人工肝支持

一些设备支持可以作为患者等待移植时的过渡治疗。其中包括生物人工肝和 MARS（分子吸附再循环）设备。尽管其使用的基本原理很有吸引力，但很少有证据证明，其需常规使用。

间隔式肝切除术

肝脏的坏死将导致全身炎症反应。然而，等待肝移植期间将全肝切除尚未证明是有效的。

降低体温

由于获益有限，诱导降低体温并不推荐。

(张微 译)

参考文献

Brochard L, Abroug F, Brenner M, Broccard AF, Danner RL, Ferrer M et al. An official ATS/ERS/ESCIM/SCCM/SRLF Statement: prevention and management of acute renal failure in the ICU patient, Am J Resp Crit Care Med. 2010;181:1128–55.

Findlay JY, Fox OK, Paugam-Burtz C, Liu L, Sood P, Tomlanovich SJ, Emond J. Critical Care of the End-Stage Liver Disease patient awaiting liver transplantation. Liver Transplant. 2011;17:496–510.

Larsen FS, Bjerring PN. Acute liver failure. Curr Opin Crit Care. 2011;17:160–4.

Lee WM. Acute liver failure. Semin Respir Crit Care Med. 2012;33:36–45.

Rademacher S, Oppert M, Jorres A. Artificial extracorporeal liver support therapy in patients with severe liver failure. Expert Rev Gastroenterol Hepatol. 2011;5:591–9.

Shawcross DL, Wendon JA. The neurological manifestations of acute liver failure. Neurochem Int. 2012;60:662–71.

Stravitz RT, Kramer AH, Davern T, Shaikh AO, Caldwell SH, Mehta RL et al.; Acute Liver Failure Study Group. Intensive care of patients with acute liver failure: recommendations of the US Acute Liver Failure Study Group. Crit Care Med. 2007; 35:2498–508.

Stravitz RT, Kramer DJ. Management of acute liver failure. Nat Rev Gastroenterol Hepatol. 2009;6:542–53.

Vaquero J, Fontana RJ, Larson AM, Bass NM, Davern TJ, Shakil AO et al. Complications and use of intracranial pressure monitoring in patients with acute liver failure and severe encephalopathy. Liver Transpl. 2005;11:1581–9.

Wauters J, Wilmer A. Albumin dialysis: current practice and future options. Liver Int. 2011;31(suppl 3):9–12.

第 **4** 部分
供体的捐献及分配

第 **10** 章

肝脏捐献

Gabriel C. Oniscu

要点

- 越来越多的高风险移植物被用于填补肝移植供需间的缺口。

- 是否接受肝脏移植，需要在个体移植物相关的风险与受体风险间取得平衡。

- 已故供体评估应包括对其医疗史、检查化验结果及危险因素的全面评价。

- 理想的脑死亡供体，年龄小于 50 岁，血流动力学稳定，最小正性肌力药物支持，肝脏酶学指标低于正常值的 2 倍，BMI < 30，ICU 停留时间短。

- 肝脏捐献的禁忌证远远少于以前考虑的。

- 在肝移植中，颅内肿瘤转移的风险 < 2.5%。

- 为更好地量化风险，应寻求其他专家的意见（如病理学家、微生物学家、病毒学家）。

- 供体外科医生应评估移植物的解剖和肝脏的质量（外观、颜色、质地）。

- 活体供体评估应考虑供体的医疗史、肝脏解剖和脂肪变性程度，以及供体和受体预计的肝脏体积，确保移植成功。

- 活体供体移植物的选择应考虑供体风险、供体剩余肝脏体积、受体的体型及所需肝脏质量。

引言

在过去几十年中，肝移植需求呈指数增长。尽管许多国家的器官捐献有所增长，但供需间的差距却仍在扩大。

人口老龄化，结合并发症的增加，使捐献肝脏选择的决策过程增加了另一层复杂性。

器官的缺乏推动了方法的创新，如劈离式肝移植、多米诺移植、循环死亡后供体（DCD）以及高风险脑死亡后供体（DBD）移植物使用增多。在很多国家，死后捐献基本上不存在，活体捐献成为一个可行的选择，为填补供需间的缺口引导了很多技术革新。

在这种背景下，决策过程必须在个体肝脏移植物相关的风险和等待名单上患者的死亡风险之间取得平衡。因此，为了对预期的受体做出正确的决定，对潜在供体的评价和肝脏移植物的仔细评估是（非常）重要的。

考虑到活体肝脏捐献手术风险，为使供体和受体都能获得成功的结果，采用系统的多学科方法对供体进行评估是基本原则。

死后肝脏捐献

供体的选择和评估

大多数肝移植使用的是已故的仍有心脏搏动的供体（DBD）移植物。随着供需差距扩大，在过去几年中，接受标准已明显扩大，开始使用更多的"高风险"移植物。在这种趋势下，DCD 移植物（占有些移植中心捐赠肝脏的50%）、年老和脂肪变性的 DBD 供肝、怀疑病毒感染的移植物和来源于具有显著并发症供体的肝脏使用均有增加。因此,供体的选择和评价是确保成功的关键一步。

一旦确定了潜在供体,捐献协调员必须记录所有相关数据,以确定是否适合捐献,特别是评估是否有任何肝脏特异性捐献禁忌证。

与供体评估有关的核心资料见表 10.1。

理想的 DBD 供肝有以下特征:

- 供体年龄<50 岁。
- 血流动力学稳定。
- 没有或使用最小剂量的强心剂。
- 钠<160mmol/L。
- AST 和 ALT 低于正常值的 2 倍。
- GGT 低于正常值的 2 倍。
- BMI<30。
- ICU 停留少于 5 天。

如果符合这些标准,则应考虑将肝进行劈离,以扩大供体池。英国国家政策要求所有符合上述标准的供体肝脏,应考虑劈分为两部分,左侧移植物给儿童受体,右侧较大的移植物给成人受体。美国移植协会也在美国推行一个类似的政策,但是美国的移植数量仍然低于实际的潜力。

对于成人和儿童受体的劈离式肝移植,在上述标准中有一条不符合的情况下,也可以考虑。然而,对于两个成人受体的劈离式肝移植(完全右肝或完全左肝),只有标准都满足时,才应该考虑。

捐献禁忌证

供体既往史的特定因素(例如,HCV 阳性、肿瘤病史、感染病史)会对受体产生风险,随着这方面知识和经验的不断增加,捐献禁忌证的列表一直在变化。通过对病例资料的全面回顾,与负责医生、亲戚和家庭医生的面谈,捐献协调员必须确认这些危险因素,以把握准确的情况,确保做出一个明智的决定。尽管国家指南指出了肝脏捐献的禁忌证,但一些单位有额外的、温和的拒绝标准。

目前英国器官捐献的绝对禁忌如框 10.1 所示。

除了捐献的绝对禁忌证,还有一些肝脏特异性捐献禁忌证:

- 急性肝炎(AST>1000 IU/L)。
- 肝硬化。
- 门静脉血栓形成。

肝脏移植物评估

获取肝脏时对移植物的评价是必不可少的,以确定肝脏解剖和肝脏的质量,这最终将引导器官得到最好的使用。考虑到每个受体和供体的可变风险不同,且不同手术团队规避风险的阈值各异,因此供体外科医生所提供的信息很关键,能让团队迅速决定是否接受肝脏,以避免器官浪费。

表 10.1 用于评估的供体资料

临床资料	调查
年龄	血型
身高/体重	肝功能化验(一次以上,如果可用)
心血管疾病	血液病学
其他显著既往医疗史(恶性肿瘤、感染、肝胆管疾病、手术史)	凝血功能初筛
酗酒史	病毒学(HCV、HBV、HIV、HTLV、CMV、EBV)
死因及住院时间	肌酐、尿素、电解质
入院期间的临床过程(尿量、心血管不稳定、血管活性药支持)	CXR、ECG、CT(如果已完成)
其他相关病史	

框 10.1　英国器官捐献绝对禁忌证

- 年龄大于 85 岁
- 捐献 3 年内患有癌症,且有证据表明已扩散到受影响器官(包括淋巴结)之外(然而,局部的前列腺、甲状腺、宫颈原位癌和非黑色素性皮肤癌是可以接受的)
- 黑色素瘤(除 1 期肿瘤全部切除者)
- 绒毛膜癌
- 活跃期血液恶性肿瘤(骨髓瘤、淋巴瘤、白血病)
- 明确的、很可能的或可能的人类 TSE(可传播海绵状脑病),包括 CJD(克雅病:皮层－基底节－脊髓变性综合征)和变异型 CJD,其亲属有家族性 CJD 或其他与传染性病原体相关的神经退行性疾病的个人
- 结核:活动及未治疗的
- 艾滋病(但不是 HIV 感染)

肝脏解剖

许多变异的动脉、胆道和较小程度上的门静脉解剖已被描述。在早期的获取手术,供体外科医生必须确定精确的解剖,以确保器官未遭损害。最常见的解剖变异是存在附属或被取代的右或左肝动脉,这在获取手术中需要额外注意,特别是在冷缺血阶段。解剖变异或任何获取损伤的存在,必须及时传达给植入组。

供体的病史、肝脏解剖结构和术中评估,有助于决定肝脏是否应考虑进行劈离。当考虑劈分时,肝脏的外观和脂肪变性的量化也至关重要。对于左外侧叶的劈离,脂肪含量不应超过 30%,而对于完整左叶或完整右叶劈离,应该<15%。劈离过程可以在原位或离体下完成。虽然原位劈离可以为两个移植物提供较短的冷缺血时间,但这在较小的捐献医院组织起来更具挑战性。另一方面,离体劈离可以更好地利用供肝解剖,使劈分给一名成人和一名儿童(左外侧叶劈离)或劈分给两名成年人(完整左叶或完整右叶劈离)成为可能。

肝脏质量

术中对肝脏的评估,包括器官的外观、大小、颜色和一致性的评价。在供体手术的冷热阶段都必须进行。

在热阶段,供体外科医生必须评价肝脏的形态,特别注意肝脏的边缘应该是锐利的。随着脂肪变性程度的增加,肝脏边缘会越发变钝,最终肝脏两叶都会变成圆形。

肝脏从健康的非脂肪变性器官到重度脂肪肝,颜色变化呈棕色至淡黄色。

健康的肝脏质地柔软,弹性均匀。然而,随着脑干死亡或使用大量升压药,肝脏可能会变硬和硬化,经验不足的供体外科医生评估起来会更加困难。

手术过程中,肝脏在热阶段的形态必须与冷阶段相结合。随着阻断和冷保存液的灌注,肝脏必须呈现淡棕色且柔软,没有瘀血的区域。斑驳的外表提示灌注质量差,而颜色的变化提示不同程度的脂肪变性。对于腹腔器官的原位灌注,一般使用 UW 液(University of Wisconsin solution)进行单一的主动脉灌注。然而,对于脂肪变性的肝脏,或其他高风险移植物,如那些来自 DCD 供体的、附加的门静脉灌注,对最小化原发无功能的风险是有益的。

在获取手术结束时,所有这些因素被关联起来,提供一个明确的评价(图 10.1),以便供体外科医生形容肝脏移植物脂肪变性的程度。一般来说,描述是宽泛(轻度、中度和重度)和主观的,反映个人的判断。

然而,这种宽泛的分类,如果在标准化报告系统中使用,能让受体外科医生判断肝脏移植物是否适合选定的受体。英国的一个试验表

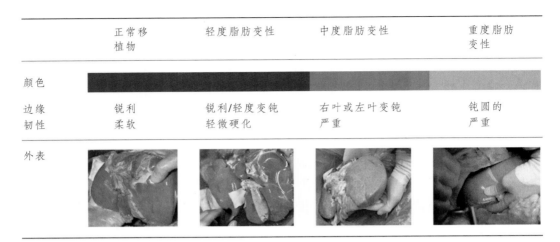

	正常移植物	轻度脂肪变性	中度脂肪变性	重度脂肪变性
颜色				
边缘	锐利	锐利/轻度变钝	右叶或左叶变钝	钝圆的
韧性	柔软	轻微硬化	严重	严重
外表				

图 10.1 肝脏评估概要。（来源：Originally published in Oniscu G，Forsythe JL，Fung J （eds）. Abdominal Organ Retrieval and Transplantation Bench Surgery. John Wiley & Sons Ltd. 2013）（见彩图）

明，基于网络的结构化实时报告，结合肝脏冷热期的图像，能够提高器官利用率，识别中度和重度脂肪肝。此外，这项研究显示了现场和远程评估之间很大程度上的一致性，这表明实时数据上传结合受体外科医生远程评估，是一个提高器官利用率的潜在方式。

如果受体中心对肝脏质量总有担忧，可以进行活检，但必须承认的是，活检很少影响使用肝脏的临床决策。

"高风险"供体

由于等待列表的高死亡率和移植的需求，在上述标准以外的移植物一直被使用。

高风险供体并没有统一的定义。然而，一般定义一个高风险移植物有几个公认的因素（解读略有不同）（框 10.2），外科医生在考虑利用任何肝脏时，必须注意这些。

我们不去深究每一个因素，突出一些常见但困难的临床实践方案则是有必要的。

年龄

充分的证据表明，年龄本身不会产生负面影响（特别是对低风险的受体）。

框 10.2 定义一个高风险肝脏移植物的因素

- 年龄大于 60~65 岁
- ICU 停留大于 4~10 天
- 中到重度大泡性脂肪变性
- CIT>12~14h
- 大剂量升压药使用[例如，多巴胺大于 10~14μg/(kg·min)]
- 血压低于 60mmHg 超过 1 小时
- 心跳停止
- 血清钠峰值大于 155mEq/L
- WIT>45min
- 脓毒症
- 病毒感染（HBcAb+、HCV+）
- 高水平的胆红素、ALT、AST
- 既往存在肝外肿瘤
- 肥胖（BMI>27）
- 酒精中毒或酒精中毒史
- 药物滥用
- 进口移植物
- 心脏死亡后捐献
- 劈离肝脏

CIT，冷缺血时间；WIT，热缺血时间。

脂肪变性

在供肝池中脂肪变性的风险是 30%，肥胖、糖尿病或高乙醇摄入的既往史可能会提高风险。几项研究已经表明，>60%的大泡性脂肪变性增加了移植物不可用的风险，而较小程度脂肪变性的肝脏可以用于筛选之后的受体。

转氨酶升高

转氨酶升高可能表明急性肝损伤(长期低血压、死于缺氧性脑损伤等)，而不是慢性损伤。在这种情况下，目前流行的肝功能检查，而不再是一组血液结果，将有助于评估其恢复的可能性。

供体颅内恶性肿瘤

移植肝肿瘤转移的风险小于 1%(即使存在脑脊髓分流)。此外，在早期的指南中，神经外肿瘤转移被作为一项禁忌证(例如，WHO 四级肿瘤)，其风险为 2.2%。

循环死亡后捐献

近年来，在肝脏捐献中，DCD 是增加最多的。根据心脏骤停发生的情况，DCD 主要分为两大类：受控的(马斯特里赫特分类Ⅲ型和Ⅳ型)和非受控的(马斯特里赫特分类Ⅰ型和Ⅱ型)。这些供体之间有几个显著差异。受控组主要指在重症监护室的患者，具有广泛的不可逆性脑损伤(但不符合脑干死亡标准)，其生命支持治疗被撤回，而非受控组的 DCD 供体通常是年轻的，少有并发症，由灾难性的心脏事件导致的死亡。

DCD 肝脏在濒死阶段有一段热缺血期。热缺血的定义尚未达成一致，但界定了两个一般概念："总热缺血"，从支持治疗撤离到冷灌注；以及 "真正的热缺血"，从平均动脉压 50~60mmHg 到冷灌注。对这些肝脏的使用也在谨慎中推进，因为发生原发性无功能、移植物功能延迟恢复和缺血性胆道疾病的风险更高。

因此，对 DCD 供肝的评估是至关重要的，

但仍然是困难和主观的，反映了获取医生的经验。以下因素反映出一个"理想"的 DCD 供体：

- 年龄小于 50 岁。
- dWIT<20 分钟。
- CIT<8 小时。
- 最低限度的脂肪变性。

若移植的冷缺血时间短(少于 8 小时)，这些肝脏移植结果可与 DBD 供肝相比。

为了定义器官的接受标准，旧金山加利福尼亚大学，用一个更复杂的方法，基于几个定性供体特征开发了一个供体风险指数(DRI)。该指数提供了一个与各种供体特性组合相关的量化风险。供体年龄>40 岁，DCD 捐献，死于脑血管意外，非洲裔美国人，劈离或部分移植物，供体身材矮和更广泛的器官共享对移植结果产生负面影响。DRI 源自一个前 MELD(终末期肝病模型)时代数据集，需要进一步的验证和优化。此外，大多数的预测能力来自于供体年龄，而其他因素，如供体的种族则很难与移植失败联系起来。

平衡个体患者的风险

是否接受肝移植最终是移植外科医生的责任。然而，在现实中，对于高风险的移植有一个更广泛的会诊，包括几个照顾受体的外科和内科医生。在这方面，获取团队和捐献协调员提供的信息是至关重要的。如需要应该寻求其他专家的意见(如病理学家、微生物学家、病毒学家)，以便对具体情况相关的风险有一个更好地了解。

从实践的角度来看，医生必须为患者谋求最大利益，权衡个人因素风险(如肿瘤传播的风险)和因拒绝器官导致等待名单中患者死亡的风险。当其他风险因素存在时，外科医生必须确保完全告知患者，并做相应的记录。

活体捐献

器官短缺促进了活体肝脏捐献的发展。在

许多国家,只有活体捐献能为慢性以及暴发性肝衰竭患者的生存提供实际可行的机会。活体捐献也带动了重要的技术创新,其中许多都适用于死者的供体移植(劈分肝脏、复杂的血管重建等)。

潜在供体的风险现在已经记录在案,在此背景下, 有必要对任何潜在供体进行评估,以确保选择适当的患者和移植物。

供体评价

活体肝脏捐献的死亡率为 0.1%~0.5%,并发症的风险为 15%~20%。因此,只有当预估受体移植结果乐观,相对来说,供体风险合理时,才应考虑进行活体肝移植。根据专业知识和处理更困难情况的信心不同,世界各地捐献接受标准不同。对潜在供体的评价是一个复杂的过程,应该考虑以下因素:

- 供体年龄(小于60岁)。
- 通过病史和临床检查确定不适宜大型手术的医疗状况。
- 没有社会心理或道德问题,没有活跃的或不受控制的精神疾病。
- 肝脂肪变性(右肝捐献应小于20%)。
- 体重指数(大于30会增加围术期风险)。
- 残肝体积 [不小于标准肝体积(SLV)的30%]。
- 供肝解剖变异(门静脉、胆道及动脉)。

脂肪变性的评估可能包括活检,这是有选择性的, 而不是强制性的 (供体年龄>40岁,

BMI 为 25~29,肝功能检查异常或影像学提示脂肪变性)(图 10.2)。

而 BMI 大于 30 并不是绝对禁忌证,有证据表明,一个高强度的饮食和锻炼计划能够使这些捐献者达到期望的 BMI 目标并重塑肝脏,降低肝脂肪变性的程度。

相反,为提供足够的肝脏质量,减少受体小肝综合征的发病率,在捐献前增加供体体重的计划,也被成功地应用。

随着技术经验的增长,现在几乎所有的胆总管、肝动脉和门静脉的解剖变异都可以捐献,尽管受体发生特定并发症的风险较高。

供体评估是一个逐步的过程,如表 10.2 所述。在美国一个很著名的供体死亡之后,供体支持团队(DAT)已经成为评估过程中的关键角色。DAT 是一个独立于移植团队的医疗从业者团队,负责评估、保护和支持供体的利益并确保供体对风险有足够的了解。

哪种类型的移植物

成人活体供肝移植的一个限制因素是移植物的大小。为了最大限度地利用现有的供体池,已被使用的移植物类型有以下几种:有或没有尾状叶的左叶、右叶、扩大的右叶、右后段移植物和双侧移植物。

目前,关于应使用的移植物类型(左或右)尚有争议。毫无疑问,从供体的角度来看,右肝切除术相比左肝切除,具有较高的并发症风险,但为受体提供了更多的肝脏质量及

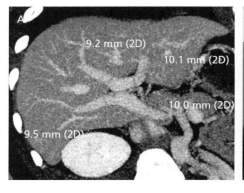
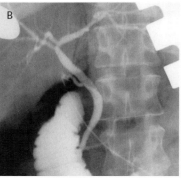

图 10.2　(A)术前供体门静脉评估(CT);(B)术中胆道造影。如图所示为 3 型门静脉和 3A 型胆管。

表 10.2　推荐的活体供体评估步骤

阶段	临床回顾	检查	同意
第一阶段	病史和检查	血液学	同意进一步检查
	BMI	生物化学	
	风险-利益讨论	病毒学	
	确定供-受体关系	组织分型	
	没有精神类禁忌证	免疫学	
		超声/多普勒	
		超声心动图	
		胸片	
		肺功能检测	
第二阶段	供体支持团队——独立对供体审查		
第三阶段		肝活检(如果有指征)	
		有血管三维重建的三期 CT	
		肝脏容量分析	
		MRI/MRCP	
第四阶段	临床回顾	回顾全部检查	同意手术
	重申风险	确认供体残肝体积	
	再次确认供体意愿		
	手术日期		

可能的更好结果。任何决定都应考虑供体的风险、供体的残肝体积、受体的体型及所需的肝质量。

韩国首尔的峨山医疗中心集团(世界上最大的活体捐献中心),针对供体安全制订了一系列关于可接受捐献条件的指南,指导移植物的选择(表 10.3)。

结论

在过去的几年里,肝脏捐献不断发展。随着移植的需求越来越高,对更高风险移植物的使用也大幅增加。在这种情况下,潜在供体的评估是必不可少的,以指导肝移植物的充分利

表 10.3　指导移植物选择的捐献条件许可指南

移植物类型	供体年龄	脂肪变性	残肝体积/原始肝体积
右叶移植物	20~30	无	≥30%
	30~50	高达 30%	≥35%
扩大的右叶移植物	20~30	无	≥30%(无瘀血体积)
	30~50	高达 30%	≥35%(无瘀血体积)
右后段移植物	20~60	高达 50%	分离右后门静脉分支
有或没有尾状叶左叶	20~60	高达 50%	移植物体积比尾状叶+左叶体积大 100mL
左后段	20~60	高达 50%	≥30%(无瘀血体积)

用和分配。许多肝脏捐献禁忌证已经修订,对任何额外风险因素的审视也应考虑个体受体风险的大背景。

活体捐献在世界许多地方几乎已经达到一个顶峰,但是我们看到了显著的技术和决策改进,以更好地利用供体池,获得成功的受体结果和最小的供体死亡率。

(曾志贵 边士淇 译 陶鑫 校)

参考文献

Barr ML, Belghiti J, Villamil FG, Pomfret EA, Sutherland DS, Gruessner RW, et al. A report of the Vancouver Forum on the care of the live organ donor: lung, liver, pancreas, and intestine data and medical guidelines. Transplantation. 2006;81(10): 1373–85.

de Graaf EL, Kench J, Dilworth P, Shackel NA, Strasser SI, Joseph D, et al. Grade of deceased donor liver macrovesicular steatosis impacts graft and recipient outcomes more than the Donor Risk Index. J Gastroenterol Hepatol. 2012;27(3):540–6.

Feng S, Goodrich NP, Bragg-Gresham JL, Dykstra DM, Punch JD, DebRoy MA, et al. Characteristics associated with liver graft failure: the concept of a donor risk index. Am J Transplant. 2006;6(4):783–90.

Gordon Burroughs S, Busuttil RW. Optimal utilization of extended hepatic grafts. Surg Today. 2009;39(9):746–51.

Hwang S, Lee SG, Lee YJ, Sung KB, Park KM, Kim KH, et al. Lessons learned from 1,000 living donor liver transplantations in a single center: how to make living donations safe. Liver Transpl. 2006;12(6):920–7.

Liu C, Lee RC, Loong CC, Hsia CY, Yeh YC, Chiou SY. Increasing donor body weight to prevent small-for-size syndrome in living donor liver transplantation. World J Surg. 2010;34(10):2401–8.

Maluf DG, Edwards EB, Stravitz RT, Kauffman HM. Impact of the donor risk index on the outcome of hepatitis C virus-positive liver transplant recipients. Liver Transpl. 2009;15(6):592–9.

Nakamuta M, Morizono S, Soejima Y, Yoshizumi T, Aishima S, Takasugi S, et al. Short-term intensive treatment for donors with hepatic steatosis in living-donor liver transplantation. Transplantation. 2005;80(5):608–12.

Reddy MS, Bhati C, Neil D, Mirza DF, Manas DM. National Organ Retrieval Imaging System: results of the pilot study. Transpl Int. 2008;21(11):1036–44.

Warrens AN, Birch R, Collett D, Daraktchiev M, Dark JH, Galea G, et al. Advising potential recipients on the use of organs from donors with primary central nervous system tumors. Transplantation. 2012;93(4):348–53.

第 11 章

肝脏分配

Richard B. Freeman, Jr

要点

- 像其他稀有资源的分配时所面临的问题一样,供体肝脏分配需要明确界定排序的标准。
- 用于给患者排序的标准应以患者为基础,避免出现观察者偏倚。
- 分类排名系统不能解释疾病严重程度的连续性,而这连续性是生物系统的标志。
- 评价任何排名系统的结果,都应该说明接受移植的患者和未接受移植的患者的情况。
- 透明的肝脏分配制度对于维持捐献公众的信任、保证系统公平公正是必不可少的。

分配的背景和历史

　　肝脏分配是伦理学家和医生面临的古老难题中一个非常现实的例子:当器官资源不能满足所有有需要的患者时,应该如何决定哪个患者能够接受治疗?Dominique Jean Larrey(1766—1842)是拿破仑的战场外科医生,他开发了许多有关稀缺医疗资源配置的实用理论,也被称为验伤分类(triage)。验伤分类这个词的英文来自法语动词"trier",意思是"分开"。在战场上,Larrey 提出了一个理论将伤员分为三类:一类伤员受伤较轻,不需要及时关注,并且可以等待;二类伤员伤势极重无法挽回,及时得到治疗也不能改变结果;第三类是如果得到及时关注,能被救治的伤员。战场上,个体公正公平的原则无足轻重。事实上,Larrey 将他验伤分类的判断方法应用于所有军队的所有级别和成员,对法国的敌人和朋友一视同仁。他更在意的是那些他能够救助的人,不加价值判断,不管他是朋友还是敌人,不管是将军还是普通步兵,他关心的是尽量不把自己有限的资源过度用于那些最终会死的人身上。

　　到 20 世纪 60 年代早期,Larrey 的做法被华盛顿大学一个称为"God squads"的组织重新演绎。为了代表社会,华盛顿大学人工肾项目的招募委员会负责每个月从一群医学上合适的候选人中挑选一两名患者,接受维持生命的透析。每个委员会由 7 位匿名成员构成,包括一位牧师、一位律师、一位商人、一位家庭主妇、一位工会领袖和两位医生。他们所面临的患者有着相似的医疗紧迫程度(所有患者都患肾衰竭,伴有尿毒症,且需要透析维持生命),委员会试图以评估社会价值作为衡量救助价值的标准。因为这些研究是在公众监督下进行的,所以能明显看出用于评判的标准定义不是很明确,通常是很随意的,所以委员会的审议充满了无法决定的、主观的权衡。既然无法做出价值判断,美国联邦政府同意资助所有达标患者进行透析治疗。可惜在器官移植项目中,我们无法奢望同样的待遇,想让每个有需求的患者都得到治疗是不可能的。

上述提到的两个历史事例为帮助理解肝脏分配原则大概提供了一个框架，本章节的余下部分将围绕这些内容展开，三个主要原则是：

1. 界定对稀有医疗资源的需求。

2. 透明、客观地界定等待移植者的优先次序。

3. 不管使用哪种分配系统，测量并报告结果。

需求的定义

在资源受限的环境中，确定谁将会从资源中获得利益是相对容易的。在拿破仑战场的例子中，Larrey 应该能判断任何受伤士兵都会得益于他的干预；在透析患者的例子中，根据肌酐清除率和尿毒症的症状，可以相对容易地确定患者接受治疗是不是有益的。所以，在评估任何一种稀缺资源分配时，特别是当决策者想要开发肝脏分配系统时，第一步应该是确定哪类人群会受益于得到这种资源。第二步是考虑在所述人群中分配资源时，如何确定优先顺序。如果将需求定义为将获得利益的人，那我们又该如何定义利益呢？

"God squads" 为确定候选人透析的优先顺序时所面临的问题凸显了这点，即界定利益可能充满偏差和价值判断。妇女和儿童优先的维多利亚思想，在某种层面上，来自"物种生存"的考虑，这种思想的基础是人类将来依赖于妇女和儿童的存活，只有他们存活，人类才能得以延续。但在现代社会，人类生命已不仅仅意味着人类物种的生存，我们重视许多其他我们认为值得"救"的方面，生活质量往往是一个重要的考虑因素，随着衡量生活质量的仪器的发展，不论是在医疗卫生决策时，还是在具体的资源分配上，患者的生活质量都越来越重要。

失代偿肝病的患者常有腹水、肝性脑病、虚弱、不适等衰弱症状。这些可能会很严重或者影响寿命，但不会一直威胁生命。然而，生活质量恶化的客观评估存在一些问题，通常情况下，在个体生命的质量问题上，社会常常带有偏见和价值判断。有一个例子是关于英国人口对肝移植候选人价值的几组不同看法，它可以体现上述观点。这些研究人员发现，相比于全科医生、消化疾病专家和肝病专家，普通大众在给酒精性肝病的患者提供肝脏移植手术的问题上有更多疑虑。另一方面，对于可能有严重生活质量下降的患者，以及有更高死亡风险但无严重生活质量下降的患者，很难证明前者应该享有优先权。因此，对于那些除了肝移植别无他法的终末期肝病患者来说，死于肝脏疾病的风险成为他与其他患者比较谁更需要接受移植的标准。

1999 年，美国医学会（IOM）推荐肝脏分配的优先级系统应该基于评分制，评分依据医学特征和疾病预后。几乎在同一时间，美国器官获得与移植网络（OPTN）的数据显示，当时作为衡量需求的主要标准的等待时间，与等待名单上的患者死亡风险没有关系。IOM 和这些数据都证明等待时间不是衡量肝移植需求的好的标准。相比于社会价值或生活质量那些充斥着主观理解的因素，死亡风险能够更具体客观地衡量需求。

然而，并不是所有的患者对移植的需求都能够用死亡风险来表示。IOM 组织曾提到存在着一些其他类型的肝脏疾病，这些疾病虽然死亡风险不高，但仍可能发展到做肝移植也是合情合理的阶段。早期肝细胞癌（HCC）是最普遍的例子，因为在大多数案例中，未经治疗的早期肝癌比其他慢性肝脏疾病更早变得有致命性。对于诊断为家族性淀粉样变和其他先天性代谢性疾病的患者，代谢障碍可导致死亡，但他们没有内在的肝脏衰竭。因此，在这些病例中，肝源性死亡风险并不是衡量这些患者移植需求的好的标准。在上述的情况中，如果等这些患者的肝外表现发展到一个非常高的死亡风险后，再给予他们优先移植权，那么，他们很难在肝移植手术后存活下来，因为此时移植物代替原始肝脏功能也无法逆转其他系统和器官已经发生的损害。于是衍生出了一个新的问题,究竟是把肝脏分配给那些死亡风险最高的患者,还是把肝脏分配给那些能够通过肝移植手术获得最大疗效的患者?简而言之,肝移植等待患者的优先级别是应该基于移植的需求(死亡风险)还是移植后的收益(患者生存)? 在回答这个问题之前,我们需要先讨论一下如何精准地量化这些不同的衡量方法。

用客观测量方法量化需求

在"God squads"中,靠社会价值和关于个体价值的主观看法量化患者的需求是非常困难的,并且这种做法不具有普遍适用性,无法推而广之。20 世纪 60 年代,选择委员会对需求的评判大多基于观察者对那种需求的看法。家庭主妇对于酒精性肝病患者有一种看法,而医生又有另一种看法,两种都不是真正的以患者为中心。同样的,以前的肝脏分配系统曾利用患者接受护理的地点(在家里、医院或者是ICU),或强调观察者所定义的那些变量,如脑病或者腹水等,也使用更依赖于观察者的看法而不是患者的内在特征的变量。事实上,当接受肝脏的优先顺序以发现并告知这些表现为基础时,会有很大压力推动患者向高护理级别的地方涌入,"观察者"也会有更大的动力去更频繁地看到上述表现。另外,虽然使用等待时间作为判断优先级别的顺序是客观的,但这同样是一个有缺陷的方法。等待时间其实是衡量医生所认为的患者需求的标准,在任何以等待时间决定等待者优先次序的系统里,总有动力促使医生尽早把患者放入等待名单。此外,由于终末期肝病除肝移植外,没有其他有效的治疗方法,所以按照定义来说,能够等待时间最长的患者,不是最急切的,需求也不是最大的。在 Larrey 的战场伤员分组中,这些患者应该是得到较少关注和治疗的,但在基于等待时间的系统中,等待时间最长的、最不紧急的患者,往

往会得到优先考虑。

按照死亡率定义移植的需求程度需要开发一些统计学方法来预测死亡率。幸运的是,Mayo 诊所的一个团队构建了一个数学模型,可以高度预测接受经颈静脉肝内门腔分流术的患者的死亡率。并且后来显示,这个终末期肝病模型(MELD)的评分对于几乎所有的慢性肝病患者可以预测 3 个月的死亡率。MELD 评分只使用 3 个实验室标准,因此反映了患者的情况, 且不会被外在观察者的主观思想所影响。更重要的是, 与 Larrey 在战场上的做法正相反,MELD 评分提供了一个对需求的连续测量而不是一个刚性分类。肝脏疾病的严重程度与战场上的受伤一样都很难分类。在 Larrey 分类为"可救助"组的伤员中,一些人可能比其他人需要更紧急的救助,也许如果那些"不可救助"组的伤员能得到及时救助,他们也可能存活下来。采用严格分类方法的分配系统并不能充分体现患者需求的连续性,而这种需求的连续性是所有生物进程的天性。

然而,即使一个标准是客观的并且是以患者为中心的, 也不意味着就应该使用这个标准。尽管年龄可以提高预测死亡率的精度,MELD 评分却有意忽略这个因素,年龄是一个常见的预测死亡因素;对于所有生物、整个人类,在任何情况下,都是越老的人,死亡的可能性越大。所以传统观点就是儿童的优先级别会高于老人, 但是将年龄作为评判成年人优先等级的主要标准的话, 会有很多缺点出现。将等待名单上的死亡风险作为衡量需求的一个标准,如果保持其他变量不变,将永远是年龄大的患者死亡率高,这是否足以说明需求仍值得商榷。

当年龄作为一个分类标准时,在需求和结果间寻求平衡就成为了我们关注的问题。如上所述,年龄的增长与生存期呈负相关。在预测生存期时,参考时间越长,患者的年龄所占分量越大。因此,当等待名单的存活率成为衡量利益的标准,或者当移植后的存活率成为我们

考虑的结果时,患者的年龄将一直是个相关因素。有许多作者认为,分配应该仅仅以移植后的成功为基础。这些支持者更加重视器官和等待者的匹配程度, 从而最大化移植后的生存率。并且已经有许多捐献评分系统开始尝试和评估能够影响移植后生存情况的捐献者因素。由美国科学移植接受登记处(SRTR)提出的供体风险指数(DRI),用大量供体变量去建立一个模型来预测移植后的移植物失功情况。这种评分和 MELD 评分相结合,用捐献时的供体变量预测移植后的结果。然而,因精确预测移植后的结果本身难度很大,这些方法都是有缺陷的。模型本应该精确到能被接受、透明到能作为整体分配政策使用的程度,但除供体和受体特点外, 还有外科医生或者手术团队的经验、总体移植项目经验等因素,总是会妨碍这样的模型的开发。此外,这些最大化改善移植后结果的尝试之所以失败,是因为其倾向于将高风险供体器官与低风险受体匹配起来,并且在移植分配决策中经常不考虑这两个主要的竞争风险。

评估潜在候选人的需求,既依赖于一个移植物成功移植给受体的可能性,也依赖于相同情况下移植没有成功的可能性。更确切地说,某位候选人对特定肝脏移植的需求,其决定方式应为患者死亡或者变得不适宜移植的风险相较于该患者接受并移植器官后死亡或移植物失功的风险。这样一分析,低风险候选人不进行移植时,死亡风险低,虽然给这些患者用高风险移植物相比于给高风险患者用高风险移植物能达到更好的效果,但低风险患者会因为接受了高风险移植物而面临更多风险,如果他(她)拒绝接受高风险移植物而继续等待,他(她)的风险反而更低。这被描述为治疗意向,通过被确定为移植候选人的病患人口死亡率评价分配计划的结果,不管他们是否接受了移植。例如, 一个复杂的统计学模型显示,低MELD 评分的患者当接受高 DRI 评分移植物时,相比于接受低 DRI 评分移植物或根本不做

移植, 有着更高的死亡相关风险。然而,高MELD 评分的患者和不做移植手术的情况相比,不管他接受的器官 DRI 评分如何,其死亡风险都会降低。然而,结合等待名单和移植后生存率来评估整体死亡率的治疗意向法也存在缺点。相对年长的患者结果总是会更差,因为他们所拥有的有价值的生存时间永远相对较少。有人认为,肝脏应该按照这个生存利益分析来分配,但也有人认为,这种功利的方法是不公平的,老年人正是因为年纪较大,他们应得到和年轻人一样公平的机会。

结论

20 世纪 60 年代,委员会在选择谁将接受透析治疗后不得不公布了他们的选择, 这是值得称道的,他们努力做到公开透明,但此次公共困境是因为他们的决定缺少客观标准。在任何稀有资源分配系统中, 清晰和透明的报道是确保符合资源使用的基础要求。在肝移植领域,这种透明度更是必要,因为公众需要相信所捐献的器官得到了合理的使用。如果这种信任都没有,公众也将不再愿意捐献自己的器官。

器官分配主要有两种方法。器官可以分配给各个移植中心供使用,器官也可以不管患者在哪个移植中心,直接分配给患者。两种方法都有各自的优点。以移植中心为基础的分配认为,移植中心的医生能够评估所有可以影响结果的因素,并且能够提供一些潜在的供体和受体的组合。此外,基于移植中心分配的支持者指出, 像 MELD 这样的预测模型也有缺点,就是 MELD 评分模型不能精确预测等待名单将近 20% 患者的死亡风险, 并且 MELD 评分中的实验室检查在检测中也存在不足之处。比如,INR 的开发使用是为了衡量患者对华法林的疗效,它从来就不是衡量肝脏疾病的一个指标。此外,INR 值和由 INR 产生的 MELD 评分以及基于 MELD 的优先顺序,会因为用于测试

的反应物不同而发生显著变化。在患者的潜在死亡率没有真实变化时,不同的反应物能够产生不同的 MELD 评分。血清胆红素水平也会因为血肌酐水平的不同而不同,因此会显著改变 MELD 评分。另外,根据几个小组的报道,女性血肌酐水平比男性低,是因为女性的总体肌肉含量低于男性。这就使等待名单上的女性,相比于同等死亡率的男性,由于她的MELD 评分会低一些,所以她等待移植的优先顺序会降低。正因为有这样的一些原因,许多观察者都曾怀疑是否存在数学模型能够解释所有的复杂性。

另一方面,基于患者的肝脏分配每当有新的器官可用时都会重新为患者排序。在这种分配系统中,患者不论属于哪个中心都可能得到器官。当所有患者被混在同一份列表上时,每个中心必须用同一个系统给患者排名,这就意味着容易复制的、标准化的标准是必需的要求。以前以患者为基础的系统中,都是用医生定的变量给患者排名,就可能存在对同一个主观变量有不同的解释,从而导致病情较轻的患者得到较高的优先级别。

这种比较凸显了一个关键的区别。以移植中心为基础的系统不必去让所有的中心都看到或理解肝脏在每个中心是怎样被分配的。因为来自不同移植中心的患者不会出现在同一张等待名单上。结果就是观察者并不能轻易地了解到哪位患者没有得到肝脏分配,因为这一切都是在移植中心内操作完成的。虽然大多数以移植中心为基础的分配系统会报道移植后的存活率,但这很难确定其中某个移植中心等待患者的存活率。无法评估这些移植中心移植器官的使用情况,就会使这些中心对治疗意向的评估变得很困难。这清楚地表明了基于患者的分配的一个好处。因为基于患者的系统需要一个统一的给患者排名的方法,并且来自不同中心的等待候选人被混在了同一张表上,没有分配到肝脏的候选人其结果就更容易看到。然而,因为没有排名系统能够解释人类疾病内在的生物多样性,基于患者的分配系统中永远有一部分患者因为整齐划一的排名标准这一要求而排名不准确。基于患者的系统比较透明,对潜在肝移植候选人整体人口其结果的描述更加全面;而基于移植中心的分配系统更在意供体与受体的特异性匹配,从而达到最优的移植后效果。这两种系统间需要权衡之处便在于此。正如 20 世纪 60 年代分配患者做透析这一事件的经验表明,选择哪种方法进行资源分配,很大程度取决于公众如何看待分配系统的目标,以及公众认为哪种方法更加公平公正。归根结底,所有死者捐献移植均取决于捐献公众的信任,哪位患者应该接受移植,我们对这个问题的看法不再仅仅是把器官给那些通过移植能达到最佳效果的患者。

（尹超 译　傅斯亮 校）

参考文献

Committee on Organ Procurement and Transplantation Policy, Institute of Medicine. Organ Procurement and Transplantation. National Academy Press (Washington DC) 1999.

Neuberger J. Public and professional attitudes to transplanting alcoholic patients. Liver Transpl. 2007;13(11 Suppl 2):S65–8.

Schaubel DE, Sima CS, Goodrich NP, Feng S, Merion RM. The survival benefit of deceased donor liver transplantation as a function of candidate disease severity and donor quality. Am J Transplant. 2008;8(2):419–25.

Wiesner R, Edwards E, Freeman R, Harper A, Kim R, Kamath P et al. and the United Network for Organ Sharing Liver Disease Severity Score Committee. The model for end-stage liver disease (MELD), allocation of donor livers. Gastroenterology. 2003;124: 91–6.

第 **12** 章

原位肝移植术式的选择

James Neuberger

要点

- 原位肝移植是肝脏移植最主要的术式,即在自体肝切除的基础上将全肝、减体积或劈离的肝脏移植物植入受者原肝切除的位置。
- 辅助式肝移植的适应证,包括某些情况下的急性肝衰竭和部分代谢性疾病。
- 由于技术原因,绝大部分的辅助式肝移植采用原位辅助方式。
- 急性肝衰竭行辅助式肝移植术的患者,在自体肝功能恢复后,可以撤除免疫抑制剂,促使移植肝萎缩。
- 对于某些代谢病的患者,除了全肝移植外,肝细胞移植可以作为一种备选方案,但移植肝细胞的长期存活情况,仍不乐观。
- 干细胞治疗和肝细胞再生药物抑或是未来的有效研究方向。
- 现阶段仍然禁止使用异种移植。

从试验性的治疗方法到成为治疗终末期肝病的公认有效手段,肝移植经历了快速发展。大部分移植方式为原位肝移植,使用全肝、减体积肝和劈离肝作为供肝,还有其他一些手术方式,诸如辅助式肝移植(原位和异位)、肝细胞移植以及干细胞移植。

辅助式肝移植

在移植术发展早期,辅助式肝移植偶尔会

应用于肝硬化的患者中,然而,使用并不广泛,主要原因是肝硬化所伴发的并发症不能缓解,受体自体肝会发展为肝细胞性肝癌。但对于某些代谢性疾病和急性肝衰竭患者,能够安全使用辅助式肝移植术。辅助移植物的植入方式可以选择原位(需要切除部分自体肝脏),也可选择异位。

因此,辅助式肝移植对于有希望恢复自体肝脏功能的患者来说,极具优势和吸引力,如因对乙酰氨基酚导致的肝损伤或甲、乙型肝炎导致的肝衰竭,这些都是很好的适应证。相反,那些患有亚急性肝衰竭和暴发性自身免疫性肝炎的患者,自体肝细胞再生困难,因此不建议选择辅助式肝移植。

辅助式肝移植不适用于以下情况:

- 怀疑患有肝细胞性癌。
- 已确诊肝硬化。
- 自体肝产生毒性的蛋白或代谢产物(如某些类型的淀粉样变性或高草酸尿症 I 型)。

伴随高发的技术性问题,对急性肝衰竭患者采用异位辅助式肝移植术的做法已基本被摒弃,这些问题包括静脉回流障碍、门脉灌注不足以及供移植的腹部空间不足。门脉血流不足将导致移植物萎缩。

原位辅助式肝移植

尽管全肝移植物也可用于原位辅助式肝

移植术,但大部分情况下,原位辅助式肝移植需要对供肝及受者肝脏进行部分减体积操作。在使用全肝移植物进行辅助式肝移植术时,如何保证移植物的血流灌注充分和胆道引流通畅,在技术上具有一定的挑战性。

原位辅助式肝移植只占肝移植数量的很少一部分,但随着外科医生对于劈离及活体肝移植的经验增加, 其数量呈现增多的趋势。对于急性肝衰竭患者,原位辅助式肝移植术的水平与原位全肝移植术相当,效果令人满意。

适应证

尽管原位辅助式肝移植术也曾应用于一些代谢性肝疾病,如瓜氨酸血症、尿素循环障碍、Ⅰ型克里格勒-纳贾尔综合征以及脂肪酸代谢紊乱,但其最主要的适应证仍是急性肝衰竭(特别是儿童)。原位辅助式肝移植术治疗急性肝衰竭的标准与全肝移植的相同。

与后者相比,原位辅助式肝移植的优势在于,肝衰竭患者的自体肝功能恢复后,可以逐渐撤除免疫抑制剂, 从而人为促使移植肝萎缩。自体肝再生可以通过肝脏组织学、核素和CT扫描监测。

肝细胞移植

肝细胞移植已经应用于临床,特别是在治疗一些遗传代谢性疾病中取得了显著效果,而其他适应证包括:

- 遗传性代谢紊乱(家族性高胆固醇血症、尿素循环障碍、α1-抗胰蛋白酶缺乏症、糖原累积症 1a、婴儿雷夫叙姆病、Ⅶ 因子缺乏、Ⅰ型克里格勒-纳贾尔综合征、进行性家族性肝内胆汁淤积症)。
- 慢性肝衰竭。
- 急性肝衰竭,作为过渡性治疗。

然而,肝细胞移植治疗只对某些特定代谢病有明显治疗效果,而对于其他类型疾病,治疗效果很差。通常,肝细胞移植所使用的肝脏细胞是从捐献后被弃用的肝脏中离析出来的,而脂肪肝是导致这部分肝脏被弃用的最常见原因。提高肝细胞分离和保存的水平是改善肝细胞移植治疗效果和增加肝细胞移植数量的关键因素。通过肝门静脉将分离出的肝细胞注射到患者体内,大部分肝细胞会被受者的免疫系统快速清除掉,所以肝细胞移植后仍需要长期使用免疫抑制剂。增加细胞移植成功的方法, 包括门静脉栓塞和对肝脏进行放射性照射,但即使这样,逐步恶化的情况还会发生,需要重复进行细胞注射或接受肝脏移植来保证患者的安全。

将肝细胞封装后,置入腹腔,可用于治疗急性肝衰竭患者,也可能会不需要免疫抑制剂。

通过干细胞获取肝脏细胞也是一种方法。由于间充质干细胞有亲肝细胞特性,所以目前也成为研究的热点。在体外对细胞进行基因修饰和调整后,再注入受者体内,也是一种可行的方案。

异种移植

异种移植研究在近 20 年取得了飞快发展。利用多基因修饰完成基因敲除猪的技术已经极大改善超急排斥的问题,但异种移植仍存在许多挑战。猪肝的生理学影响,包括其产生的猪源性蛋白和代谢产物,以及其对受者抗原和肝源性蛋白产生的免疫反应,仍然是当今需要研究和解决的问题。

目前,异种移植是非法的,有可能导致猪内源性反转录病毒的传播。迄今为止,人类使用过猪和狒狒的肝脏进行临床异种移植,不幸的是,所有接受异种移植的患者均在移植后几天内死亡。

生物工程肝脏

生物工程肝脏是在去细胞化的肝脏支架

上种植自体同源干细胞,有望成为一种新型肝脏来源,在未来登上临床应用的舞台。虽然生物工程肝脏的费用和生成周期仍值得关注,但其有望在不久的将来进入临床试验阶段。

(魏林 译　杨波 校)

参考文献

Belghiti J, Sommercale D, Dondero F, Zinzindohoue F, Sauvanet A, Durand F. Auxiliary liver transplantation for acute liver failure. HPB (Oxford). 2004;6:83–7.

Ciria R, Davila D, Heaton ND. Auxiliary liver transplantation in children. Curr Opin Organ Transplant. 2011;16:489–93.

Carbone M, Lerut J, Neuberger J. How regenerative medicine and tissue engineering may complement the available armamentarium in gastroenterology?. World J Gastroenterol. 2012;18(47):6908–17.

Hughes RD, Mitry RR, Dhawan A. Current status of hepatocyte transplantation. Transplantation. 2012;93:342–7.

第 13 章

肝脏移植手术

Thamara Perera, Simon Bramhall

要点

- 腹腔器官主要通过主动脉灌注，但在大多数情况下，双灌注(动脉和门静脉)用于肝移植。

- 劈离过程会将一个高质量的移植物劈离成一个边缘移植物。因此，本身就是边缘移植物的供肝不适合再劈离。

- 在主要进行尸肝肝移植的国家（在已死亡的供体肝移植占优势的国家），劈离式肝移植为那些等待肝移植的儿童患者提供了相当大的益处。

- 因为供应移植物的血管分配会影响其活性和功能，所以血管的解剖学变异可能会导致移植物不适合劈离。

- 肝脏移植手术大致可分为三个阶段：在新的肝移植物供血(再灌注阶段)之前，外植体阶段与无肝期重叠。

脑死亡后供者腹部器官的获取(DBD)

在每一个多器官获取的案例中，一个基本的检查表应该包括患者信息的核对、病史、实验室数据和器官捐献同意书。获取器官的外科医生和团队成员应尊重供体并在整个器官获取过程中都应以专业的方式行事。在开始手术前，必须核实患者的身份，同时与手术室人员和麻醉师保持良好的关系是至关重要的。有关预防性抗生素和肝素化等问题需要与所有相关团队进行讨论。

剖腹手术和评估

首选的切口是一条从胸骨上窝到耻骨联合的长正中切口。这样就能充分获取胸腔和腹部的所有器官。有些人提倡十字形切口，但除了适用于极度肥胖的供者之外，并没有任何额外的优势。脐上方是进入腹膜腔最容易和最安全的地方。镰状韧带位于壁腹膜和肝脏膈面之间，在肝脏膈面切断镰状韧带，并至少保留10mm(视频1:多器官获取，皮肤切口)。

放置腹部牵开器并进行全身腹膜探查。评估肝脏的颜色、边缘的锐度和一致性；在此阶段，不能评估肝脏大小。应探查肝右叶顶、左叶上表面，以及肝的底面(下方)。外科医生可能会遇到在捐献者初始评估期间遗漏的实质性病变。外科医生也应该探查近端小肠至结肠末端(包括直肠)的全部肠管。也应该特别探查女性的盆腔器官。在大多数情况下，只有将肾脏从体内取出后才能对其进行检查。将胃结肠韧带分离以评估胰腺的质量。一般来说，这一步是在暖相分离结束时进行的，并在下文进行说明。这一阶段的任何异常情况都报告给相关的移植外科医生，并且任何相关的液体都进行微生物学评估。如果检测到病灶，可能会安排快速组织病理学评估(有时在捐赠者医院)，然后进行活检。如果不能在当地进行处理，那么，标本将随各自器官一起发送。

最初的热缺血时相分离，旨在为套管插管做准备

热缺血时相分离的目的是进行套管插管，促进器官的灌注和器官的游离，并且明确血管解剖，使在冷缺血期的解剖更快捷，因此器官更不容易发生与获取相关的损伤。腹腔器官主要通过主动脉灌注，但双灌注（动脉和门静脉）在大多数情况下用于肝移植。游离右结肠及十二指肠背侧系膜并向内侧旋转，有助于显露主动脉和下腔静脉，即所谓的 Cattell-Braasch 去旋转手法。

Cattell-Braasch 去旋转手法

从 Toldt 筋膜白线向中线移动右结肠（视频2：多器官获取，游离右结肠）。从正常组织平面的偏离可能会对输尿管或右肾造成损伤。持续向上游离至肝曲，然后向下从下腔静脉的前表面向中线游离，直到显露左肾静脉。左肾静脉是游离的上限。游离的最后部分包括十二指肠连同结肠的后方游离（Cattell-Braasch 手法）。

除了覆盖其上的松散结缔组织外，下腔静脉（IVC）从盆骨边缘起点到肝下区域的整个长度都应可见。在髂静脉汇合处仔细游离下腔静脉，并将一根结扎线绕过下腔静脉（视频3：多器官获取，显露下腔静脉）。在冷灌注期间，将下腔静脉在腹部结扎，允许近端血液回流得以排出，防止下半身血液回流，维持一个冷（缺血）的手术区域。

主动脉插管

主动脉通过右侧髂总动脉插管；这有个额外的好处是避免损伤由主动脉发出的变异的下极肾动脉，并尽量减少由这些血管供应的肾灌注不足。另一种方法是主动脉直接插管。输尿管是在经过髂总动脉分叉处时被发现。在肥胖的捐献者身上，输尿管损伤是很常见的。接

近主动脉根游离髂总动脉（CIA），有助于避免输尿管损伤。这种方法也保留了将髂总动脉用作血管移植物的最大长度。

游离右侧髂动脉表面腹膜及外膜周围的结缔组织。钝性分离髂总动脉周围，注意避免损伤靠近髂总动脉后壁的髂总静脉（CIV）。髂总静脉位于髂总动脉的右侧，因此从右向左进行分离。一旦游离完动脉，两根结扎线绕过血管并分别夹在夹子上（视频4：多器官获取，游离髂总动脉）。为了固定套管，在两根结扎线之间至少需要 10mm 的间隙。在灌注过程中结扎左侧髂总动脉以防止不必要的左下肢灌注。左侧髂总动脉到主动脉根处有更直和更深的路线。这时从血管的右侧接近，以防止损伤左侧髂总静脉，并且绕过一根结扎线。在骨盆边缘探查主动脉并游离腹膜，直接对主动脉进行插管。需要在主动脉周围绕过两根结扎线，一根用于远端阻塞，另一根用于固定套管。在主动脉插管过程中，避免损伤中骶动脉。一旦做好主动脉插管的准备，即使在少见的患者不稳定的情况下，紧急插管是可行的。

肠系膜上静脉插管

肠系膜上静脉（SMV）插管的目的是在需要双灌注时提供门静脉灌注。如果需要胰腺移植，肠系膜上静脉插管可能会导致胰腺移植物淤血，因此最好避免。有四个地方可以进行肠系膜上静脉/门静脉插管以完成门静脉灌注。

1.通过肠系膜上静脉。这是在肠系膜根部进行的。向上提拉横结肠，向下拉小肠襻及肠系膜。将横结肠系膜和小肠系膜之间的腹膜水平切开。在肠系膜上动脉（SMA）搏动的右侧仔细的钝性分离以显露肠系膜上静脉。对于瘦弱的患者来说，这种方法更容易，而对于肥胖捐献者，这种方法更加困难。

2.通过屈氏韧带处的肠系膜下静脉（IMV）。肠系膜下静脉直径较小，用于门静脉灌注的标准尺寸套管难以插入肠系膜下静脉。套管尖端也可能位于脾静脉处，因此灌流液可能不会灌

注到肝脏。

3.当胰腺被取出时,可以进行十二指肠上方的肠系膜上静脉插管。这最好是在热缺血时相分离结束时或在冷缺血时相阶段完成,将在下面进行说明。

4.十二指肠下方的肠系膜上静脉插管法。在非常困难的情况下,当胰腺移植物无法取出时,可以尝试这种操作。Cattell-Braasch 去旋转手法可以充分游离十二指肠前端。肠系膜上静脉靠近结肠上区胰腺的颈部。

确定肠系膜上动脉

向上提拉肠系膜根部,在左肾静脉上方触诊主动脉。在左肾静脉的上边缘可以感觉到肠系膜上动脉搏动。有大量的血管周围淋巴管和神经组织围绕着肠系膜上动脉。使用电刀仔细游离该区域,然后钝性游离肠系膜上动脉的起点,以便通过一根结扎线(视频 5:多器官获取,游离肠系膜上动脉)。

这时候,胸骨切开术通常是由心胸科或腹部团队进行的。由于缺乏暴露可能导致无意的损伤,因此,在胸腔开放前不要尝试肝门部的剥离。

肝十二指肠韧带和主动脉

通过切断左三角韧带使肝左叶游离,向上提拉肝脏以显露肝十二指肠韧带,使肝左叶动员起来。打开胆囊底,并吸走胆汁。沿着肝十二指肠韧带的游离缘可见到胆总管;在十二指肠的上方游离并结扎。将远端胆管游离,并用温热的生理盐水冲洗胆囊,直到从胆管的切口端流出清澈的液体(视频 6:多器官获取回收,05:54-07:18)。

在同时进行肝脏和胰脏器官获取时,以下是重要的:

1.游离十二指肠的上缘近端 5mm,可以防止对胰头的损害。

2.辨认胆管左侧的胃十二指肠动脉(GDA),仔细游离以显示胃十二指肠动脉(GDA)与肝总动脉(CHA)交界处。朝着胰腺游离胃十二指

肠动脉,但不能进入胰头。

3.朝着腹腔干游离肝总动脉,同时用湿纱布小心翼翼地向下提拉胰脏,注意不要解剖到胰脏。

4.在肝总动脉(CHA)和脾动脉(SA)交界处,继续沿着脾动脉游离大约 5mm。

十二指肠上方的门静脉插管

从部分游离的肝十二指肠韧带的右侧接近门静脉,在胆管下方通过其颜色辨别出门静脉。当切开胆管下方的结缔组织层时,门静脉就会显露出来。用镊子夹持门静脉,并向前和向后游离门静脉,直到静脉无结缔组织包裹。在门静脉下绕过一根结扎线。

有时,这种通向门静脉的方法可能会由于存在副右肝动脉或替代肝右动脉(ARHA/RRHA)而受阻。如果是这种情况,应该放弃十二指肠上门静脉插管的方法。热缺血时相分离过程中不结扎门静脉,只有在主动脉冷灌注开始时,才进行插管。如果使用该技术进行门静脉插管,则在冷缺血期必须在胰头上方完全游离门静脉,使得胰液能够自由排出并使胰腺水肿最小化。

准备十字钳闭心包旁主动脉

有两种技术可以进入腹腔干上方的腹主动脉。在主动脉上方直接分离右膈脚,当感觉到主动脉搏动之后,用电刀直接将主动脉上方的厚肌层切开。然后游离并切断主动脉。这项技术在肥胖的捐献者身上可能具有挑战性。另一种方法是,一旦脾动脉被切断,腹腔干可以进一步游离,随着腹主动脉在右膈脚处显露,可确定弓状韧带。直到显露出主动脉和腹腔干起点时,才能切断弓状韧带。(视频 7:多器官获取,显露腹主动脉)。这种技术唯一可能具有挑战性的情况是,当手术视野受限时,存在副肝左动脉(ALHA)。

暖缺血时相分离的最后步骤

在分离钳之间切断胃结肠韧带,显露出直

至脾门的小网膜囊的宽广范围。这有助于从胰腺的前表面对其进一步评估。（视频8，多器官获取：显露小网膜囊）。

器官获取过程中，移植肝损伤的最常见部位在V/VI段底部，壁腹膜反折至肝脏的区域。在开始冷缺血时相分离之前，离断这些腹膜附着物。在十字钳闭之前5分钟根据供体的体重，静脉内给予肝素300U/kg或总共30 000U的肝素。

十字钳闭的应用

结扎左侧髂总动脉，然后结扎右侧髂总动脉远端，在右侧髂总动脉近端结扎线处进行动脉前壁切开术。主动脉灌注插管通过动脉切口进入主动脉并用先前放置在右侧髂总动脉周围的近端结扎线固定（视频9：多器官获取，插管）。

如果合适的话，结扎肠系膜上静脉远端，进行肠系膜上静脉插管，做一个近端静脉切开术并用第二根系带固定套管。将主动脉钳穿过主动脉并停止机械通气。结扎下腔静脉并分离到系带的近端，并将吸气导管放置在管腔内。当下腔静脉进入右心房时，下腔静脉在心包腔内也被分开。肝脏被冰水或冰块包围，同样放置在两侧结肠外侧沟槽中用于肾脏的局部冷却（视频10：多器官获取，11:56-12:30）。

冷缺血时相分离（视频11：多器官获取，冷缺血时相分离）

移植肝获取

在距离胃十二指肠动脉根部大约5mm的远端进行离断，近端（肝总动脉）不结扎（视频12：多器官获取，12:52-13:15）。门静脉于十二指肠上方5~10mm处离断，同时离断肝十二指肠韧带中的所有淋巴管。沿脾动脉走行游离肝总动脉，并于距离脾动脉根部5mm处远端离断脾动脉（视频13：多器官获取，13:30-13:49）。获取带腹主动脉襻的腹腔干，并保持所有血管连续性。

下腔静脉肝上段紧贴肝脏置一指，并于此处将其横断。然后离断膈肌分开以松解肝脏，并于左肾静脉开口上方离断下腔静脉。通过用下腔静脉下的手指抬起肝脏以离断肝右叶和右半膈肌的残留附着物来完成肝脏移植物采集。

胰腺移植物获取

首先完成十二指肠的前松解术（Kocherisation）。于幽门远端用吻合器将胃离断，并将所有胃短血管离断。贴近结肠离断横结肠系膜至脾曲，并离断脾结肠韧带。结肠向下回缩，空肠向上收缩。第一个空肠襻用一个吻合装置离断。包括血管在内的肠系膜根部也用一个吻合器远离胰腺下缘离断以避免胰腺受损。胰腺后表面在脾脏附近开始松解并用脾作为把手。离断脾脏的后腹膜褶皱及其下方的脾结肠韧带。在胰腺被膜后部平面上继续游离，直到中线。解剖线穿过左肾上腺。继续游离，直至达到主动脉，肠系膜上动脉根部保留腹主动脉补片后将其离断；小心不要损伤靠近肠系膜上动脉的肾动脉。

变异肝动脉解剖

非典型肝动脉解剖的发生率很高。在存在副肝右动脉/替代肝右动脉的情况下，相对于供体胰腺移植物，优先获取移植肝。如果副肝右动脉/替代肝右动脉穿过胰头后部并被包裹在胰周组织中，则并不妨碍胰腺移植物获取。可以在不造成胰腺损伤的情况下向肠系膜上动脉方向安全切开动脉。移植肝保留肠系膜上动脉根部，胰腺移植物保留肠系膜上动脉异常分支的远端（视频14：多器官获取，15:40-17:00）。有时，副肝右动脉/替代肝右动脉穿过胰头（腺体内），在这种情况下，获取胰腺是不可能不对其造成损伤的。

肾脏

左肾静脉根部保留些许下腔静脉补片后，将其离断，并越过中线及腹主动脉向左解剖。

然后,从肠系膜上动脉水平到双侧髂总动脉分叉处沿中线切开腹主动脉前壁。确定肾动脉的部位和数量,并沿中线切开腹主动脉后壁全长。腹主动脉在双侧髂总动脉的起源处向远端离断。

从腹膜后腔松解肾脏,保护动脉和静脉。一手握住肾脏,游离双侧输尿管至骨盆,保留输尿管周围的所有软组织。输尿管在骨盆水平离断,以相似的方式获得对侧肾脏。

用于制备人工血管的血管

在实体器官采集之后,从同一供体获得额外的血管,用于器官植入过程中的可能需要的迁移移植片、血管导管或介入移植。胰脏移植物保留一组髂静脉和动脉,同时移植肝保留剩余血管。

关腹

从体腔中吸出所有的血液和液体,并且所有松解的和不使用的器官被放回体腔原处。连续缝合皮肤和皮下组织,不需要闭合腹直肌鞘。

非原位肝移植物劈离:获得左外叶与扩大的右半叶移植肝

移植肝劈离标准

体外移植物劈离操作是在冰浴的手术台上进行的,整个过程大约要花费 3 个小时。整个过程中移植物都处于冷缺血状态下。尽管在这一过程中尽可能都保持在冰浴下操作,但是一定程度的升温还是不可避免的。劈离过程可能会将一个完好的移植物转变为边缘移植物(marginal graft),所以功能本身已经处于临界的移植物不能用于劈离。肝移植物可以被接受做劈离的标准大体上是由需求、经验和对移植物的劈离需要决定的,而这个标准在不同地区差别非常巨大。劈离的移植肝可以使在那些尸肝供肝移植占主导的国家中等候做肝移植的小儿患者显著获益。在英国,现在被广泛接受

的劈离标准包括:40 岁以下,有良好解剖结构、没有脂肪变性、肝功能正常或正常化以及短期ICU 停留的供体。供体年龄不被认为是一个绝对的禁忌症,即使年龄大的供体也可以完成成功的劈离。

移植物的评估以及解剖结构上的考量

对移植物的评估是在手术台上完成的,在此过程中移植物始终浸润在冰浴中。移植物的尺寸、左外叶(LLS)的面积、估计的重量、脂肪变性的程度、灌注量以及移植物是否在获取过程中损伤都需要关注与记录。成功的移植物劈离取决于安全的血管——包括肝门结构与肝流出道的分离。偶尔会出现血供结构的变异造成移植物不适于劈离,因为血管对每一部分移植物的血流分配会降低劈离的可行性与损害移植物的正常功能。胆道与肝实质的分离相比血管便不那么复杂,而且很少会因此导致移植物劈离失败。

对于肝动脉的考量

肝移植物的动脉结构是首先要考虑的,而变异的动脉解剖结构很常见。不论是肝左动脉和(或)肝右动脉的副动脉还是动脉替代变异都会让劈离过程更加复杂。完全的肝左动脉和肝右动脉替代变异很少见,但被认为是自然的血管分离。在进行劈离之前,每一根血管的尺寸都需要纳入考虑范围。

对于门静脉的考量

门静脉的解剖结构很少阻碍肝的劈离过程。在劈离过程中,第 IV 肝段的门静脉血供通常会被牺牲。这会造成第 IV 肝段不同部分的缺血与包括此肝段的右半叶移植物的第 IV 肝段液化或者萎缩。而这很少对受此影响的移植物造成严重的后果。三叉状的门静脉是一种罕见的形态表现,但不是劈离的禁忌症。

对于肝静脉的考量

大部分病例的肝静脉解剖结构是正常的。

肝左静脉(LHV)通常为第 Ⅱ 与第 Ⅲ 肝段提供引流;肝中静脉与肝左静脉(MHV 和 RHV)和供体的下腔静脉引流右半叶肝。选择肝左静脉与肝中静脉的交通支为横断面。分支的静脉也许会从交通支的左侧或右侧汇入下腔静脉。偶尔会因为第 Ⅱ 和第 Ⅲ 肝段的静脉分别进入下腔静脉而出现三叉状结构。

对于胆道的考量

胆道的解剖结构通过术中胆管造影评估。对于肝左外叶(LLS)节段性胆管引流与预想的横断面的关系的了解是十分重要的。第一个血管夹放置在肝门的下边界,作为肝门分离平面的标志。第二个血管夹放置在近胆囊窝顶点处,标记肝门的右极,也可以帮助确认右半肝移植物的节段性胆道。此时需要结扎胆道并在胆总管末梢放置导管(视频 15:劈肝前准备,胆道准备),之后,将移植物放置于 X 线板上或使用 C 壁透视仪以获取胆道造影。通过造影可以了解肝左外叶节段胆道的解剖结构,也可以评估其与血管夹的关系。如果需要,切面也可以向左或向右移动数毫米。如果第 Ⅱ 肝段与第 Ⅲ 肝段的胆管是分别流向右侧的胆管系统,获取单个胆管也许不可行;但这并不是移植物劈离的禁忌症。

劈离过程:技术层面

反转移植物,使其后下面朝上,用组织钳钳夹肝动脉连带其血管襻,轻轻沿着其中轴方向牵拉。整个肝动脉需要从脾动脉断端沿着胃十二指肠动脉评估;在手术台操作中,动脉需要从胃十二指肠动脉的起点之前开始剥离,直到肝门。肝总动脉需要一直追溯到肝门,肝左动脉与肝右动脉分支的起点也需要确认。只有肝左动脉需要在分叉处前从血管周围组织中完全剥离(视频 16:肝劈离前的准备,分离动脉的准备)。剥离从肝左动脉右侧开始,一直朝向肝门处进行。在此过程中可能会遭遇第 Ⅳ 肝段的动脉分支,所以这些分支的尺寸、起点等都

需要评估,如果主要的节段性动脉分支是由肝左动脉起始进入肝右叶的话,这样会因为分离过程不再安全而限制血管分离,从而限制了肝的劈离。

肝门静脉需要从周围所有的软组织中剥离出来,剥离需要进行到其分叉点为止。通往尾状叶的的节段性小分支在肝门处从门静脉发出,这些小分支需要在分离开始前结扎(视频 17:肝劈离的准备,分离门静脉的准备)。分离的长度是门静脉左支(LPV)开始直到达到预计的临近镰状韧带的肝实质切面为止。需要注意不要损伤肝门结构,因为损伤可能会导致胆漏或者胆道的狭窄。这个过程结束时,门静脉左支的这一节段应该保有足够长度以完成移植手术。门静脉左支在分支处末梢前数厘米离断。门静脉主干的缺损需要以水平方式用连续缝线闭合(缝线规格应为 5/0 Prolene 线)。

如果肝右动脉的节段性分支穿过左肝管与右肝管之间的三角区,可能会成为肝劈离的一个禁忌症,这取决于这些分支血管的起始点与直径。这些小动脉分支为第 Ⅱ/Ⅲ 肝段提供单独或者额外的血供,如果牺牲这些分支可能会对肝左外叶移植物不利。只有在用一段插入的移植血管可以安全重建肝右动脉的基础上,肝总动脉一般才会直接分配给肝左外叶。就像之前章节提到的,手术过程可能会遭遇一段必须要牺牲掉的从肝左动脉起源流向第 Ⅳ 肝段的动脉分支。因为,在左外叶/扩大的肝右叶劈离技术中本就不可避免的会损伤第 Ⅳ 肝段的门脉血供而使其出现缺血/液化或者退化,从而牺牲从肝左动脉起源流向第 Ⅳ 肝段的动脉分支并不会加重这些后果。如果上述的软组织三角区内并没有这些动脉分支,那么继续进行劈离操作会是十分安全的。

肝左静脉与肝中静脉中间的交通支需要被离断。如果节段性静脉分支各自独立汇入下腔静脉,那么离断的位置可能会更深。具体方法是,用血管夹阻断下腔静脉后,从肝外离断。肝左静脉与肝中静脉之间的交通支组织用蚊

氏钳探查,然后用蚊氏钳轻柔地从前到后引导,直到蚊氏钳在交通支组织对侧出现。肝左静脉从顶端离断后,蚊氏钳保持在静脉交通支下(视频 18:肝劈离的准备,肝静脉的离断)。下腔静脉的缺损用不可吸收缝线以水平方式连续缝合闭合,如果缺损过大且单纯缝合,可能造成肝中静脉狭窄。重建血流时,也可以使用静脉补片。

肝门处的离断

对胆道轻柔的探查可以帮助我们更好的了解节段性胆管的解剖结构,以及确认胆管造影的检查结果。可以用一个细蚊氏钳或者一把小剪刀从肝门下方穿过肝实质直到其在对侧出现(视频 19:肝劈离的准备,肝门的离断)。之后,肝门用手术刀离断。这时,在肝门以及左肝管里可见胆管。残留在右肝移植物上的肝门切缘用单根细丝线缝合。

肝实质切面 (视频 20: 肝劈离的准备, 肝实质的离断)

每一次肝劈离的成功取决于一丝不苟的肝实质切断。用一个汇集于肝门切缘的肝包膜上的切口标记切面,再用一条尼龙带穿过标记的切面线将肝"悬吊"起来。移植物之间各自的血管结构各置于一边以防止疏忽造成的血管损伤。肝实质的切断施行时,肝需要浸泡在冰浴中。直接的切面应该最终是预计中的较小切面,这样不仅能减少出血以及再灌注,损伤其他结构的机会也会大大缩小。肝实质切断有很多实用的方法。Kelly 钳法非常快捷而且容易识别切面上胆管及血管的根部;双极电凝也很实用,在止血方面更胜一筹,或者也可以使用能量装置(energy device)。不管使用何种方法都需要找出并结扎门静脉以及供应第Ⅳ肝段的胆道根部。门静脉在接近肝门处后方有许多分支。

每个移植物的切面都需要在手术台上用冷器官储藏液从门静脉灌注,以检查有没有比较大的泄漏,而此时暂时关闭肝静脉流出道通常是一个有效的方法(视频 21:肝劈离的准备,

25:08—25:30)。每个泄漏点都需要用不可吸收的单根细丝线缝合。给肝左静脉与肝中静脉分别插入套管已检查它们的根部是否有泄漏,也可以用这种方式加固静脉。这时就可以把移植物分别称重并封装保存以转运了。

原位肝移植

肝移植手术可以大体上分为三个连续的阶段:外植阶段在新的肝移植物获得血供(再灌注阶段)前与无肝阶段是重叠的。外植阶段与无肝阶段的首要目标是尽量减少失血以及维持受体的血流动力学稳定。再灌注阶段可能会因为改变的的血流动力学和再灌注综合征而富有挑战性。

手术方法

切口

选择的切口应该能给予术者进入右上象限的宽广入口。每一个手术医生都有各自偏爱的切口选择,但切口的确定应该根据患者的体型、肋骨角度以及病肝的大小而有很大区别。肋下切口可给予术者进入右上象限的宽广入口,但是使得接近下腔静脉更加困难。切口可以沿着正中线扩大至剑突下(Mercedes 切口),采取扩展至皮肤全层的切开或者切开腹白线的方式,保留完整的皮肤。一些外科医生喜欢选择右肋下缘先做一个 2~3cm 的切口,然后再延伸至剑突下,这样伤口会较小,但是选择使用这种切口需要术者丰富的经验以及对患者谨慎的选择(视频 22:劈离肝的移植,皮肤切口)。"J 形"切口也是可选的,这种切口包括一个起自中线高于脐的水平右肋下切口, 之后,此切口再沿正中线延伸至剑突下,形状如 J。如果患者患有门脉高压,皮肤上经常会出现静脉曲张,这时需要小心止血。将选择的切口加深,穿过腹直肌鞘与斜行的腹部肌肉群以进入腹膜腔。在正中线上,镰状韧带经常包含曲张的

静脉以及再通的脐静脉,需要在钳夹点与结扎点之间离断(视频23:劈离肝的移植,镰状韧带的切断)。腹腔在此时于正中线右侧打开,因为镰状韧带已经呈扇面状散开,所以在此时开腹可以避免静脉曲张或者其他腹腔内结构。腹壁牵引器一般放置在肋弓下缘。根据术者的偏好和所能获取的仪器,采用不同类型的牵引器都可以达到目的。

肝门的剥离

通常把肝用一个固定的刀片牵引器(通常连接在主腹壁牵引器上)向上方牵引,十二指肠向下方牵引,肝门结构在肝附近离断,确保肝十二指肠韧带内保留受者足够长的结构。胆囊管与胆囊动脉在肝总管与胆总管之后结扎并离断(视频24:整个肝脏的移植,剥离肝门结构)。肝动脉在肝左与肝右动脉结扎处离断,通常分离成独立的肝左及肝右动脉分支(视频25:整个肝的移植,肝门处的剥离)。门静脉此时暴露,如果门静脉没有血栓栓塞,则周围脆弱的软组织可以很轻易地离断。如果存在长时间的门静脉血栓栓塞,门静脉可能会出现硬化,而且门静脉周围结缔组织会出现黏附,让剥离更加困难。门静脉从肝门处开始剥离并清除周围组织直到胰头。门静脉的左右支在肝门处界定,在这一过程中,可能会看见最近的汇入门静脉的胰十二指肠静脉。这些分支也许需要结扎并离断,以确保门静脉的最大长度以及预防不经意间的血管损伤。需要就近上一个静脉钳,为了确保进行方向正确,静脉钳一般呈3~9点钟方向放置。门静脉在此时于肝门处缝合结扎并离断。

暂时性的门腔静脉分流

暂时性的门腔静脉分流术并不是必须的,但却有以下好处(视频26:整个肝的移植,门腔静脉分流):

1.可以更早结扎门静脉,促使肝缩小,让接下来的肝切除过程更直接。

2.避免小肠和大肠的静脉阻塞。

3.通过保证足够的静脉回流维持受者的血流动力学。

4.减少门脉系统压力,从而减少出血。

一些外科医生喜欢选择性的做门腔静脉分流,也有一些医生除了很早再移植的患者均做门腔静脉分流,也有另一些医生几乎不使用这个方法。随机对照试验并没有确切证据支持做门腔静脉分流的必要性。

肝以下的下腔静脉需要清除其上覆盖的血管外膜组织,然后,在清除的区域用单面有齿的钳子钳夹并做纵向静脉切开术以匹配门静脉的直径。用4/0 Prolene线做一个门腔静脉的端侧吻合,确保门静脉的方向是正确的。静脉切开术上端9点钟方向的开口与下端3点钟方向的开口通常是成功的。在静脉切开的右后壁做一个固定缝合,有助于维持切口敞开。如果受者是一名肥胖男性,门腔静脉分流术就必须要在一个深体腔内完成,这就会给操作带来技术上的挑战性(图13.1)。

肝的脱离(mobilised)

在结扎比较大的曲张静脉和肝左动脉的副动脉后,将肝胃韧带用电刀离断。通过离断左冠状韧带和三角韧带使肝左外叶脱离(mobilised)。在肝左外叶下垫一块纱布以防止对胃或脾的损伤。肝后部的松动可以从左向右进行,反之亦可(视频27:劈离肝的移植,肝的松动)。如果采取从左向右的方式,松动过程应从下腔静脉游离的尾状叶开始着手。将肝短静脉(第I肝段静脉)在下腔静脉旁结扎,近端在离断前用血管夹夹闭。对于直径较大的静脉,为保险起见应当缝合。尾状叶从下腔静脉缓慢取下,偶尔会需要从其后方包绕下腔静脉处离断尾状叶,此过程最好在腹腔镜下钉合(laparoscopic staple)并离断。肝左及肝中静脉主干用同样的钉合装置分离并切断,之后将整个肝向患者右侧翻转,遇到第I肝段的静脉便结扎并离断之。肝右静脉也用同样的钉合分离并切断(视频28:劈离肝的移植,

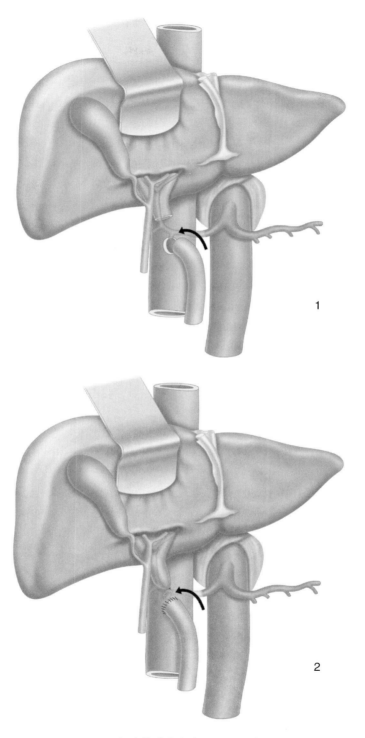

图 13.1　门腔静脉分流术 1、2。（见彩图）

肝静脉的离断)。应当尝试横向离断肝中静脉主干以及纵向离断肝右静脉,这样在两条钉合口之间会留出一点空隙,方便之后静脉间造口吻合术(cavo-cavostomy)的操作。用同样的钉合法游离右侧的三角韧带以及离断肝静脉韧带后,用电刀分离肝右叶。这样肝就从受体身上取下。在肝移植物被移植之前与腹膜后的裸露区域时常会有数个出血点,如果需要的话,可以用连续缝合将其折叠。

改良背驮式术式(视频 29:劈离式肝移植,改良背驮式吻合)(视频 30:全肝移植,改良背驮式吻合)

在肝左/中静脉和肝右静脉主干间临时缝合,缝合线下方腔静脉壁放置一 Duvall 组织钳,自后方将两者提起。大的 Satinsky 血管钳用于钳夹临时缝线与 Duvall 组织钳,以部分阻断

下腔静脉回流。在此处的下腔静脉做一纵行切口,切口长数厘米,上达肝静脉孔水平。在移植肝的下腔静脉后表面进行腔静脉切开,其长度应该等于或略短于受者腔静脉切开长度,并于受者下腔静脉左侧壁进行临时缝合,长度为其腔静脉切开术的一半。移植肝下腔静脉的两端均用 3/0 Prolene 缝合线闭合。两根 4/0 Prolene 双端缝合线悬吊移植肝与受体的腔静脉切口,排列为 12 点和 6 点位置。腔静脉成形术采用从上悬吊点开始进行侧–侧吻合的方式,用 4/0 Prolene 双端缝合线对腔静脉右后壁进行连续缝合。需要注意的是,上悬吊点插入的额外缝合线会使再灌注后肝静脉流出道变窄(图 13.2)。当缝合到达下悬吊点时,用上悬吊点双端缝线的另一端从上向下缝合腔静脉左壁完成吻合术。左壁吻合在腔静脉壁外进行,随后用缝线的两端结扎。最后去除下悬吊点及腔静脉左侧

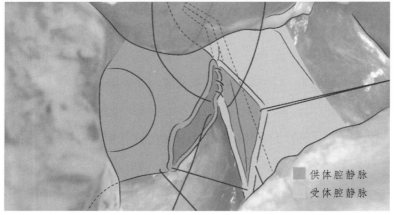

供体腔静脉
受体腔静脉

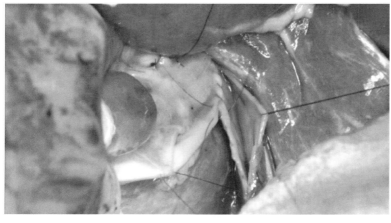

图 13.2 改良背驮式吻合术。(见彩图)

壁的临时缝线。

经典背驮式技术

如果采用经典背驮式技术,移植过程中则使用 Satinsky 夹钳夹受者肝左、中静脉的共干,而不使用吻合器(视频 31:经典背驮式肝移植术)。此静脉孔可能轻微向右增宽。移植肝的腔静脉上孔开放,与受者的肝左、中静脉干进行端-侧吻合(视频 32:经典背驮式肝移植术,供肝植入)。供肝腔静脉下端进行结扎或者使用3/0 Prolene 缝线连续缝合,后续不进行切开术。

腔静脉替代术

从技术上讲,尤其是受者体内存在静脉转流的情况下,腔静脉替代术是最简单的技术。由于肝尾状叶与腔静脉连接紧密,不易分离,预先钳夹和移除受者下腔静脉的肝后部分,可在供肝植入时可节省手术时间(图 13.3)。然而,

任何节省下的手术时间都被用于建立体内静脉转流。受体腔静脉被移除部分所在的空间用于放置移植肝。受体和供体腔静脉3点及9点位置分别缝入一根 3/0 Prolene 缝线,通过向下收起移植肝同时自3点至9点方向从腔静脉内部缝合后壁。然后用在3点位置的双端缝线的另一端缝合腔静脉前壁(此时从腔静脉外部缝合)并用线的两端结扎,完成腔静脉吻合。下段腔静脉吻合可用 4/0 Prolene 双端线通过相似的方式进行(图 13.4)。

门静脉吻合术

门-腔静脉分流者用 2/0 Prolene 线结扎,并用 4/0 Prolene 线加强缝合后,将门静脉保持在3点至9点方向钳夹,可阻断门-腔分流。对齐移植物与受体的门静脉并缩短其长度,防止吻合后门静脉扭转的发生。向前提起肝右叶并于其下放置冷拭子。3点和9点位置分别缝入一根 5/0 Prolene 双端线进行悬吊,自门静脉左侧朝向术者的位置从内部连续缝合吻合后壁。缝至右悬吊点后,使用双端线的另一端从门静脉外部连续缝合前壁(视频 33:劈离式

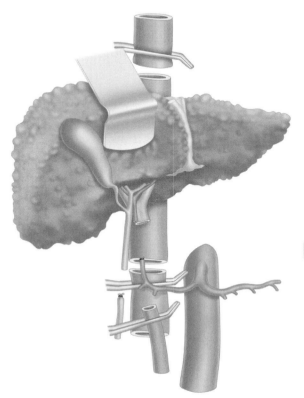

图 13.3 经典静脉置换 1。(见彩图)

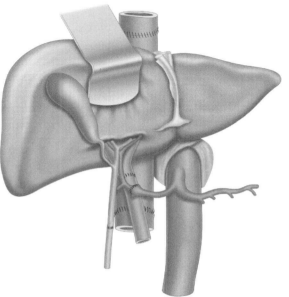

图 13.4 经典静脉置换 2。(见彩图)

肝移植,门静脉吻合)(视频34:全肝移植,门静脉吻合)(视频35:经典背驮式肝移植,门静脉吻合)。门静脉吻合时,适当减少进针点与门静脉断端的距离,可防止吻合后狭窄的发生,同时吻合前,对齐静脉防止吻合后扭转有重要作用。

门静脉吻合术在进行最后的缝合前,应使用5%葡萄糖和0.9%盐水或4.5%清蛋白溶液对移植物进行灌洗,从而去除渗入其中的过量钾(视频36:经典背驮式肝移植,肝脏灌洗)。在未完全闭合的门静脉吻合口,插入灌洗套管,灌洗液可经供体腔静脉下段的独立开口流出。移植物灌洗通常需要1L灌洗液,而当移植物重量超过2Kg时,则需要更多灌洗液。随后,拔除灌洗套管,完成门静脉吻合。为减少吻合口狭窄的风险,需在缝线处留出门静脉直径0.5~1.0倍的舒展量。

再灌注

腔静脉夹移除后,需采取止血措施,然后移除门静脉夹。再灌注期间,应关注血流动力学变化及心电图模式。当发现有任何再灌注综合征或高血钾性心电图改变的迹象时,需进行门静脉人工临时夹闭,以确保麻醉医师有足够时间处理上述问题(视频37:劈离式肝移植,再灌注)(视频38:全肝移植,再灌注)(视频39:经典背驮式肝移植,肝脏再灌注)。

动脉重建

将受体肝总动脉从血管周围组织中充分游离,暴露胃十二指肠动脉。结扎受体胃十二指肠动脉远端,并用小血管夹钳夹受体肝总动脉。于肝总动脉分叉为胃十二指肠动脉起始处做一补片,并且在供体肝动脉解剖结构正常的条件下,于供体腹腔干分叉为肝总动脉和脾动脉处做一补片(图13.5)。两补片用7/0缝线进行端-端吻合(视频40:劈离式肝移植,动脉吻合)(视频41:全肝移植,动脉吻合)(视频42:经典背驮式肝移植,动脉吻合)。吻合

完毕后,在供体肝动脉远端至胃十二指肠动脉间放一小"斗牛犬"动脉夹,并移除受体动脉夹。这确保血栓可以正常排出且可以进行血流评估。移除"斗牛犬"动脉夹后,钳夹供体胃十二指肠动脉(以待进行结扎)或用2/0缝线对其直接结扎。

供者具有多条肝动脉时,存在不同的重建方式,具体细节如下(图13.6):

1.移植肝提供副肝右动脉/替代肝右动脉且含供者肠系膜上动脉及全部肝总动脉。将供者带有脾动脉补片的肝总动脉与肠系膜上动脉远侧断端进行吻合,其近侧断端与受体的肝总动脉/胃十二指肠上动脉补片进行吻合。

2.移植肝提供副肝右动脉/替代肝右动脉,其在胰腺上方被离断而受损且不含肠系膜上动脉。在供体胃十二指肠动脉残端或脾动脉重建副肝右动脉/替代肝右动脉,然后将供体腹腔干与受体肝总动脉/胃十二指肠动脉补片吻合。

3.移植肝提供三条肝动脉。副肝右动脉/替代肝右动脉在上方吻合,供体腹腔干与受体肝总动脉/胃十二指肠动脉补片吻合(图13.7)。

如果受体肝总动脉由于狭窄、血栓或重建失败等原因不能提供充足的血运,则需建立动脉通路,其起始于受体肠系膜上动脉根部下方的腹主动脉肾下段。游离Treitz韧带,暴露腹主动脉,打开覆盖于腹主动脉肾下段的腹膜,环形游离腹主动脉并于其上放置一个侧夹钳。纵行切开主动脉并用打孔器修剪切口。选择供者长度适宜的髂动脉(最好来自供者本人),用4/0 Prolene线与腹主动脉进行连续端-侧吻合。该通路走行于胃与胰腺之间,穿过横结肠系膜,延伸至肝门,然后与供者肝动脉进行端-端吻合。

胆道吻合

胆道吻合通常指的是将供者的肝总管与受者的肝总管进行端-端吻合。如果移植肝

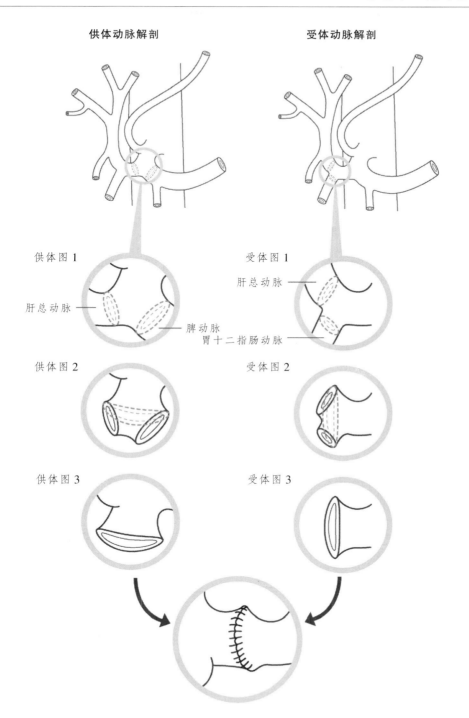

供体动脉解剖

受体动脉解剖

供体图 1

肝总动脉

脾动脉

受体图 1

肝总动脉

胃十二指肠动脉

供体图 2

受体图 2

供体图 3

受体图 3

图 13.5 标准动脉解剖。（见彩图）

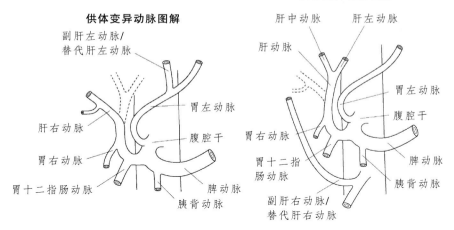

图 13.6 副肝左动脉和副肝右动脉。(见彩图)

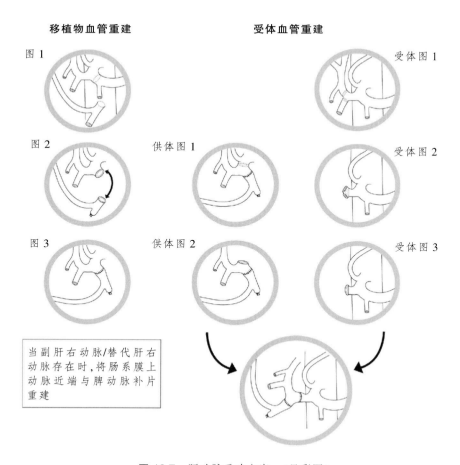

图 13.7 肝动脉重建方案。(见彩图)

是经过劈离的肝脏，则使用一个 T 管保护吻合口并减少切面胆瘘的风险（视频 43：劈离式肝移植，胆道吻合）。肝管空肠吻合术适用于二次移植或是具有原发胆道疾病的患者（图 13.8）。

　　冲洗供者胆道并用细线控制与之伴行的血管的血流。由于可能导致胆道缺血，故胆道出血时，不用电刀止血。同样的，冲洗受者胆道，并在胆道出血时，用细线止血。可将供体胆囊管残端一并吻合以纠正供、受体胆道尺寸的差异。胆道吻合使用 5/0 PDS 双端线（图 13.9）。采用与前文提到的与吻合血管相似的方式，从 3 点位置开始吻合胆道（视频 44：全肝移植，胆道吻合）。

关腹

　　最后对术中止血效果进行检查，必要时，对腹膜后区域或劈离肝切面应用止血剂。将一根大引流管理于肝下，并对移植肝进行零点活检。使用 1/0 PDS 线缝合肌层，并用皮钉钉合皮肤。

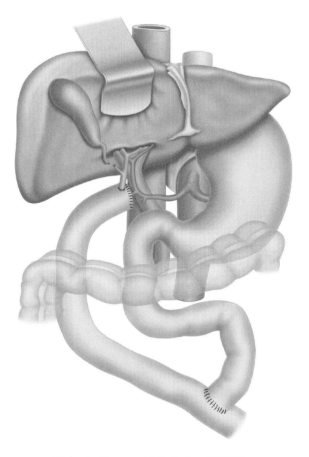

图 13.8　Roux-en-Y 吻合术。（见彩图）

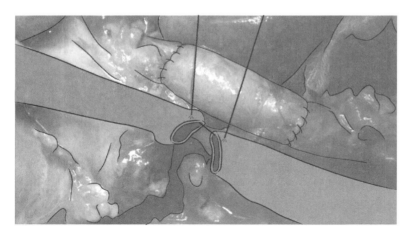

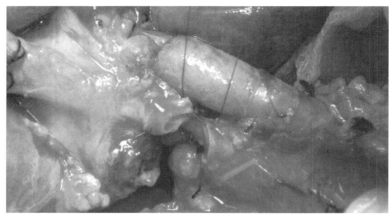

图 13.9　胆管空肠吻合术。（见彩图）

（金鑫 周柳新 寇天阔 译　张海明 校）

参考文献

Jamieson NV, Sundberg R, Lindell S, Claesson K, Moen J, Vreugdenhil PK et al. Preservation of the canine liver for 24–48 hours using simple cold storage with UW solution. Transplantation. 1988;46(4):517–22.

Otte JB, de Ville de Goyet J, Alberti D, Balladur P, de Hemptinne B. The concept and technique of the split liver in clinical transplantation. Surgery. 1990;107(6):605–12.

Ringe B, Neuhaus P, Pichlmayr R, Heigel B. Aims and practical application of a multi organ procurement protocol. Langenbecks Arch Chir. 1985;365(1):47–55.

Starzl TE, Marchioro TL, Vonkaulla KN, Hermann G, Brittain RS, Waddell WR. Homotransplantation of the liver in humans. Surg Gynecol Obstet. 1963;117:659–76.

Tzakis A, Todo S, Starzl TE. Orthotopic liver transplantation with preservation of the inferior vena cava. Ann Surg. 1989;210(5):649–52.

第 **5** 部分
肝移植受者的护理

第 14 章

预后与随访

James Neuberger

要点

- 肝移植的预后是良好的。
- 然而,肝移植受体的质量和数量都不是正常的(与同年龄和性别的正常人群相比)。
- 抑郁症并不少见;疲劳和脑病有所改善,但持续存在;皮肤瘙痒很快得到解决。
- 生活质量通常是好的,但只有大约一半的移植患者可以回归全职工作。
- 移植物存活率受疾病复发、排斥反应和技术问题影响。
- 患者存活率受免疫抑制相关并发症影响,包括肾脏疾病、心血管疾病、某些感染和恶性肿瘤的发病率增高。
- 终身应用免疫抑制是有必要的。
- 移植患者应该被鼓励去过正常生活,但必须坚持长期随访,一方面监测移植物功能,确保最合适的免疫抑制,一方面监测移植后并发症,并根据需要及时干预。
- 没有数据表明,移植患者在移植中心和非移植中心随访哪个更有优越性,重要的是移植患者是否被一个有移植患者管理经验而又熟悉该领域进展的团队随访。

在移植早期,各个中心把关注点放在一年的预后。因为随着移植的成功进展,移植受者的数量增加,手术、麻醉技术的进展,免疫抑制被克服,关注点已经放在了长期预后。确实,随着越来越多的儿童成功地完成了肝移植,移植患儿和他们的家长可以期待 20 年或者 30 年的生存率。

生存率包括以下几方面:生活质量、质量调整生存年、移植物生存率、患者生存率和移植体生存率。

患者移植后生存率

如图 14.1A 和图 14.1B 所示,肝移植术后的总体生存率是非常好的,并且预后随着时间的延长仍在改善。它也显示绝大部分的改善源于早期死亡率的减少;同时,随着时间的延长,1 年生存者的预后缓慢改善。接受因神经系统死亡捐献器官的患者生存率明显优于接受因循环系统死亡捐献器官的患者(图 14.1C)。

尽管生存率是不错的,但移植患者很难被期望恢复到正常生活。这些术后 1 年仍生存的患者预期生存期会比对照组平均减少 8 年。减少的程度跟年龄、性别、原发病有关(图 14.2 和图 14.3)。这些生存评估基于历史数据,可以用来告知患者及家属,而不能作为当前状况的评估。

生存率有限的原因

通常把死亡过于简单地归结为一个原因;而且,报道的死亡原因并没有反应主要问

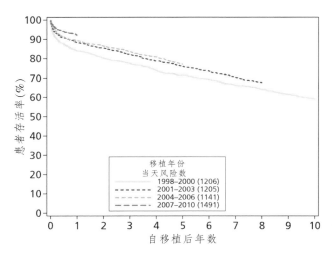

图 14.1A 英国通过第一轮脑死亡后捐献筛选的肝移植患者的长期存活率，1998.1.1–2010.12.31。(Data from NHS Blood and Transplant.)（见彩图）

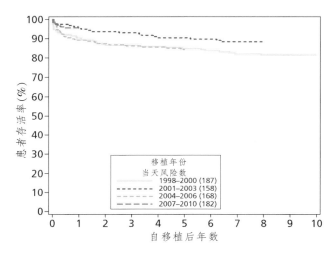

图 14.1B 英国通过第一轮脑死亡后捐献筛选的肝移植患者的长期存活率，1998.1.1–2010.12.31。(Data from NHS Blood and Transplant.)（见彩图）

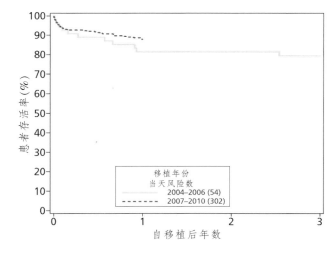

图 14.1C 英国通过第一轮脑死亡后捐献筛选的肝移植患者的长期存活率，2004.1.1–2010.12.31。(Data from NHS Blood and Transplant.)（见彩图）

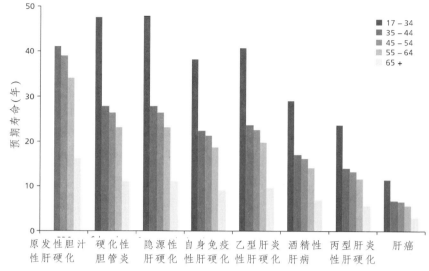

图 14.2 男性患者通过年龄和原发病分组的平均预期寿命。(来源: Barber K, Blackwell J, Collett D, Neuberger J; UK Transplant Liver Advisory Group. Life expectancy of adult liver allograft recipients in the UK.Gut. 2007; 56:279‑82)

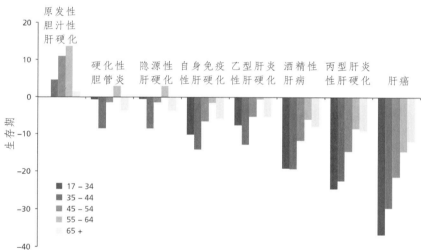

图 14.3 生存期超过 1 年患者的预期缩短年限。(来源: Barber K,Blackwell J,Collett D,Neuberger J; UK Transplant Liver Advisory Group Life expectancy of adult liver allograft recipients in the UK. Gut. 2007;56:279‑82)

题。例如,被记录的死亡是肺炎终末期,但这可能是 HCV 复发感染所致肝硬化而继发静脉曲张出血的结果。

在任何分析中,死亡风险都应该与年龄和性别相关的对照组比较,用标准发病率(SIR)这样的措施。因为移植受者的选择是经过仔细筛选的,如已经排除了高心血管发病率的患者,所以标准发病率就低估了移植和移植影响因素所导致的过量死亡。

移植患者早期主要死亡原因如下:
- 心脑血管疾病。
- 肾损害。
- 感染。
- 新发肿瘤。
- 肿瘤复发。
- 疾病复发。

在英国,肝移植生存超过 1 年的患者死亡率明显高于正常人群,30%与恶性肿瘤相关,10%与多系统衰竭相关,10%与感染相关,9%与心脏疾病相关,10%与移植物衰竭相关。差不多在美国也有类似的发现。一项 NIDDK 研究的 798 位肝移植患者数据显示,移植术后 1 年后的死亡,28%与肝脏本身有关,22%与恶性肿瘤相关,11%与心血管疾病相关,9%与感染相关，6%与肾衰竭相关。死亡的危险因素，包括性别（男性）、年龄、糖尿病（移植前和移植后）、移植后高血压和肾衰竭。尽管应用免疫抑制，感染并不是死亡的常见原因，并且通常涉及肠球菌和肠杆菌感染，尤其是行 R-Y 吻合患者；真菌感染少见。

疾病复发导致的移植物失功仍在关注中；疾病复发所致移植物失功的原发病主要为HCV 感染和原发性硬化性胆管炎（图 14.4）；需要注意的是，移植后，饮酒导致的移植物失功并不多见。

因此，移植术后，维护良好的移植物功能，调整最好的免疫抑制，监测和处理早期死亡高危因素都是非常重要的。高危因素，包括高血压、糖尿病和肾功能不全。这些在第 24 章、第27 章和第 28 章中还会进一步介绍。

生活质量

按照标准仪器的评估，绝大多数移植患者移植术后的生活质量会明显优于术前，但很难达到正常。移植术后存活超过 20 年的患者，生活质量优于慢性肝病患者，但是低于正常人群。移植术后，疲劳会改善，但达不到正常人群水平。

脑病

脑病通常会被解决，但是，这并不能说明移植前已存在潜在的脑损伤，又不能说明移植期间和移植后的神经毒性反应，包括神经钙蛋白抑制剂（CNI）所致神经毒性反应。

就业

很多因素决定一名移植患者可以回归到全职还是兼职的工作岗位，这些因素包括：年龄、性别、受教育程度、技术能力、流行的经济形势、保险和国家状态。

最近，来自芬兰的一项平均生存期为 8 年的 400 例肝移植术后成人的研究表明，原发性硬化性胆管炎的就业率为 56%，而原发性胆汁性肝硬化的就业率为 29%，其采用的是年龄相关的回归分析。原发性硬化性胆管炎和乙醇相关的肝硬化的移植患者，就业率大约是原发性胆汁性肝硬化移植患者的 2.5 倍。一项美国的研究表明，移植术前大约有 70%的患者参加工作，而术后只有少于 30%的人继续工作。

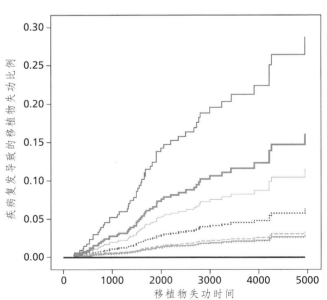

诊断
| 丙型肝炎
| 原发性硬化性胆管炎
| 自身免疫性肝病
| 隐源/非酒精性脂肪性肝病
| 非对乙酰氨基酚相关暴发性肝功能衰竭
| 原发性胆汁性肝硬化
| 酒精性肝硬化
| 对乙酰氨基酚相关暴发性肝功能衰竭

图 14.4 术后 90 天内因疾病复发导致的移植物失功比例。这些因疾病复发导致的移植物失功按照下降的比例进行了罗列。（来源：Rowe IA，Webb K，Gunson BK，Mehta N，Haque S，Neuberger J. The impact of disease recurrence on graft survival following liver transplantation: a single centre experience. Transpl Int. 2008;21:459-65)（见彩图）

小儿移植

毫无疑问，儿童患者在移植术后将面临更多挑战。相对于正常儿童，他们的学校成绩要差一些，问题要多一些，如焦虑、孤独感，并经常出现负面思想。另外，儿童的依从性比成人要差。专业的研究可能会帮助解决这些问题，并帮助保护移植物和患儿。

随访

大多数移植患者都需要术后终身随访。对于随访最佳频率和随访地点仍存在争议。毫无疑问，随访的频率应依据患者的状态，但是一旦患者术后超过 1 年并且状态良好，随访可以 3~4 个月进行一次。

专家门诊

不同的临床中心采用不同的方法：完全由移植中心随访、全权委托当地医院随访，或者混合随访。

康复患者门诊

为了帮助患者回归正常生活，一些中心设立了康复患者门诊，专门解决移植术后非肝脏方面问题。

移交门诊

在儿童中心随访的患儿有学习更多技能的机会，并且转交到成人中心的时间与患儿非依从性增加的风险有关。很多中心已经建立了移交门诊，这里既有儿童又有成人医生，还会有心理学家和其他专家的帮助。

不管用什么方法，医生需要综合的有条理地对患儿进行评估，不管是受过训练的并且了解最新的医学一直实践的护士还是心理学家。患儿需要跟第一、第二和第三级保健医生进行良好的交流，并且记录在案。

后期的帮助可以通过一些方式来获得，如通过 360 移植网（www.transplant360.com）。

需要明确谁来负责移植以外患儿的健康，比如在医生意见一致的情况下，血压最好由第一级保健医生负责，其他医生可以提出建议。

其他生活问题

饮酒

大部分中心要求和乙醇相关的肝病移植患者终身戒酒。依从性可以通过简单地询问患者、监护人、家人和朋友来判断。有些中心常规通过血液、呼吸和尿液来测定乙醇含量，少数中心应用其他的标志物，如缺糖转铁蛋白或乙糖苷酸。这些方法的特异性和敏感性在肝移植是不被证实的。

医生应该关注非乙醇相关疾病的移植患者乙醇摄入量。最好建议 HCV 复发患者限酒。因为没有相关的循证医学指南，一般建议肝功能正常的 HCV 患者控制饮酒量在 4 单位乙醇（女性 3 单位乙醇），每周 4 次以内，建议肝功能异常的 HCV 患者更少一些。

吸烟

因为移植术后新发肿瘤的风险增加，同时，吸烟可以加重肝纤维化，因此，肝移植患者戒烟非常重要。

口腔护理

大部分移植患者不需要额外的口腔护理。如果在重度免疫抑制患者有明显的细菌感染风险时，需要预防应用抗生素。

旅行

国外旅行的风险很小。患者应该购买足够的保险，并通过一些简单的方式，如手卫生、食物卫生和适当的接种免疫来避免一些不必要的风险。患者最好带着身体状况以及治疗措施的摘要旅行，还应该带足够的药物并合理储存。旅行患者必须确保他们本人身上有足够的药物，不要把所有的药物都放在托运行李里，并获知最近的移植中心，以防移植物的以外问题出现。

再就业

尽管再就业率略低，合适的患者还是应该被鼓励再次工作。应该注意预防交叉感染。

其他药物

在第 25 章还会讨论一些免疫抑制剂和处方药物、非处方药物及天然食物之间存在明显相互作用。我的经验是，不是所有的药师和内科医生都关注这些相互作用（如他克莫司和红霉素），所以应该为移植患者提供避免联合应用的主要药物清单。

性健康和怀孕在第 24 章会提到。

随访的内容

门诊患者的随访内容如下：
- 临床状态评估。
- 药物回顾（免疫抑制剂和其他药物）。
- 心血管风险（血压、血脂、血糖、血糖控制情况）。
- 血清学（血清学：全血计数、尿素氮、肌酐和电解质；肝功能；尿蛋白）。
- 骨健康。
- 其他问题（饮酒情况，吸烟情况，性健康）。

肝功能异常评估

肝功能异常需要恰当的评估，评估的速度和程度取决于异常的类型和程度，患者的临床状态，血清学检查和影像学发现。

如果肝功能检查结果低于正常上限 2 倍，并且患者没有症状，1 周后复查。如果复查仍异常或加重，则有必要进一步行其他检查。肝功能异常的原因需要在应用治疗之前明确。

检查需求：
- 既往史、查体。

- 血液检查：非肝功能检查和其他检查（自身抗体，免疫球蛋白）；特异性检查（病毒标志物，尤其是 CMV、细菌标志物、血尿培养、尿镜检）。
- 影像学检查：肝脏超声、胸片。
- 肝脏活检。

在肝功能异常的病因诊断中，必须要注意：
- 在治疗之前，排斥反应需要通过组织学明确。
- 胆道异常的患者（包括 R-Y 吻合）在肝活检之前需要预防应用抗生素，目的在降低胆管炎和败血症风险。
- 可能不止一个因素（如 HCV 感染和排斥反应）。
- 器质性问题可能与肝功能异常同时存在（如肝动脉栓塞、胆道疾病或者细菌性胆管炎）。
- 药物性肝损害应该警惕（中药、维生素和食物都应该包括在内）。
- 疾病复发可能是无症状的。
- 肝功能异常可能是一种全身性疾病的表现（如脓毒血症或淋巴瘤）。
- 肝移植患者跟正常人一样有感染肝脏疾病的风险。

按照这种说法，引起新肝异常的原因如下：
- 移植术后 1~6 个月：急性细胞排斥反应、肝炎病毒复发、CMV 感染、胆道疾病。
- 移植术后 6~12 个月：急性细胞排斥反应、病毒性肝炎、胆道异常。
- 1 年后：病毒性感染复发；胆道疾病（尤其是通过 DCD 获得肝源患者）；移植物肝炎、慢性排斥反应、自身免疫性疾病复发（如 PBC、PSC 和自免肝）、脓毒血症、非酒精性脂肪性肝炎、酒精毒性损伤、新发的自身免疫性肝炎、其他少见原因（移植术后淋巴异常增生综合征、慢性戊型肝炎、药物性毒性损伤）。

计划性肝脏穿刺

计划性肝脏穿刺，和诊断性穿刺或者已

经发生肝功能异常而进行的穿刺相比较仍存在争议。

支持计划性肝脏穿刺的原因

• 肝功能指标不能真正的反应移植肝脏功能。大约 1/4 的患者,肝功能结果异常而移植肝脏的组织结构都是正常的;相反,当肝脏存在明显的炎症需要治疗的时候,肝功能指标可能还是正常的;因此,移植物的早期损害就会被漏诊,反之,在早期肝脏组织结构还是正常的时候(不代表肝功能正常),减少免疫抑制剂的机会就失去了。

• 移植物长期以来的正常组织结构不被了解,并且只有明确了解正常的组织结构,才能区分正常的组织和病态的组织。

• 一些疾病复发的特征在肝功能正常的患者中已经存在(如 PBC)。

反对计划性穿刺的原因

• 肝脏穿刺活检是有创检查,有一定的花费和风险。

• 也没有证据表明,计划性穿刺活检会带来更好的预后。

因此,各个中心应该发展它们自己的计划性穿刺政策,如果这些都做了,应该评估它的益处和重要性,用循证医学的方法来进行计划性穿刺。

依从性

世界卫生组织对依从性的定义为"患者的行为与临床医嘱一致性的程度"。然而,研究将依从性这个词语应用的多种多样,有可能被应用于漏服一次药或不在医嘱时间服药,或未定期门诊复查,甚至拒绝服药。

依从性也用于治疗的坚持和一致性上,甚至扩展至门诊预约复诊情况、行血液化验及与药物相关的问题。药物依从性不仅涉及免疫抑制剂,也包括降压药物、降糖药物等。

对依从性最好的定义及如何用最好的方法去评价依从性,目前并未达成一致。

依从性对治疗是很重要的,因为依从性差会导致移植肝预后差,住院概率及住院费用增加。

依从性差与多种因素相关,包括:

• 受体的个性(如患者坚信药物是有损伤的,或是患者有精神、行为或人格缺陷)。

• 移植时的年龄(年轻患者依从性差)。

• 年龄(青少年及 20 岁出头的患者依从性差)。

• 药物的数量及治疗方案的复杂性(随着数量和复杂性的增加,依从性会变差)。

• 家庭支持(家庭支持好的,依从性会更好)。

• 移植后时间(随着移植后时间的延长,依从性会变差)。

• 症状(急性肝损伤的移植患者,依从性会更差)。

• 和临床医生的关系。

依从性差的管理仍非常艰巨。依从性差的指标,包括无原因的门诊不复查,药物需要和处方的不符,肝功能的变化或者免疫抑制剂浓度的变化,血压血糖的控制不佳。

已经有一些干预影响的研究。告知并获得患者和家属的支持,多学科小组的辅导,药物治疗简单化,避免副作用(尽量小剂量激素的应用),这些都是很有帮助的。

对于由于依从性差导致的移植物失功治疗是一项非常艰巨的临床和伦理挑战。在器官短缺的时期,移植死亡率高达 15%,给由于依从性差导致的移植物失功提供肝源,而拒绝第一次通过移植而挽救生命的患者是非常难的决定。

(王国军　闫非易　译　华瑶　校)

参考文献

Aberg F, Hockerstedt K, Roine P, Sintonen H, Isoniemi H. Influence of liver disease etiology in long-term quality of life and employment after liver transplantation. Clin Transplant. 2012;26(5):729–35.

Aberg F, Makisalo H, Hockerstedt K, Isoniemi H. Infectious complications more than 1 year after liver transplantation. Am J Transplant. 2011;11:287–95.

Barber K, Blackwell J, Collett D, Neuberger J; UK Transplant Liver Advisory Group. Life expectancy of adult liver allograft recipients in the UK. Gut. 2007;56:279–82.

Burra P, Germani G, Gnoato F, Lazzaro S, Russo FP, Cillo U, Senzolo M. Adherence in liver transplant recipients. Liver Transplant. 2011;17:760–70.

Dommergues JP, Letierce A, Gravereau L, Plainguet F, Bernard O, Debray D. Current lifestyle of young adults after liver transplantation during childhood. Am J Transplant. 2010;10:1634–42.

Duffy JP, Kao K, Ko CY, Farmer DG, McDiarmid SV, Hong JC et al. Long-term patient outcome and quality of life after liver transplantation: analysis of 20-year survivors. Ann Surg. 2010;252:652–61.

Frederick RT. Extent of reversibility of hepatic encephalopathy following liver transplantation. Clin Liver Dis. 2012;16:147–58.

Gelson W, Hoare M, Dawwas MF, Vowler S, Gibbs P, Alexander G. The pattern of late mortality in liver transplant recipients in the UK. Transplantation. 2011;91:1240–4.

Kalaitzakis E, Josefsson A, Castedal M, Henfridsson P, Bengtsson M, Hugosson I, Andersson B, Bjornsson E. Factors related to fatigue in patients with cirrhosis before and after liver transplantation. Clin Gastroenterol Hepatol. 2012;10:174–81.

Mells G, Mann C, Hubscher SG, Neuberger J. Late protocol biopsies in the liver allograft: a neglected investigation? Liver Transplantation. 2009;15:931–8.

Rowe IA, Webb K, Gunson BK, Mehta N, Haque S, Neuberger J. The impact of disease recurrence on graft survival following liver transplantation: a single centre experience. Transpl Int. 2008;21:459–65.

Saab S, Wiese C, Ibrahim AB, Peralta L, Durazo F, Han S et al. Employment and quality of life in liver transplant recipients. Liver Transplant. 2007;13:1330–8.

Watt KDS, Pedersen KA, Kremers WK, Heimbach JK, Charlton MR. Evolution of causes and risk factors for mortality post liver transplant: results of the NIDDK long term follow-up study. Am J Transplant. 2010;10:1420–7.

第 15 章

肝移植时免疫系统变化：排斥和耐受

Palak J. Trivedi，Nick D. Jones

要点

- 同种异体肝脏在移植后的 6~12 个月以内，存在很强的免疫源性。但之后就不倾向于出现排斥了。
- 抗原呈递和 T 细胞受体信号通路，是同种异体识别和排斥的关键通路。
- 改变共刺激和黏附分子是诱导异体肝脏出现耐受的一个潜在方法。
- 移植受者的最终结局，很大程度上取决于损伤性细胞和 (阻断排斥的) 保护性调节 T 细胞之间的平衡。
- 供受者 HLA (人白细胞抗原) 的匹配程度，不影响患者或同种异体肝脏移植物的远期生存。
- 与其他实体器官移植不同，肝脏移植物表现出更强的内在耐受性，可出现长期的自发耐受。
- 一小部分经过选择的稳定肝移植受者，能够安全地撤除免疫抑制治疗，并能够继续保持正常的移植物功能。停药后，急性排斥的出现概率很低，多数排斥，在重新使用基础免疫抑制方案后，得到缓解。该现象称为自发性操控性耐受。

引言

从术后即刻和移植后的早期阶段 (至移植后约 6 个月)，如同其他实体器官移植物一样，肝脏存在着很高的抗原性，可引起强烈的免疫反应；所以，在这个阶段排斥出现的频率最高

(见第 19 章)。然而，与其他实体器官移植物相比 (如肾脏)，肝脏不易受到免疫损伤的影响，这是因为它的体积和固有的增生潜能。此外，其他带有血管的器官移植物，与来自同一供者的肝脏移植物，一同进行移植时，可能会获得更为满意的生存率，这提示肝脏能够减轻针对异体抗原的免疫排斥，该异体抗原是存在于多个器官中的。异体肝脏移植物被认为存在免疫特惠，因为它存在很大程度的免疫耐受性。在 T 细胞交叉配型阳性时，仍存在很低的排斥发生率，很少因慢性排斥出现移植物丢失，以及组织损伤后肝细胞的增生潜能，这些都可以说明这一点。虽然肝脏也可以出现免疫损伤进程，急性排斥反应发生于 20%~40% 的病例中，但大多数通过增加免疫抑制治疗，可以实现逆转。

为明确导致异体移植物排斥和耐受的复杂机制，回顾一下某些关键的免疫过程是很有帮助的，包括白细胞的募集、抗原呈递和异体识别，以及阻止自身反应性 T 细胞引发自身免疫的 (中枢耐受和外周耐受) 机制。

白细胞募集的分子机制

对于任何存在血管的器官，白细胞募集的最初环节均包括一系列与血管的相互作用，最终使得白细胞迁移到组织中。在多数器官中

(除了脾脏、肝脏和肺),这个过程发生在毛细血管后微静脉中。

关键环节是与血管内皮细胞的相互作用,通过与血管壁发生联系和滚动可从循环中捕获白细胞,之后形成稳定的黏附,出现穿越内膜的迁移。这个"多步骤级联的黏附过程"涉及多个黏附分子和化学趋化分子(也叫趋化分子)家族,它们可决定向局部募集哪种亚型的白细胞。

- 滚动:通过选择素和免疫球蛋白超家族(IgSf)结合的方式获得白细胞,后者包括细胞间黏附分子 (ICAM-1) 和血管细胞黏附分子(VCAM-1)等。该作用导致白细胞在血管壁上滚动。

- 黏附:在滚动过程中,白细胞 G 蛋白偶联受体受到内皮细胞表达的趋化因子活化,出现白细胞整合素分子结构改变,亲和性由低变高,它结合于内膜的 IgSf 受体。这使得白细胞停留于血管壁上。

- 迁移:黏附之后出现血管内爬行和穿越内膜的迁移,越过血管屏障进入组织中。这是一个复杂的过程,需要多种黏附分子和趋化因子参与。

- 在肝内,白细胞通过黏附和迁移,能够穿越不同区域的肝微血管结构。然而,白细胞主要进行穿越血窦的迁移。

- 因为血窦内剪切力相对较低,在肝内并不需要选择素介导的滚动过程,而主要是进行关联束缚过程。在肝内稳定的黏附,是通过白细胞表达的整合素与 ICAM-1 和 VCAM-1 的相互作用来实现。肝血窦也表达血管黏附蛋白-1(VAP-1),它可介导淋巴细胞的募集,特别是介导穿越内膜的迁移过程,而 CD44 有助于中性粒细胞的募集。

- 另一种非经典的黏附分子在肝内非常常见,淋巴内皮细胞和血管内皮受体-1(CLEVER-1),它可优先募集调节性 T 细胞(Treg)。

- 在植入的肝脏中,移植物血管内膜活化导致黏附分子上调和趋化因子增加,同时出现淋巴细胞浸润。

- 趋化因子介导从滚动黏附到稳定黏附的转变和血管内爬行,其对白细胞募集至关重要,对于白细胞亚型的区分和相应亚型停留在发生炎症的肝组织中,也起重要作用。

- 肝脏移植物内浸润的淋巴细胞中,趋化因子受体高度表达。

- 肝移植后,CXCR3 的配体(CXCL9、CXCL10 和 CXCL11)可在肝血窦内检测到,CCR5 (CCL2、CCL3、CCL4 和 CCL5)的配体在肝门部的内皮中被发现,CXCL12(CXCR4 的配体)仅限于胆道上皮中。

抗原呈递和异体识别

T 细胞和抗原呈递细胞(APC)间,最初产生抗原依赖的黏附,这个过程由整合素家族的 T 细胞黏附分子介导。这使得 T 细胞和 APC 细胞紧密接触,促进了对肽-MHC 集团的检测,导致异体抗原和 MHC 被 T 细胞受体(TCR)-CD3 复合物所识别。

TCR 发生接触后,出现 T 细胞整合素的显著活化,导致黏附过程得到加强。

- T 细胞中的两个主要的整合素是 β2 整合素 LFA-1 和 β1 整合素 VLA-4。两者均与 IgSf 黏附分子结合,后者表达于 APC 细胞中。LFA-1 结合 ICAM-1(CD54)和 ICAM-3,而 VLA-4 与 VCAM-1 结合。

- TCR 识别导致整合素介导的黏附加强,这使 T 细胞与 APC 细胞间的黏附作用稳固,同时,也可产生共刺激信号引起 T 细胞活化(见下文)。

- 除了活化整合素介导的黏附作用,TCR 识别也加强了另一个黏附分子的结合,CD2 与其 APC 上的受体 LFA-3(CD58)的结合。CD2 和 LFA-3 是 IgSf 的成员,它们的相互作用能够产生促进 T 细胞增殖的共刺激信号,该信号也导致 APC 分泌白细胞介素(IL)-1。

通过受者 TCR 与供体同种异体抗原的相互作用，完成同种异体识别。供体同种异体抗原大多被呈递在 APC 的主要组织相容复合物（MHC）上。

依据 APC 处理、呈递抗原的能力和它们向 T 细胞传递共刺激活化信号（见下文）的能力，APC 可分为专职性和非专职性。

• 专职性 APC（如树突状细胞、DC）可表达高水平的共刺激分子和肽-MHC 复合物，能够充分刺激幼稚 T 细胞发生反应、效应 T 细胞分化和记忆性 T 细胞生成。

• 非专职性 APC（如肝血窦内皮细胞）：炎症情况下，这些细胞表面出现 MHC。然而，这些细胞处理和呈递靶分子的能力有限，也只表达低水平的共刺激分子，不能有效刺激幼稚 T 细胞的活化。尽管如此，非专职性 APC 是活化的抗原特异性效应 T 细胞的一个明确的目标，并能够引起记忆性 T 细胞再次活化，因为记忆性 T 细胞并不像幼稚 T 细胞那样依赖共刺激信号。

主要组织相容复合物

编码 MHC 分子的基因，存在复杂的多态性。主要 MHC 位点为。

• MHC Ⅰ型分子：HLA-A、HLA-B 和 HLA-C。

• MHC Ⅱ型分子：HLA-DP、HLA-DR 和 HLA-DQ。

CD4+ T 细胞专门识别Ⅱ型 MHC 分子呈递的肽段，而 CD8+ T 细胞识别Ⅰ型 MHC 分子呈递的肽段。

T 细胞活化

抗原特异性 T 细胞的完全活化需要 T 细胞和 APC 间两个"独立的接触"（图 15.1）。

• 信号 1（特异性的肽段识别）：TCR 介导的 APC 表面抗原-MHC 复合物的识别过程，可引起钙依赖的信号传递，通过 T 细胞上的跨膜蛋白和 CD3 复合物发生关联来实现。与 APC 上 MHC Ⅱ型或 Ⅰ型分子发生作用的基础上，TCR-抗原-MHC 复合物通过与 CD4 和 CD8 辅助分子的分别作用变得更稳定。这也叫做"免疫突触"的形成。

• 信号 2：随着免疫突触的产生，T 细胞和 APC 上的共刺激分子和细胞黏附分子（如 LFA-1、LFA-2）在 TCR-MHC 复合物周围发生结合，导致 T 细胞迁移减少和 T 细胞-APC 细胞稳定结合。这使得低亲和性的共刺激分子发生相互作用产生进一步的信号，导致 T 细胞的活化。

TCR 被触发后，细胞质钙浓度增加，这将活化一种蛋白：钙调蛋白。钙调蛋白是一种酶（钙依赖），存在蛋白磷酸酶的活性，它可依次激活活化 T 细胞核转录因子（NFAT）。活化的 NFAT 核内迁移，导致基因转录发生改变，在诸多基因中导致 IL-2 的表达，上调 IL-2 受体（IL-2R），特别是 CD25（α 链）。CD25 同 CD122 和 CD132 结合时，可产生与 IL-2 的高亲和性，可进一步刺激活化 T 细胞增殖、扩张和分化。因此，这也可被认为是信号 3。

• IL-2 也是 T 细胞产生免疫"记忆"所需的，后者需要抗原特异性 T 细胞克隆的扩展、分化和存活，也需要胸腺内对调节性 T 细胞（见下文）的合理筛选。

• IL-2 主要由活化的 CD4+ T 细胞产生，并且通过自分泌的方式促进 CD4+ T 细胞生长。然而，IL-2 也存在旁分泌功能，支持 CD8+ T 细胞的生长和活化（部分 CD4+辅助 T 细胞），同样影响。调节性 T 细胞可持续表达高亲和性的 IL-2R α-链（CD25）。

共刺激分子和它们的受体

CD28-CD80/86 的相互作用

• 在 T 细胞中，CD28 持续表达，而 CD80 和 CD86 均表达于专职性 APC。

• 与 CD28 的交互作用，可引发 Ca^{2+} 信号通路，促进 IL-2 分泌，进一步加强 T 细胞增殖。

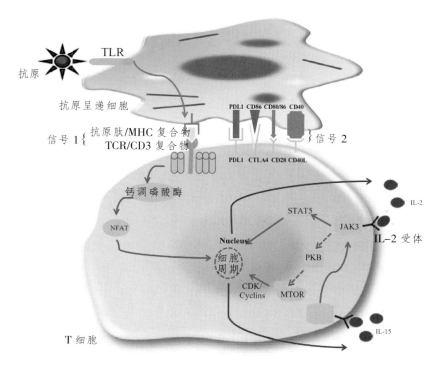

图 15.1 T 细胞/APC 间相互作用和免疫反应的诱导。(见彩图)

TCR 和 MHC 分子结合后(信号 1),APC 上共刺激分子 CD80/86 上调并与 T 细胞上的 CD28 发生作用(信号 2)。尽管特定的 TCR 能特异性的与肽–MHC 分子发生结合,但单独的 TCR 抗原识别对效应性细胞系的影响很小。后者更倾向于受到细胞因子微环境和共刺激信号的影响,共刺激信号决定抗原识别是否导致活化,而共刺激信号缺失时,抗原识别可导致免疫耐受。当 APC 与 TCR 发生相互作用时,细胞质钙浓度增加,这将活化钙调蛋白。钙调蛋白是一种酶(钙依赖),存在蛋白磷酸酶的活性,它可激活"活化 T 细胞核转录因子"(NFAT)。活化的 NFAT 核内迁移,上调 IL-2 表达,进一步刺激 T 细胞生长和分化。哺乳动物西罗莫司靶蛋白(mTOR)是一种丝–苏氨酸蛋白激酶,可调节细胞生长、细胞增殖、细胞运动、细胞生存、蛋白合成和转录。通过整合共刺激信号、细胞因子和代谢环境因素,mTOR 可决定抗原识别的结果。在 mTOR 活性缺失的情况下,信号 1 导致无应答或调节性 T 细胞(Treg)生成。已知在受到刺激时,调节性 T 细胞存在很低的 mTOR 活化,磷酸酶抑制剂的活性增加可以部分解释这个现象。同样,IL-2 刺激导致 mTOR 活性降低,但有趣的是,STAT5 的磷酸化得到加强。这些发现显示,调节性 T 细胞采用其他信号通路进行增殖和发挥功能。相反,在一些特定条件下,信号 1 选择性导致效应细胞分化。IL-15 产生的生存信号,可使记忆 T 细胞在不存在抗原时,继续存活。IL-15 受体的一些亚基与 IL-2 存在相同结构,使得两种细胞因子可以竞争性的负向调控对方的活性。例如,CD8+记忆性 T 细胞,是通过 IL-15 与 IL-2 的平衡来实现调控的。当 IL-15 与其受体结合,JAK 激酶、STAT5 和其他转录因子得到活化,引发下游信号过程。

CTLA–4–CD80/86 的相互作用

CTLA–4 是 CD80 和 CD86 的另一个受体,虽然亲和性比 CD28 高,但与 CD28 不同,CTLA–4 抑制 T 细胞活化,这是通过下面两种方式实现的:

• 抑制 NF-κB 信号通路。T 细胞发挥效应

细胞功能和 T 细胞生存相关的基因表达均由 NF-κB 信号通路实现,如:IL-2、IL-3、IL-4 和 IL-10 的表达。

• 抑制细胞周期蛋白的合成。细胞周期蛋白是 T 细胞增殖所必需的。

• 降低能够结合的 CD80 和 CD86 的数量。CD80 和 CD86 可通过 CD28 传递 T 细胞的

共刺激信号。

CD154–CD40

CD154 在活化 T 细胞中快速上调,并与 CD40 发生作用,CD154 在专职性 APC 和非专职性 APC 上均有表达。

通过 CD40–CD154 产生的共刺激信号有多种作用,CD40–CD154 相互作用的结果与 CD28 相似,可促进 T 细胞活化、增殖和生存。

• DC/APC 功能:CD40 被活化 T 细胞上的 CD154 绑定后,触发其他共刺激分子上调,如 CD134(OX40)和 LFA–3,触发促炎因子(IL–12 和 TNFα)上调、APC 上 MHC 的表达上调(于是 APC 功能得到进一步加强)并促进 DC 诱导 CD8+ T 细胞活化。

• 巨噬细胞:增加 IL–1、IL–2、TNFα 和氧化亚氮的合成。

• B 细胞:上调 CD80/86 和 Fas 配体表达,CD40–CD154 也是细胞表型转换所必需的。

• 上皮细胞:上调黏附分子 VCAM–1、E–选择蛋白和 ICAM–1,诱导 IL–6 和 IL–8 合成。

程序性细胞死亡蛋白–1(PD–1)

PD–1 有两个配体。

• PD–L1:持续表达于 T 细胞、B 细胞、巨噬细胞、DC 和内皮细胞中。

• PD–L2:仅限于巨噬细胞和 DC 中表达。

PD–L1/2 绑定后抑制淋巴细胞活化,诱导外周耐受。

超过 30 个共刺激分子已经被发现,它们分别属于 IgSf 和 TNFR 超家族。考虑到共刺激信号对 T 细胞全面应答的重要性,一些针对多个共刺激分子和其他分子的免疫抑制治疗策略已经出现,可供临床使用(图 15.2)。

T 细胞分化

T 细胞活化后分泌细胞因子和趋化因子,趋化和活化天然免疫系统的细胞,如 NK 细胞。NK 细胞因自体–MHC I 型抗原特异性抑制受体,无法识别异体抗原而出现活化,攻击表达异体 MHC 的供体细胞。

局部细胞因子微环境中,T 细胞最先被激活,它进一步影响幼稚 CD4+ 分化为 Th1、Th2、Th17 或调节 T 细胞,它们依次加强和改变局部细胞因子环境:

• DC 细胞和巨噬细胞分泌的 IL–12 导致 T 细胞分化为 Th1 细胞,后者分泌 IFNγ,活化巨噬细胞、NK 细胞和辅助性 T 细胞的反应。

• IL–4 促进 T 细胞分化为 Th2 细胞,后者分泌 IL–4、IL–5 和 IL–13,导致嗜酸性粒细胞活化、募集,并促进体液免疫。

• IL–6、IL–21 和 IL–23 的释放,导致 T 胞分化为 Th17 细胞,后者分泌 IL–17。

• 释放 TGFβ 可导致 T 细胞分化为调节性 T 细胞,后者分泌 TGFβ 和 IL–10。

移植的结局——排斥或移植物耐受——在很大程度上由损伤性免疫反应(由 Th1 和 Th17 细胞推动)和免疫抑制/保护细胞(如 Treg)活性的相对平衡决定。然而,Th17 和调节性 T 细胞可能表现出一定程度的可塑性,并且可根据细胞因子微环境,而改变它们的功能表型。

移植排斥的免疫生物学

同种异体移植物排斥涉及宿主–抗–供体反应,通过宿主来源的抗体、补体系统和淋巴细胞介导免疫应答,来损伤和(或)破坏移植肝组织。

所有新植入的异体组织,均可导致强烈的炎症。因供体疾病、肝移植获取、冷缺血、外科损伤和再灌注损伤导致的累积损伤,最初导致促炎因子释放(如 IL–6、IL–1β、TNFα)和内皮细胞活化。

在移植的围术期,促炎细胞因子的生成促进了受者 CD4+ T 细胞分化成破坏性的 Th1 和 Th17 表型,同时阻碍调节性 T 细胞的产生和抑制它的功能。在该 T 细胞–依赖的排斥信号通

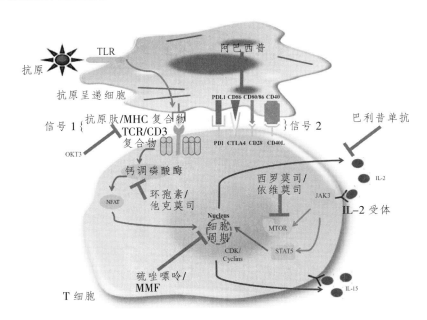

图 15.2　肝移植中应用的免疫抑制药物的作用机制。(见彩图)

环孢素和他克莫司:作用于钙调磷酸酶,后者是一种蛋白质磷酸酶,它激活活化 T 细胞核转录因子的(NFAT)。

西罗莫司(和它的衍生物依维莫司):作用于 mTOR(哺乳动物西罗莫司靶蛋白),抑制对 IL-1 的反应,阻断 T 和 B 细胞活化。mTOR 抑制,可抑制幼稚 T 细胞分化为效应 T 细胞,同时促进 CD4+ FoxP3 调节 T 细胞。

硫唑嘌呤:嘌呤合成抑制剂,它阻断酰胺基磷酸核糖基转移酶、腺苷酸琥珀酸合酶和 IMP 脱氢酶的催化活性,抑制淋巴细胞增殖。

吗替麦考酚酯(MMF):与硫唑嘌呤的作用类似,作为嘌呤合成的可逆抑制剂,抑制肌苷一磷酸脱氢酶(IMPDH)。

莫罗单抗-OKT3:鼠单克隆抗体(IgG2a),它结合于 CD3/TCR 复合物。虽然结合后最初有活化作用,但 OKT3 最终导致阻断和细胞凋亡。

巴利昔单抗:一种嵌合鼠-人单克隆抗体,针对 T 细胞 IL-2 受体的 α 链(CD25)。

阿巴西普:一种选择性共刺激信号调控物,由 IgG1 抗体的 Fc 区与 CTLA4 的细胞外结构融合而成。该分子与 CD80 的结合能力强于 CD86。

路中,APC 处理供体抗原的过程,是通过下列方式进行的。

- 直接通路:受体 T 细胞识别供体 APC 表面的完整的异基因 MHC 分子。

- 非直接通路:受者 APC 转运抗原。APC 通过吞噬供体细胞脱落的异体抗原(主要来源于 MHC)并将供体肽通过受体 MHC 分子呈递给受体 T 细胞。

- 半直接通路:受者 APC 通过与供者 APC 直接接触和(或)与 APC 分泌的外泌体融合,获取完整的 MHC 分子。这些"嵌合"受者 APC 刺激受者 T 细胞,后者识别完整的供体 MHC 分子+肽复合物。

CD4+ 和 CD8+ T 细胞参与细胞排斥过程,天然免疫系统的细胞,如 NK 细胞,也在排斥时,常出现于供体移植物中。

受者能够产生识别供体抗原的抗体(抗ABO 抗原是一个典型的例子)时,也可出现抗体介导的超急性血管性排斥反应,而 MHC-I 和 MHC-II 抗体的出现,则与急性和慢性移植物损伤相关,损伤形式为移植血管病变。

- 抗体通过下列方式损伤移植物:活化补体;抗体与供体细胞结合,其重链与单核细胞的 Fc 受体结合,促进单核细胞活化。

• 抗供体抗体也能够直接抑制内皮细胞的信号级联过程。然而,与其他实体器官移植相比,肝脏移植物产生的抗体介导的排斥反应存在一定的可逆性。

• 嗜酸性粒细胞在急性和慢性排斥中的作用突出。它们的作用可能是通过 IL-5 和 RANTES(调节活化蛋白)实现。

假定的排斥反应机制

抗体介导的排斥反应

抗体介导的排斥反应(AMR)开始于再灌注后数分钟或数小时,由预存的移植物特异性抗体介导,特别是针对 ABO 血型抗原、血管内皮细胞(VEC)抗原和小范围 HLA 抗原的抗体。

抗体识别和结合移植物血管内皮抗原,活化宿主补体瀑布,导致内皮细胞被 C4d 损伤(C4 的水解片段)。也可直接介导损伤,补体沉积也导致中性粒细胞聚集,快速的炎症反应,启动凝血的级联过程,血栓形成血小板活化,血管阻塞和移植物出血性坏死。

急性细胞排斥反应

在急性细胞排斥反应(ACR)的过程中,导致同种异体反应的 T 细胞受到供体 HLA 分子活化,导致细胞炎症反应,除了专职性 APC 细胞(如 DC 细胞)以外,T 细胞、嗜酸性粒细胞、单核细胞和 NK 细胞均向移植物浸润。

该反应的特点是,肝内 Th1 细胞为主的免疫应答、肝内 Treg 出现频率减少。

存在同种异体反应活性的 Th1CD4+ T 效应细胞损害异体移植物,是通过类似迟发型超敏反应的应答来实现,包括活化和募集巨噬细胞,后者导致炎症介质释放,如 IL-1、TNF、补体成分和自由基。Th1 细胞也促进移植物内细胞毒性 CD8+ T 细胞的活化和聚集,它可识别供体组织中的异体抗原并杀死移植物的细胞,这是通过释放穿孔素和颗粒酶以及 Fas/FasL 的相互作用来实现的(见下文)。抗体也能够在 ACR 过程中损伤移植物,尽管该反应仍主要由 T 细胞来介导。

慢性排斥

慢性排斥(CR)是由低水平的、持续的迟发型超敏反应诱导出现的,在这个过程中体液和细胞介导的同种异体反应机制均发挥作用。

持续的病毒感染也能够诱导细胞免疫反应,在移植物内该过程与供体特异性的 T 细胞存在协同作用。

肝移植后,肝脏的一个显著特征是小胆管丢失,这是淋巴细胞介导的胆管上皮损伤的结果。实际上,胆管上皮(BEC)是免疫攻击的首要目标,因为它表达高水平的 Ⅱ 型 HLA 抗原。

典型的血管病变为内膜中活化的"泡沫"巨噬细胞聚集,它们分泌间充质细胞生长因子(如 PDGF、TGFβ),后者可导致平滑肌在动脉壁内膜中增生。

因此,CR 表现为血管阻塞和慢性缺血,慢性缺血由抗体或细胞介导的血管损伤所导致。

缺血再灌注损伤(IRI)

肝脏的缺血损伤是移植物血流丧失所致,这是器官从供体体内移出的结果。氧供减少后,再次经历血流重建和再灌注损伤。这对移植肝脏的影响是多方面的,包括"热"和"冷"损伤两个环节。肝切除和血流阻断的过程耗时较长时,出现热 IRI。热 IRI 的其他原因/诱因,包括休克、心力衰竭、呼吸衰竭、大出血、创伤和败血症导致的肝灌注减少。冷 IRI 在供体器官冷保存过程中出现。供体植入后,再灌注时,冷 IRI 停止。

多种分子机制和细胞间作用,构成复杂的网络和交叉作用体系,共同导致肝脏的 IRI。缺血损伤虽然不是一个严格意义上的异体排斥过程,但是缺血损伤导致局部的细胞代谢紊乱(由于氧和 ATP 缺乏导致)。而再灌注损伤则包括直接和非直接的细胞毒机制。这样 IRI 先于免疫反应发生,并影响后续的免疫活化和异体移植物损伤,因此需要在本节中进一步讨论。

氧化还原状态的改变和微循环血流的减少

IRI 开始时,器官灌注减少导致 ATP 缺乏。结果,细胞膜 Na^+/K^+ATP 酶泵受损,导致细胞内 Na^+ 增加,出现肝细胞、Kupffer 细胞和肝血窦内皮细胞(HSEC)水肿,导致血窦狭窄。

再灌注后数分钟内,氧自由基(ROS)水平升高,如可以检测到过氧化物(O_2^-)、过氧化氢(H_2O_2)和羟基自由基(OH^-)。细胞中 ROS 的来源包括线粒体代谢、肝细胞黄嘌呤氧化酶、Kupffer 细胞和 HSEC 的 NADPH 氧化酶。ROS 增加伴随着氧化亚氮(NO)的生成减少和血窦狭窄。

ROS 的释放导致膜脂质损伤,引起细胞肿胀和死亡,血管收缩物质内皮素和血栓素 A2 增加,血小板和白细胞的黏附和聚集。这些改变加剧血窦狭窄和微循环血流减少,导致持续的低灌注损伤。

离子和线粒体异常

ROS 的释放导致细胞质和线粒体 Ca^{2+} 的增加。这降低了线粒体的跨膜势能,结果线粒体 ATP 合成酶逆向活动水解 ATP,为线粒体膜上多种离子泵提供能量。所以 Ca^{2+} 的进一步增加导致线粒体内 ATP 消耗而不是生成,由于 ROS 对线粒体呼吸链酶的氧化损伤,该过程进一步加剧。

细胞质和线粒体 Ca^{2+} 以及其他离子的紊乱,导致胞质和线粒体膜的损伤,该过程中出现线粒体通透性转换孔(MPTP)形成和开放。线粒体受到 MPTP 开放的影响,极化消失,因此受到永久性的损害,被从肝细胞内清除,这导致进一步 ROS 生成和 ATP 消耗。随着受损线粒体数量的增加,细胞色素 C 从线粒体中释放进入胞质,触发细胞凋亡。当大多数线粒体因 MPTP 开放而受损时,ATP 锐减导致细胞坏死。

细胞内部缺氧导致肝细胞无氧呼吸和细胞内酸中毒。pH 值变化活化 Na^+/H^+ 交换,以稳定 H^+ 浓度,但进一步增加了 Na^+。然而 Na^+/K^+ 交换是依赖 ATP 的,前面提到的机制导致 ATP 缺乏,妨碍了该交换过程,细胞内 Na^+ 的严重升高导致细胞死亡。这些作用抵消了再灌注时酸性 pH 的潜在保护作用(酸性 pH 阻止 MPT 孔形成)。

细胞级联

肝脏移植物内引起 IRI 的主要细胞是 Kupffer 细胞。

除了通过 ROS 产生直接损伤外,Kupffer 细胞也被 ROS 活化,于是进入自我活化和损害的"恶性循环"。

Kupffer 细胞也被补体激活。通过在细胞膜上形成膜攻击复合物,补体本身也可导致肝细胞进一步损伤。

活化的 Kupffer 细胞也分泌 IL-1β 和 TNFα,它们活化和诱导中性粒细胞和 $CD4^+$ T 细胞的迁移。这些促炎因子也刺激 HSEC 和肝细胞产生更多的 ROS,诱导功能性黏附分子表达(如 ICAM-1、VCAM-1),后者导致白细胞和血小板的黏附和聚集,这进一步影响肝脏微循环血流。活化的淋巴细胞释放的 IFNγ 和 IL-17 可加强 Kuffer 细胞的活化。这些细胞因子也活化自然杀伤细胞(NKT),后者可直接损害肝组织,它们本身也产生 IFNγ,进一步活化 Kupffer 细胞和肝细胞。这个细胞间循环活化的最终结果是肝细胞和 HSEC 破坏。

前面提及的细胞因子导致下游转录因子的改变,包括活化蛋白-1(AP-1)、热休克因子、信号转导和转录活化因子(STAT)、环氧化酶-2(COX-2)、抗凋亡蛋白(Bcl-2、Bcl-XL)和 NFκB 信号通路等。这些改变之后出现危险相关分子模式(DAMP)的释放,它可以结合于 toll 样受体(TLR),特别是 TLR4 和晚期糖基化终产物受体(RAGE)。内源性 TLR 配体分类如下。

● 坏死细胞释放的因子:热休克蛋白、高迁移率族蛋白-1(HMGB-1)和 DNA 或 RNA 复合物。HMGB-1 是特征明显的 DAMP 分子,它的肝内靶点是 TLR4。

• 细胞外基质降解衍生物:硫酸乙酰肝素、透明质酸、纤维蛋白原、纤连蛋白的结构域 A 和韧粘素-C。

RAGE 在肝脏 IRI 中显示出关键的作用,可通过早期生长反应蛋白-1(Egr-1)相关机制调节 CXCL2 的生成,也能够通过非 Egr-1-依赖机制影响细胞死亡和 TNFα 的生成。

TLR9 可探测细菌和内源性 DNA,作为组织坏死性细胞死亡的感受器,可加剧肝脏天然免疫系统活化。TLR9 信号仅通过骨髓分化主要响应基因-88(MyD88)通路发挥作用,TLR4 介导的肝细胞损伤与之相反,通过非 MyD88 信号通路发挥作用。

在肝损伤早期(1~6 小时),出现不依赖 MyD88 通路的 DAMP 导致的 Kupffer 细胞活化,这可能是由于可溶性 TNFα 富集的炎症环境所造成的直接的细胞毒作用的影响。晚期阶段(>12 小时),新招募和活化的分叶核白细胞需要通过 TLR9 和 MyD88 信号发挥功能。所以,肝 IRI 过程中,不同的 TLR 在不同阶段和不同的细胞类型中行使功能。有趣的是,丙型肝炎病毒感染的肝移植患者,存在特殊 TLR4 变异时,与不存在该变异的受者相比,远期移植物预后严重不良。而某种 TLR3 的多态性改变,也可产生抗急性排斥的保护作用。

非 TLR 的固有受体[如 NOD 样受体(NLR)、RIG-I 样受体(RLR)]识别细胞质中存在的 PAMP,该通路也可触发局部炎症反应,导致免疫活化。

耐受诱导和维持的天然机制

免疫系统进化出一种天然的能力,区分"自身"和"非自身"抗原。在胸腺内骨髓来源的 T 细胞进的过程,尽管持久和高效,但是没有经过外部淋巴和循环系统中的全部组织特异性抗原的选择。因此,免疫系统产生了"外

周耐受"机制来控制潜在的自身反应性 T 细胞克隆,"外周耐受"通过免疫忽视、凋亡、免疫无能和 Treg 细胞活化来控制潜在的自身反应。

免疫忽视

通常幼稚 T 细胞活动于血液、淋巴和淋巴组织中,这使得 T 细胞不与一些组织特异性抗原接触,于是阻止了潜在的自身免疫损伤。然而,组织损伤可能导致组织特异抗原的释放、获取和呈递。

凋亡

与胸腺中清除自身反应性细胞相似,外周也存在清除机制。

• 被动凋亡:非专职 APC 向自身反应性 T 细胞呈递抗原,但不能产生共刺激信号。这导致 T 细胞不能上调促进生存的基因,导致其容易出现凋亡。

• 免疫特惠和 Fas/Fas 配体(FasL)介导的作用:T 细胞活化导致 T 细胞上 Fas 表达增加,使得 T 细胞对 FasL 促进的凋亡变得更敏感(激活诱导的细胞死亡,AICD)。该过程是免疫应答的控制过程,可阻止应答过度激化而导致副损伤,这一过程也可清除针对特定自身组织的自身反应性 T 细胞。免疫特惠器官的细胞,如肝细胞,持续表达 FasL,所以能够诱导浸润其中的淋巴细胞凋亡。

免疫无能

这是一种抗原特异性的无应答,这导致 T 细胞对活化不敏感(而不是发生凋亡),即使专职性 DC 呈递同种异体抗原时,也是一样。TCR 识别抗原后共刺激信号缺失的情况下,出现免疫无能。在抗原识别而无炎症出现或抗原被非专职性 APC 呈递时,这种情况可能出现。免疫无能的特点是,不能通过再次刺激使 T 细胞产生 IL-2。然而,在获得其他细胞分泌的 IL-2 后,抗原无应答状态可以恢复正常。

调节性 T 细胞

调节性 T 细胞存在多种抑制过继免疫和天然免疫的机制。例如，Treg 能够释放抗炎症因子，如 TGFβ 和 IL-10；表达细胞表面分子，如 CTLA4（影响 CD28 共刺激信号）、PD-L1 和 FasL（凋亡），通过这些方式抑制免疫应答。此外，通过下调 MHC、共刺激分子和促炎因子的生成，以及上调免疫调节分子，如吲哚胺-2、3-双加氧酶（IDO，降低局部色氨酸），Treg 能够以抗原特异性的方式改变 APC 功能。

肝脏作为耐受性器官：平衡免疫耐受和免疫应答

肝脏作为器官不断地接触来自门静脉输送的无害的食物抗原，因此进化出一些耐受机制，以避免经常出现的免疫激活和炎症。

充分活化的树突状细胞（DC）活化效应 T 细胞（Th1 表型）的过程，是产生强有力的肝内免疫反应过程的关键。而与之相反，直接在肝内活化肝脏常驻 APC 细胞却导致免疫耐受，并通过 IL-10 和 TGFβ 导致肝内 Treg 细胞生成。

肝脏局部抗原呈递导致耐受的原因是多方面的，需要多种肝内细胞参与。

树突状细胞

肝脏内存在丰富的未成熟的前体 DC。这些细胞缺乏共刺激分子表达，表达相对低水平的 MHC，它们接触自身反应性 T 细胞时，诱导免疫无能。

前体 DC 也具备迁移和归巢进入次级淋巴器官的能力，在次级淋巴器官中，它们与自身反应性 T 细胞接触，进一步促进外周耐受。

肝内高水平的 TGFβ 也抑制 DC 的成熟，IL-10 进一步下调成熟 DC 中共刺激分子和 MHC 的表达。

Kupffer 细胞

Kupffer 细胞是肝内数量最多的组织常驻巨噬细胞，具有吞噬和生产细胞因子的能力。理想情况下，Kupffer 细胞在肝血窦内与循环中的 T 细胞、NK 和 NKT 细胞接触。

LPS 活化的 Kupffer 细胞是 IL-10 和 TGFβ 的主要来源，在稳态条件下，Kupffer 细胞能够促进 Treg 细胞的抑制活性。此外，Kupffer 细胞表达功能性 FasL，诱导表达 Fas 受体的细胞凋亡。

存在某种 toll 样受体（TLR）配体时，细胞的抑制功能能够被逆转，即 Kupffer 细胞可以抵消 Treg 介导的抑制作用，促进效应 T 细胞增殖。

肝血窦内皮细胞

肝血窦内皮细胞（HSEC）是独特的微血管内皮细胞类似于淋巴内皮；也就是说，它们缺乏紧密连接，拥有开放的小窗。它们对内毒素，如脂多糖（LPS）相对不敏感，这是一个重要的特性，可防止肝脏因门静脉血流中的肠道细菌产物，而出现经常性的免疫激活。这些机制也有助于异体肝脏移植物增加耐受性（与其他器官相比）。在一些选定的患者中，可以观察到自发的耐受。

HSEC 也是高效的吞噬细胞，获取循环中和肝细胞来源的抗原，处理并呈递于 MHC I 型或 MHC II 型分子表面，能够刺激幼稚 CD8+ T 细胞（抗原交叉呈递），还能够一定程度上刺激 CD4+ T 细胞。然而，行使该功能需要非常高的抗原浓度，这与专职性 APC 不同，HSEC 具有导致耐受的非专职 APC 作用，抗原处理和呈递能力有效。

呈递抗原的 HSEC 刺激幼稚 CD4+ T 细胞后，既不促进 Th2/Th1 细胞分化，也不导致这些 T 细胞的克隆清除。HSEC 导致 Treg 细胞亚型出现。

人 HSEC 也表达 C 型凝集素，它促进其与

T 细胞的相互作用，也可塑造 T 细胞的免疫功能，通过与活化（非静息）的 T 细胞发生作用，抑制 T 细胞增殖，诱导 T 细胞凋亡和下调效应细胞因子表达，如 IL-2 和 IFNγ。HSEC 也负向调节成熟 DC 的 APC 功能。

肝细胞

幼稚 T 细胞受到抗原呈递肝细胞刺激后，开始克隆扩充，但最终因缺乏足够的共刺激信号而导致克隆清除。此外，肝细胞生成 Treg，后者能够推动肝脏耐受。

考虑到肝内肝细胞数量庞大，低水平的 MHC I 型和 II 型分子表达，足可导致免疫耐受，所以稳定状态下，肝细胞的功能主要是作为耐受性 APC。

星形细胞

星形细胞在炎症中活化后分化为肌成纤维细胞，可以产生细胞外基质，导致肝纤维化。在体外，它们发生内吞作用和噬菌作用，表达 MHC I 型和 II 型分子，脂质抗原呈递分子（CD1b 和 CD1c）和 T 细胞共刺激分子，炎症因子显著上调它们的表达。星形细胞不是导致耐受的 APC，但是介导 T 细胞凋亡和 IL-2 依赖的 Treg 克隆增加，限制过继性免疫。

肝移植的免疫耐受性

肝移植后，移植物耐受可能通过类似自身抗原耐受的机制得到实现，即在免疫调控网络建立前，同种异体抗原反应性 T 细胞被清除或丧失功能。

肝脏移植物固有的自发引起耐受的特性，可归因于供体 APC 细胞的免疫耐受属性。缺乏共刺激信号（如 CD80）导致了同种异体效应 T 细胞被消耗。当 T 细胞抵抗凋亡时，不能诱发耐受，相反建立耐受后，同种异体移植物中浸润的效应 T 细胞减少。一旦效应 T 细胞被消耗，通过 Treg 可以至少部分上实现了耐受，

Treg 限制未清除的同种异体反应细胞和进入胸腺的同种异体反应细胞。移植物最终出现排斥还是耐受，依赖于导致排斥的效应 T 细胞和阻断排斥的 Treg 之间的平衡。

Treg 可分为天然来源（胸腺生成）的 nTreg 和外周诱导形成的 Treg（iTreg）。在器官移植中，供体和受体的 Treg 均参与同种异体移植物的耐受过程，供体 nTreg 被肝脏移植物所携带进入受者体内，受者的 iTreg 是在识别肝脏 APC 呈递的同种异体抗原后出现的，如前面所述。

同种异体肝脏移植物也是大量可溶性 MHC I 型分子的来源，它能够与同种异体反应性 CD8+ T 细胞结合并诱导活化，在共刺激信号缺乏时，诱导凋亡。

微嵌合

肝脏能够发挥造血器官的功能，这对移植肝脏固有的耐受性存在很大的影响。

移植时，供体过客干细胞（前体/成熟 DC）迁移出移植肝脏，播种/整合到宿主的淋巴和非淋巴组织中。这种现象就是微嵌合，在所有的存在血管的器官移植中，均会不同程度地出现。然而，与其他实体器官移植相比，微嵌合的影响在肝移植中显著增加，这可归因于肝脏器官体积大，肝脏本身的内在造血能力和内在白细胞载量更大。只要同种异体抗原存在，就可维持外周耐受状态，肝脏能够作为供体干细胞再生来源，这加强了它诱导耐受的能力。

微嵌合诱导的耐受涉及直接和间接两条通路。

• 直接通路：供体 DC 迁移进入宿主脾脏或淋巴结，接触同种异体反应性 T 细胞。在那里，它们促进激活诱导的细胞死亡过程，从而消耗同种异体反应性 T 细胞克隆。

• 间接通路：持久性的供体抗原产生，形成了一个常态化的同种异体抗原来源，这些抗原可被受体外周非专职性 APC 呈递，导致供体反应性 T 细胞的清除或失活。

肝间质细胞帮助肝脏发挥造血潜能。肝间质细胞提供丰富的生长因子和细胞因子，它们是前体干细胞发育所必需的（如 GM-CSF、TGFβ、IL-10）。这些因子的出现，有助于生成未成熟的前体白细胞，它们帮助肝脏通过非专职抗原呈递来诱导耐受，正如上面所讨论的。

耐受产生的潜在障碍

HLA 错配重要吗？

肝脏与其他有血管的器官相比，存在更大的耐受诱导能力，鉴于这一点，肝移植时，并不会为了判断供受体间的 MHC 等位基因错配，而常规进行组织分型。尽管有人担心：HLA 相容性良好时，原发病复发的可能增加；HLA-DR 配型良好时，巨细胞病毒（CMV）感染风险增加。然而，一些患者人群确实因 HLA 匹配程度较高而获益。

虽然较少的 HLA 错配（0-4 和 3-4）可降低急性排斥，但是 HLA 错配对 1 年和 5 年移植物生存率没有显著影响，也不影响患者预后。这可能是由于随着时间延长受者出现了对供体抗原的耐受，正如前面所讨论的。

记忆 T 细胞的应答

T 细胞活化和增殖之后，通过大量效应 T 细胞的死亡实现抗原清除，过继免疫的体内平衡重新恢复。然而，一小部分效应 T 细胞逃脱了死亡，生存下来成为长期存在的记忆 T 细胞，重新接触抗原时，它们增殖和出现效应细胞功能的速度比幼稚 T 细胞快。这样就确立了抵抗病源再感染的保护性免疫力。

目前已经明确，正常的记忆 T 细胞池内包含同种异体反应性 T 细胞，即使患者之前没有接触过同种异体抗原。这些同种异体反应性 T 细胞，可能是由于感染时与病源抗原发生交叉反应而产生的（称为异源免疫）。再活化后，记忆 T 细胞能够快速导致效应细胞反应，所以它们能够特别高效的导致移植物排斥。

与幼稚 T 细胞相比，记忆 T 细胞对治疗性的 T 细胞抗体、免疫抑制和共刺激信号阻断均不太敏感，所以成为抗排斥治疗中的一个挑战。此外，激进的 T 细胞清除治疗能够放大这个问题，因为淋巴细胞缺乏可以导致 T 细胞为保持细胞数量平衡而增殖。

感染和破坏免疫耐受

在感染出现后，免疫耐受可能会被逆转，导致抗微生物的 T 细胞免疫反应，如嗜肝病毒。

肝脏较其他器官存在数量更多的 NK 细胞，它有助于产生抗原诱导的免疫反应。因为在肝内产生有效的过继性免疫反应存在困难，所以与多数器官相比，肝脏的天然免疫在产生防御反应和抗微生物反应方面，发挥着更大的作用。NK 细胞拥有潜在的细胞溶解能力，也可通过产生强力的促炎因子诱发组织炎症。NK 细胞能够通过这些方式，发挥效应细胞的作用，导致移植排斥。然而，最近的研究发现，这些细胞具有双重作用，研究显示，它们也能够参与移植耐受的诱导。通过前面提到的方式，NK 细胞能够调节供体细胞生存与供体 DC 细胞死亡之间的平衡，从而抑制对同种异体反应性 T 细胞的直接刺激。此外，NK 细胞也能够直接抑制效应 T 细胞的活化，调节 Treg 细胞的产生。NK 细胞的这两个作用可能在它们的不同活化状态下出现。该途径具有研究潜力，未来可能通过对其干预来诱导移植耐受。

自发的操控性耐受

考虑到肝脏移植物诱导耐受的天然特性，一些移植受者的免疫抑制药物能够被彻底停用。这被称为操控性耐受。

在日常实践中，虽然不是经常性地进行停药尝试，但是，在特殊情况下，可能必须停止免疫抑制治疗。这只能由专家进行尝试，并需要在移植中心进行监测。为了增加安全性，严格的患者筛选是必需的。患者筛选应该考虑医疗以及心理方面的情况,因为,在这些方面存在潜在的风险。

从免疫学的角度来看,自发的操控性耐受(SOT)定义为,一种针对系列抗原的免疫无应答状态,这种状态是在明确的彻底无免疫抑制治疗或停止治疗的情况下存在的。

"几乎耐受"(propetolerance)是一个与 SOT 非常接近的名词,通常是指在非常低的钙调蛋白抑制剂覆盖下,患者能够保持稳定的移植物功能,通常在 T 细胞清除治疗后出现。

肝移植后,停用免疫抑制药物的临床经验

在 19% 的受者中,选择性地撤除免疫抑制药物是可能的,在一些情况下,丙型肝炎病毒(HCV)阳性的患者被认为是停药的适宜人群,因为肝脏移植物中 HCV 的疾病进展可能因此获益。

成功撤除免疫抑制药物的临床预测指标包括:

- 移植后时间的增长(至少存在 2 年的稳定术后随访)。
- 之前 ACR 发生的频率很低。
- 非原发自身免疫性肝病。
- 供受者间 HLA 分型非常匹配。
- 儿童患者。

最近的研究显示肝移植后情况稳定的受者,远期的操控性耐受更为常见(肝移植后>10年)。停止免疫抑制治疗后,ACR 的发病率为 12%~46%,但是发病通常轻微,常常通过基础水平的免疫抑制治疗就能够控制。有报道,仅有 2 例慢性排斥导致的移植物失功,出现在操控性耐受患者的药物撤除之后。尚需要长期数据明确完全没有免疫抑制治疗是否增加亚临床排斥导致的组织病变。

免疫学应用和未来前景

目前,很少有临床医生认为,移植后,停止免疫抑制治疗是一个可行的选择。在没有更好的预测方法或临床指南的情况下,目前对于多数患者而言,停止免疫抑制治疗的风险高于停药成功后的可能获益。未来的关键问题是确定哪些特殊的临床、血清和免疫特征可用于识别适合撤除免疫抑制治疗的患者,这样就可以只在适合的人群中考虑停用免疫抑制治疗。

相反,具有不利特征和生物学特点的患者,如排斥风险增加,将不会考虑撤除免疫抑制治疗,这样就避免了排斥和移植物丢失的风险。虽然通过活检标本的组织病理检查来建立排斥诊断仍然是"金标准",但是需要有更快的低损伤的和更敏感的方法来早期检测那些可导致排斥的不良免疫事件。

人类基因组全面检测的完成,导致出现多个监测移植患者的策略,这些策略通过测量基因的免疫标记物得以实现。目前,对于成功撤除全部免疫抑制治疗的患者,确定他们的免疫和遗传特征逐渐成为新的关注点。将来,这些分子标志物可能作为移植人群免疫抑制治疗的预测工具。

最近,研究发现,操控性耐受的同种异体肾移植受者,外周血 B 细胞总数和幼稚 B 细胞增多。该研究显示,这些细胞可能是抗供体免疫应答的重要调节者。幼稚 B 细胞是外周 B 细胞池的主要构成部分,也被认为是幼稚 T 细胞的低效的抗原呈递细胞。另一种 B 细胞亚型,"类型未转换记忆细胞"(unswitched memory cell),也在发生耐受的同种异体肾移植患者中升高,它可促进 IL-10 的表达。

肾移植的文献报道中,证实了多种 B 细胞分化基因表达的增加,其中仅由三个基因组成的一组基因(IGKV4-1、IGLL1 和 IGKV1D-13)可以区分耐受和非耐受患者。这些基因编码轻链 κ 或 λ,在前 B 细胞转变为成熟 B 细胞(抗体分泌)的过程中、类型转变的过程中和成熟 B 细胞受抗原刺激出现受体编辑的过程中,它们被上调。这个 B 细胞变化特征与尿沉渣细胞中的 CD20(一个 B 细胞的表面标记物)mRNA 上

调相关。发生耐受的受试者与使用免疫抑制药物的受试者相比，外周血幼稚和过渡 B 细胞数量增加。这些结果表明了 B 细胞在调节同种异体免疫方面的关键作用，并为肝移植受者监测提供了一系列候选基因。

在对肝移植受者的类似研究中，发现了 NK 细胞和 γδT 细胞亚型 TCR 的基因特征对免疫耐受有很强影响。通过这些资料进行功能研究发现，免疫耐受相关的表达特征是，NK 和 γδ T 细胞相关的转录因子增多（CD94、NKG2D、NKG7、KLRC2、CD160、KLRB1 和 KLRC1）。

在发生耐受的肝移植受者的外周血和肝组织中，也存在 Treg 的增加和它的主转录因子（FoxP3）上调。此外，循环中的 Treg 数量在排斥时显著降低，与排斥活跃指数呈显著的负相关。研究表明，使用很少量或不使用免疫抑制药物的儿童肝移植受者与坚持免疫抑制治疗的患者相比，存在低水平的 TNFα，而且存在高度的 IL-10 基因多态性。

一组铁平衡相关基因也存在显著差异，铁代谢的主要调节物——铁调节蛋白在操控性耐受的肝移植受者中过度表达。与发生排斥或采用稳定免疫抑制治疗的受者相比，耐受的儿童受者中，可溶性 HLA-G 水平也显著升高

微小 RNA（miRNAs），是一类非编码的小 RNA，它们是基因表达的重要调节物，通过转录后抑制基因表达，控制许多细胞过程。肝细胞表达一系列独特的 miRNA，其中 miR-122 最丰富。发生排斥期间，miR-122 水平和 miR-148a 水平大幅度增加（9~40 倍），采用甲泼尼龙治疗后，其前体物质迅速下降。此外，这些潜在的生物标志物可能有助于区分排斥反应和其他原因的移植物功能障碍。

最近的研究显示，移植前存在低水平可溶性 CD86 的患者，更倾向于出现急性排斥，而可溶性 Fas 的水平在急性排斥期间增加。更好地理解这些分子的作用机制有助于发挥它们的潜在作用，可作为能够诱导同种异体移植物耐受的新药物，也可设计新药直接控制它们的血清水平。

（张海明　译）

参考文献

Abu-Amara M, Yang SY, Tapuria N, Fuller B, Davidson B, Seifalian A. Liver ischemia/reperfusion injury: processes in inflammatory networks—a review. Liver Transpl. 2010;16(9):1016–32.

Bohne F, Martínez-Llordella M, Lozano JJ, Miguel R, Benítez C, Londoño MC et al. Intra-graft expression of genes involved in iron homeostasis predicts the development of operational tolerance in human liver transplantation. J Clin Invest. 2012;122(1):368–82.

Dhillon N, Walsh L, Krüger B, Ward SC, Godbold JH, Radwan M et al. A single nucleotide polymorphism of Toll-like receptor 4 identifies the risk of developing graft failure after liver transplantation. J Hepatol. 2010;53(1):67–72.

Farid WR, Pan Q, van der Meer AJ, de Ruiter PE, Ramakrishnaiah V, de Jonge J et al. Hepatocyte-derived microRNAs as serum biomarkers of hepatic injury and rejection after liver transplantation. Liver Transpl. 2012;18(3):290–7.

Jukes JP, Jones ND. Immunology in the Clinic Review Series; focus on host responses: invariant natural killer T cell activation following transplantation. Clin Exp Immunol. 2012;167(1):32–9.

Marín LA, Moya-Quiles MR, Miras M, Minguela A, Bermejo J, Ramírez P et al. Evolution of soluble forms of CD86, CD95 and CD95L molecules in liver transplant recipients. Transpl Immunol. 2012;26(2–3):94–100.

Newell KA, Asare A, Kirk AD, Gisler TD, Bourcier K, Suthanthiran M et al. Identification of a B cell signature associated with renal transplant tolerance in humans. J Clin Invest. 2010;120(6):1836–47.

Sánchez-Fueyo A. Hot-topic debate on tolerance: immunosuppression withdrawal. Liver Transpl. 2011;17(Suppl 3):S69–73.

Sánchez-Fueyo A, Strom TB. Immunologic basis of graft rejection and tolerance following transplantation of liver or other solid organs. Gastroenterology. 2011;140(1): 51–64.

Thomson AW, Knolle PA. Antigen-presenting cell function in the tolerogenic liver environment. Nat Rev Immunol. 2010;10(11):753–66.

第 16 章

肝移植的免疫抑制治疗

Aaron James Chan, John R. Lake

> **要点**
>
> - 肝移植的效果取决于有效的免疫抑制治疗。
> - 肝移植受体最常用的免疫抑制方案是他克莫司合并或不合并霉酚酸酯,以及短期应用皮质激素。
> - 同种异体移植导致的 T 细胞介导的免疫反应,主要靶点为胆道上皮和血管内皮,是导致急性排斥反应和潜在慢性排斥反应至移植物失活的主因。
> - 近期的免疫抑制治疗主要针对 T 细胞。
> - 丙型肝炎病毒、HIV 病毒、肝细胞癌和慢性肾脏病对抗排斥治疗提出挑战。
> - 免疫抑制治疗的发展前景,包括靶向 T 细胞活化通路的蛋白激酶 C 和 JAK-3 抑制因子,从而阻断共刺激信号。最终,随着方案和手段不断发展使得部分甚至全部肝移植受体脱离免疫抑制治疗。

引言

肝移植是治疗终末期肝病的唯一途径,其成功发展依赖于免疫抑制治疗的不断进步。以往实体器官移植的经验表明,同种异体移植的排斥反应十分强烈,倘若不进行抗排斥治疗,其成功根本无法想象。尽管人们在早期就意识到预防和治疗急性排斥反应的重要性,但直到目前这依然是一项挑战。尽管患者和移植物的生存随着免疫抑制治疗的进步已经有了显著改善,但急性排斥反应的发生率依然保持在

20%~40%。

在 1953—1959 年,全身照射、皮质激素和 6-巯基嘌呤治疗延长了皮肤移植物在动物模型的生存时间。这些发现奠定了免疫抑制治疗的基础,在 1963 年,这 3 种方案被尝试用于人类肝移植。从此之后,硫唑嘌呤,一种 6-巯基嘌呤的衍生物,和皮质激素的联合应用才为人所认知。这两种药物成为了之后 20 年间器官移植免疫抑制治疗的标准。另一项突破诞生于 1982 年,那时,环孢素,一种钙调蛋白抑制剂,被引入并使得 1 年生存率由 26% 提升到 70%。

数据显示,钙调蛋白抑制剂依然是免疫抑制治疗的基础,但是众多研究阐释了其疗效的病种特异性。不同病因的终末期肝病,如丙型肝炎(HCV)、人获得性免疫缺陷病毒(HIV),原发性肝癌,以及急、慢性肾损伤都对抗排斥治疗提出来了挑战。尽管当前的抗排斥治疗获得了较低的急、慢性排斥反应发生率,但新的抗排斥药物或联合用药依然是必需的,首要目的在于消除免疫抑制剂毒性反应,以及使免疫系统能够对抗感染和进行肿瘤的免疫监视。

免疫抑制因子的分子机制

同种异体移植会产生 T 细胞介导的免疫反应,如不进行治疗,将成为导致移植物损伤

甚至失活的主要原因。这种排斥反应的严重程度与宿主和移植物的抗原差异以及移植物内在的促炎因子的强度有关。当前免疫抑制剂的主要靶向 T 细胞活化，但最终的目的是达到预防急、慢性排斥反应的免疫抑制效果，而不增加导致感染、肿瘤恶变或其他副反应的风险。并且，肝脏具有相对特殊的微环境，较长时间后出现免疫耐受多于免疫排斥。

近期的免疫抑制剂可以被分为以下几大类(图 16.1)：

- 钙调蛋白抑制剂(CNI)。
- 皮质激素。
- 抗代谢物质。
- 西罗莫司(mTOR)。
- 抗体。

钙调蛋白抑制剂

环孢素和他克莫司抑制钙调磷酸酶，从而阻断了细胞质中 T 细胞活化所需的核因子。这使得一系列基因活化失败，包括 CD40 配体，B 细胞刺激因子，如白介素 4(IL-4)，以及 T 细胞

增殖的必需因子，如 IL-2。他克莫司和环孢素的副作用有少许，而且都具备肾毒性，这也是两者最主要的副作用。他克莫司有更高的概率导致肝移植术后糖尿病，环孢素则会导致脂代谢紊乱、高血压、多毛症及齿龈增生；同时，它们都具备神经毒性，表现为偏头痛、头痛和震颤。

皮质激素

皮质激素从器官移植初始就被用于免疫抑制治疗。皮质激素的作用机制是复合性的，其通过抑制抗原呈递、细胞因子生成和淋巴细胞增殖达到免疫抑制。与使用激素相关的副作用，包括高血压、高血糖、高血脂、感染、骨病、体重增加和精神状态改变。

抗代谢物和酶酚酸

酶酚酸酯(MMF)是一种酶酚酸(MPA)的前体药物，也是一种嘌呤核苷酸脱氢酶抑制物。两者都可用于免疫抑制治疗。嘌呤核苷酸脱氢酶是合成鸟嘌呤核苷酸的限速酶。由于缺乏补救合成通路，T 细胞和 B 细胞较其他种类

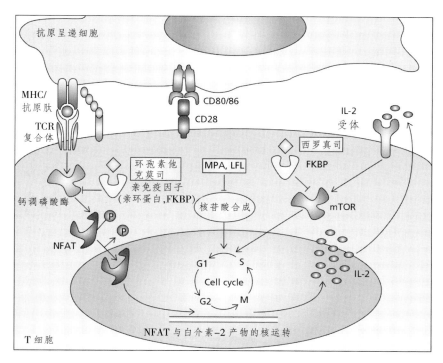

图 16.1　抗原递呈细胞与 T 细胞以及免疫抑制剂的相互作用机制。(来源：Samaniego M, Becker B, Djamali A. Drug insight: maintenance immunosuppression in kidneytransplant recipients. Nat Clin Pract Nephrol. 2006;2:688 - 699.) (见彩图)

细胞更加依赖该通路。MMF 和 MPA 最常见的不良反应是胃肠道反应，包括恶心、呕吐、腹泻；并且，骨髓抑制（特别是粒细胞）是其一大特点。两者均具备潜在致畸作用。

西罗莫司和依维莫司

西罗莫司和依维莫司是哺乳动物西罗莫司靶蛋白（mTOR）抑制剂。其机制为抑制促进淋巴细胞生长和分化的细胞因子信号传导。在 IL-2 激活的 T 细胞中，这些药物造成中-晚 G1 期停滞以及抑制 T 细胞增殖。已经有三项临床试验用于确定西罗莫司在肝移植中的作用。第二项为重复试验，第一项使用西罗莫司联合环孢素和皮质激素，第三项联合使用他克莫司和皮质激素。每一项研究中，西罗莫司都导致患者和移植物的存活率变差，且肝动脉血栓明显增加。这使得美国食品药品监督管理局在 2002 年发出了对肝动脉血栓风险的"黑框"警告，并在 2009 年对死亡率上升发出了另一个"黑框"警告。其余副作用，包括双侧下肢水肿、血脂异常、皮炎、口腔溃疡、关节疼痛、胸腔积液，腹围增大、伤口愈合不良、淋巴结感染、全身水肿等。

多克隆抗体

抗胸腺细胞球蛋白（ATG）是一种多克隆抗体，通过数条途径起效。包括：通过补体依赖性裂解、T 细胞的激活和凋亡耗竭 T 细胞；调制介导白细胞/内皮细胞相互作用的关键性细胞表面分子；诱导 B 细胞谱系凋亡和诱导调节 T 细胞和自然杀伤 T 细胞。ATG 只能静脉给药，常见的副作用包括输血反应的症状，如发热和寒战，以及白细胞减少和血小板减少。也有一些证据表明，使用耗竭 T 细胞的抗体，可能与丙型肝炎病毒感染的肝移植受者预后变差有关。

单克隆抗体

巴利昔单抗是目前唯一可用的 IL-2R 单克隆抗体。活化的 T 细胞表达 IL-2R。T 细胞的克隆扩增和活性依赖于 IL-2 及其受体的相互作用，阻断后，可产生选择性免疫抑制。它几乎完全被用作一种诱导剂。作为一种人类抗体，其发生过敏反应风险较高，包括低血压、心动过速、心脏衰竭、呼吸困难、喘息、支气管痉挛、肺水肿、呼吸衰竭、荨麻疹、皮疹、瘙痒和打喷嚏等。

阿仑单抗（CAMPATH-1H）是一种人源性抗 CD52 单克隆抗体。CD52 蛋白表达于 B 细胞和 T 细胞，在单核细胞、巨噬细胞、嗜酸性粒细胞、中性粒细胞和自然杀伤细胞表达水平较低，这使得阿仑单抗具备免疫抑制特性。其副作用与其他单克隆抗体相似，包括超敏反应。并且阿仑单抗作用较强，可以产生强效和持久的 T 细胞耗竭效果。

常用方案

自从 1963 年第一例人类肝移植实施，硫唑嘌呤、皮质激素成为标准治疗方案以来，新药物的进展已衍生出多种不同用法。在 1996 年，维持治疗的用药，包括环孢素（69% 的患者）、他克莫司（29% 的患者）、糖皮质激素（96% 的患者）、硫唑嘌呤（45% 的患者）、MMF（9% 例）和抗体诱导（15% 的患者）。之后，各种药物的相对使用频率发生了显著变化。根据 UNOS 的 2010 年报道（美国器官共享网络），糖皮质激素的使用有下降趋势（76.7% 的患者），只有 30.5% 的患者使用类固醇治疗达到 1 年。他克莫司（85.8%）相对于环孢素（7.3%）更加普遍，霉酚酸酯使用率接近 80%，几乎完全替代硫唑嘌呤作为有效的辅助药物。mTOR 抑制剂的使用有所减少，只有 2.9% 的患者目前仍在使用。在欧洲，硫唑嘌呤更加常用。

目前，美国的肝移植受者最常见的免疫抑制方案是他克莫司和霉酚酸酯，短期使用糖皮质激素（表 16.1）。通过 1 年死亡率、移植物失活、激素不敏感的排斥反应和急性排斥反应进行评价，他克莫司被认为比环孢素效果更好。

表 16.1　常用免疫抑制剂的作用机制及潜在副反应

免疫抑制剂	作用机制	副反应 *
环孢素/他克莫司	钙调磷酸酶抑制剂	二者均有： ● 肾毒性 环孢素： ● 脂代谢紊乱 ● 高血压 ● 多毛症 ● 齿龈增生 他克莫司： ● 移植后糖尿病 ● 高血压 ● 高血脂 ● 高血糖 ● 感染 ● 骨量减少 ● 肥胖 ● 精神异常 ● 恶心 ● 呕吐 ● 腹泻 ● 骨髓抑制 ● 肝动脉栓塞 ● 水肿 ● 脂代谢紊乱 ● 皮炎 ● 口腔溃疡 ● 关节痛 ● 胸腔积液 ● 腹围增大 ● 输血反应 ● 脱发 ● 血小板减少 ● 过敏反应 ● 过敏反应
糖皮质激素	一般免疫抑制	
酶酚酸酯与酶酚酸	抑制代谢	
西罗莫司与伊维莫司	m-TOR 抑制剂	
抗胸腺细胞球蛋白	多克隆抗体	
巴利昔单抗	白介素-2 单克隆抗体	
阿仑单抗	CD52 单克隆抗体	

* 免疫抑制药物可能会不同程度的导致移植后感染和淋巴增殖性疾病的风险增高

糖皮质激素用量有减少趋势，其目的是限制副反应的同时，不增加急性排斥反应或疾病复发的概率。研究表明，患者认为，他们的身体和心理健康在减少或停用糖皮质激素后，有所改善，并且较少发生代谢和感染性并发症。对比西罗莫司和他克莫司，后者具有更佳的患者和移植物生存率。从 AZA 过渡到 MMF，研究表明患者和移植物的存活率并无显著差异，但 MMF 治疗的患者急性排斥反应、血小板减少症和白细胞减少症发生率明显下降，提示 MMF 优于 AZA。除了标准方案外，还有一些特殊方案用于病种特异性的治疗。

免疫抑制剂的剂量

免疫抑制的用量仍然没有定论，目标水平通常衍生自肾移植受者。目标水平通常在术后最初的几个月较高,随着时间的推移,免疫抑制剂用量逐渐减少。

免疫抑制剂的用量取决于很多因素,包括适应证(见下文)、移植物功能、排斥反应发生史、药物的毒性和药物相互作用。各医院的移植中心会自行制订各自的方案。

钙调蛋白抑制剂

CNI 剂量通常以循环全血水平为参考,通过放射免疫法测定。他克莫司的目标水平是前 3~6 个月为 8~10ng/mL,之后为 5~10ng/mL。他克莫司制剂可为每日一次或两次给药。环孢素的目标水平(C0)前 3 个月内为 150ng/mL 左右,之后,为 100ng/mL 左右。有一些证据表明,以服药后 2 小时浓度指导环孢素剂量更好管理,并且免疫抑制效果更佳,毒副作用更小,但这种方法尚未在肝移植中心广泛采用。

通常认为,这两种 CNI 药物均可使用,但从其中一种改为另一种时,需格外注意。

毒性作用可在治疗剂量范围内发生。

霉酚酸酯

吗替麦考酚通常的治疗剂量为霉酚酸酯 1g 每日 2 次和霉酚酸 720mg 每日 2 次。霉酚酸酯口服给药可能需要几天的时间达到稳态,因此,当迫切需要达到足够浓度时(如移植后数天内),可静脉给药。

实验室检查可测浓度,但多数中心并不监测。

如出现腹泻,可将药物剂量分成 3 次随餐服用。

西罗莫司和依维莫司

全血目标浓度为 5ng/mL 左右。

硫唑嘌呤

通常口服给药,剂量为每天 1~2mg/kg。

皮质激素

常用甲泼尼龙或泼尼松;起始剂量通常为 20mg/day。治疗排斥反应时,泼尼松龙 200mg/d 持续 3 天大剂量冲击治疗是常用方案之一。

病种特异性方案

终末期肝病有一系列病因。虽然不是每一种原发病都需要一个量身定制的方案,考虑到下列下划线所示疾病和它们各自具备的困难,人们依然尝试做出适宜的个体化治疗方案(图 16.2)。

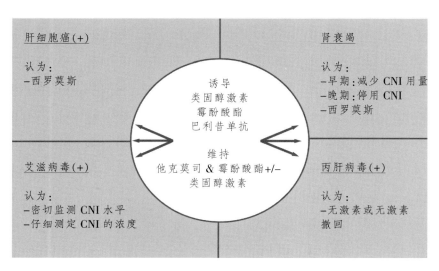

图 16.2　推荐的疾病特异性的移植后治疗方案。

丙型肝炎

在全世界,继发于慢性丙型肝炎的终末期肝病都是肝移植的主要适应证。肝移植受者 HCV 感染与患者和移植物的低存活率相关。同时,HCV 阳性的患者移植术后几乎都会发生移植物二次感染。在 20% 或更多的 HCV 阳性移植受者中,它导致了肝纤维化加速以及早期肝硬化(5 年内)。与 HCV 阴性患者的研究结果相同,比较在 HCV 阳性个体中使用环孢素和他克莫司的患者和移植物生存率,结果不一。虽然有些环孢素可能有一些抗病毒作用,但其抗病毒效果并不总能转变为在纤维化或 HCV 复发上的差异。

皮质激素的用法一直是备受争议的焦点。对 HCV 阳性患者静脉应用糖皮质激素,与病毒复制增强、肝纤维化加速及增加丙肝复发率相关。尽管静脉使用类固醇存在风险,其在治疗中度或重度急性细胞排斥反应方面依然是必需的。研究已经表明,激素维持治疗和无激素方案相比,HCV 复发率、移植物和受体存活率无显著性差异。因此,激素在 HCV 阳性患者的方案中常被减量或消除,鉴于其众多的不良反应,如增加糖尿病,在 HCV 阳性人群中已经十分普遍。

人免疫缺陷病毒

对于 HIV 阳性的终末期肝病患者的治疗信息陆续有所出现。在高活性抗反转录病毒疗法(HAART)问世之前,HIV 感染是肝移植的绝对禁忌证。近期,已经有一些研究用于评估 HIV 阳性患者的预后。这些研究表明,HIV 阳性与阴性患者的生存率没有显著性差异。HIV 阳性合并 HCV 感染者例外。合并感染的患者生存率低于单纯感染 HCV 或 HIV 者。HIV 阳性者肝移植治疗中的的另一个关注点是,抗反转录病毒药物和钙调磷酸酶抑制剂之间的相互作用。目前还没有针对 HIV 阳性者的标准治疗方案,但已有报道指出,蛋白酶抑制剂,作为

HAART 治疗的一环,会抑制细胞色素 P450 3A 活性。因此,西罗莫司和 CNI 的计量必须仔细调整以避免毒性作用。非核苷类反转录酶抑制剂同样诱导细胞色素 P450,但其对 CNI 的相互作用不如蛋白酶抑制剂显著。目前,对于 HIV 阳性的肝移植受者研究尚不足,往往是单中心和少数随机对照研究。要得出有关最佳方案的结论,尚需进一步的探索。然而,显而易见的是,接受 CNI 和 HAART 治疗的患者,需要严密监测药物浓度和调整免疫抑制剂,以避免毒性作用。

肝细胞癌

肝细胞癌(HCC)是最常见的原发性肝脏恶性肿瘤,是全世界癌症死亡的第三大原因。在 1995 年,米兰标准建立,作为选择有肝硬化基础的肝癌患者的最佳适应证。至目前为止,肝癌仍然是肝移植的指征,尽管谨慎地进行移植前分期和患者选择,仍有 3.5%~21% 的受者肿瘤复发。因此,针对肝癌复发的治疗必须详细分析免疫抑制剂。

钙调磷酸酶抑制剂,尽管是最常用的免疫抑制剂,已被证实与肝癌复发独立相关。环孢素也被证明会导致显著的、剂量相关的无复发生存率降低。这些结果催生了进一步的研究,使得西罗莫司得到了更多关注。西罗莫斯在实验中被证明,通过抑制血管内皮生长因子(VEGF)的活性,具有潜在的抗癌作用。一项荟萃分析囊括了对比含与不含西罗莫斯方案的 5 例研究,结果显示,含西罗莫司方案在 1、3 和 5 年的总生存率显著提高。分析还表明,在无病生存率和肿瘤复发率亦有显著改善,且术后常见并发症方面并无显著性差异。然而,目前尚缺乏大宗前瞻性随机对照试验。

急性肾损伤和慢性肾脏病

由于采用终末期肝病模型(MELD)评分系统进行移植的分配,移植前、后相比较,移植后的肾功能不全较移植前增多。CNI 的已知肾毒性增加了此类风险。鉴于 CNI 对免疫抑制的重要

性,研究人员试图找出方法以减轻 CNI 对移植后肾功能不全的影响。首要策略之一就是添加霉酚酸以降低他克莫司用量或停用 CNI。这种方法已经在一些研究中表明,具有降低排斥风险以及改善移植后肾功能的作用。然而,缺少大型随机对照试验来进一步支持或驳斥这些结果。西罗莫司和依维莫司也同样适用于无明显蛋白尿的肾功能不全患者。在之前,接受 CNI 治疗而发展为肾功能不全的患者中,西罗莫司被证实可以稳定肾功能而不增加排斥的风险。然而,在一项大型随机对照试验中,早期将 CNI 改为其他几种免疫抑制剂并且联用霉酚酸盐,尽管肾功能得到改善,但西罗莫司组排斥风险增加并出现极高脱试率,导致 FDA 发出"黑框"警告,禁止其用作 CNI 的替代品。

另一个选择是,用单克隆或多克隆抗体制剂的诱导治疗。然而,一些研究人员质疑这种策略是否确实可改善肾功能。抗体诱导是对于有急性肾损伤的受者的规范治疗。这种方案延迟了 CNI 的引入。一些包括大型随机对照试验的其他研究显示,使用单克隆抗体诱导与推迟 CNI 引入与肾功能的改善有关,并似乎可减少急性排斥的发生率。实际上,这一方案似乎能够带来稳定和长期的肾功能改善。各类研究已经表明,与用常规剂量的他克莫司和类固醇治疗的患者相比,用单克隆抗体接受诱导的个体具有相似的患者和移植物生存率。

发展前景

未来免疫抑制剂的发展前景目前趋向于对 T 细胞的共刺激阻断。一个抑制 T 细胞活化及其完全活化后的级联反应的合理靶点是阻断第二共刺激信号,致使没有细胞分裂,没有细胞因子产生,无反应性和细胞凋亡。

LEA29Y(贝拉西普)

贝拉西普经由 CTLA4–Ig 修饰后产生,对 CD80 和 CD86 具有更高的亲和力,并且可以有效地阻断 T 细胞活化,最终导致细胞凋亡。小鼠肝移植模型显示 CTLA4Ig 可改善肝移植后的病理学发现,并诱导肝移植的免疫耐受。对肾移植患者进行的研究表明,贝拉西普在预防急性排斥反应方面似乎不如环孢素,但确实可以保留肾小球滤过率并减少慢性同种异体移植肾病。但是,在肝移植受者开展的类似研究中,却与急性排斥反应风险增加相关,且试验过早被终止。然而,无钙调神经磷酸酶抑制剂/贝拉西普组的肾功能有显著改善。

蛋白激酶 C 抑制剂

蛋白激酶 C 抑制剂已经在肾脏和肝脏移植患者中进行 II 期临床试验,并且或许对所有实体器官移植均有意义。它是一种选择性蛋白激酶 C 抑制剂,可阻断早期 T 细胞活化。在 T 细胞刺激后,蛋白激酶 C 抑制剂显著抑制蛋白激酶 C 催化活性。它也被证明,可以降低 T 细胞早期活化的标志物,如 IL–2 的分泌和 CD25 的表达。蛋白激酶 C 抑制剂的作用机制不同于 CNI,早期研究显示,其对 T 细胞信号通路有相互制约作用。早期,一项非人类研究将蛋白激酶 C 抑制剂与他克莫司加 MPA 进行比较,这项研究由于移植后 3 个月和 6 个月通过活检证实的急性排斥发生率显著增加而早期终止。但同时注意到,通过肾小球滤过率定义的肾功能要优于对照组。西妥昔单抗也与他克莫司的药代动力学有相互作用。一项独立试验表明,与 MPA 联合时相比,当和蛋白激酶 C 抑制剂联合时,达到给定浓度所需的他克莫司剂量最高可降低 47%。这可显著降低 CNI 的用量,并有希望降低其肾毒性。之前,没有研究表明,蛋白激酶 C 抑制剂单药治疗有效,但联合方案和替代给药方案值得进一步研究。目前,使用该药物的研究暂时被搁置。

结论

肝移植仍然是终末期肝病唯一明确的治

疗方法。自 1963 年第一例人类肝移植以来,免疫抑制治疗不断进步。随着我们继续研究不同病因的慢性肝病的治疗效果,我们将提供更有针对性的治疗方案。但是,这并没有改变一个基本前提,即免疫抑制治疗需要一个微妙的平衡,既防止移植排斥反应,又避免患者发生毒性相关的并发症。目前,尚无一个最佳免疫抑制的共识方案,治疗往往趋向个体化。不同机构之间存在较大差异,但大多采用多药联合方案使单药剂量降低,从而减少某单一药物的毒副作用。未来新药同样值得期待,其旨在改善预后,降低发病率,提高耐受性以及尽可能地扩大移植领域。

(王君　王学斌 译)

参考文献

Liang W, Wang D, Ling X, Kao AA, Kong Y, Shang Y, Guo Z, He X. Sirolimus-based immunosuppression in liver transplantation for hepatocellular carcinoma: a meta-analysis. Liver Transpl. 2012;18:62–9.

McAlister VC, Haddad E, Renouf E, Malthaner RA, Kjaer MS, Gluud LL. Cyclosporin versus tacrolimus as primary immunosuppressant after liver transplantation: a meta-analysis. Am J Transplant. 2006;6:1578–85.

Organ Procurement and Transplantation Network (OPTN) and Scientific Registry of Transplant Recipients (SRTR). OPTN/SRTR 1996 Annual Data Report. Rockville, MD: Department of Health and Human Services, Health Resources and Services Administration, Healthcare Systems Bureau, Division of Transplantation; 1997.

Organ Procurement and Transplantation Network (OPTN) and Scientific Registry of Transplant Recipients (SRTR). OPTN/SRTR 2010 Annual Data Report. Rockville, MD: Department of Health and Human Services, Health Resources and Services Administration, Healthcare Systems Bureau, Division of Transplantation; 2011.

Sánchez-Fueyo A, Strom TB. Immunologic basis of graft rejection and tolerance following transplantation of liver or other solid organs. Gastroenterology. 2011;140:51–64.

Sheiner PA, Schwartz ME, Mor E, Schluger LK, Theise N, Kishikawa K et al. Severe or multiple rejection episodes are associated with early recurrence of hepatitis C after orthotopic liver transplantation. Hepatology. 1995;21:30–4.

Sterneck M, Fischer L, Gahlemann C, Gundlach M, Rogiers X, Broelsch C. Mycophenolate mofetil for prevention of liver allograft rejection: initial results of a controlled clinical trial. Ann Transplant. 2000;5:43–6.

Uhlmann D, Weber T, Ludwig S, Ludwig B, Bartels M, Hauss J, Jonas S, Witzigmann H. Long-term outcome of conversion to sirolimus monotherapy after transplant. Exp Clin Transplant. 2012;10:30–8.

Watt KD, Dierkhising R, Heimbach JK, Charlton MR. Impact of sirolimus and tacrolimus on mortality and graft loss in liver transplant recipients with or without hepatitis C virus: an analysis of the scientific registry of transplant recipients database. Liver Transpl. 2012;18:1029–36.

Zervos XA, Weppler D, Fragulidis GP, Torres MB, Nery JR, Khan MF et al. Comparison of tacrolimus with microemulsion cyclosporine as primary immunosuppression in hepatitis C patients after liver transplantation. Transplantation. 1998;65:1044–6.

第 17 章

肝移植受者的微生物预防

Matthew J. Armstrong,Philip N. Newsome

要点

- 接受 CMV 阳性供肝的所有未接触过 CMV 的患者,在移植后,应该接受 3~6 个月的缬更昔洛韦治疗,以减少原发性感染症状的发生。
- 乙肝病毒免疫球蛋白和口服的核苷类药物(拉米夫定、阿德福韦酯)是预防乙肝复发的主要药物。新的抗病毒药物(替诺福韦、恩替卡韦)有望作为单一预防用药。
- 用拉米夫定预防,能确保乙肝核心抗体阳性供者的安全移植。
- 预防性抗真菌治疗应该针对存在侵袭性感染(急性肝功能衰竭、再移植、肾衰竭)高风险的受者。
- 复方磺胺甲基异恶唑(复方新诺明)预防已明显减少了肺孢子菌肺炎的发生率。
- 术后常规应用抗生素预防,应针对各个肝脏中心的常见病原菌。

微生物预防已显著改变了肝移植后感染的发生率和严重程度。预防的需要根据预防针对的疾病和受者已发觉的风险的性质而变化,根据供者/受者血清学检查和详细的流行病学史进行评估。肝移植后,感染中常见的病原体或者是由于供者器官携带的潜伏感染(如巨细胞病毒;CMV),或者是受者携带的潜伏感染(如乙肝病毒;HBV)再激活,或者是由于在社区或医院新出现的感染(即手术部位的细菌感染)。目前的策略包括广谱的和有针对性的预防(图 17.1)。

抗病毒预防

巨细胞病毒

巨细胞病毒(CMV)是肝移植最常见的致病菌。第 22 章中详细讨论了巨细胞病毒感染的直接和间接影响,以及侵袭性感染疾病的治疗。有两个途径可以减少移植术后 CMV 感染的影响:一是抢先治疗,基于在 CMV 发展成疾病之前尽早发现 CMV 的再激活;二是预防,在观察到 CMV 病毒血症前进行治疗。这两种方法的优点在第 22 章有进一步的讨论。移植后,发生巨细胞病毒病的风险已经被预防和抢先治疗这两个途径彻底改变,术后发生巨细胞病毒病的可能性几乎减少了 80%。此外,已经证实,预防可以减少肾移植排斥反应和其他机会性感染(即水痘–带状疱疹病毒、EB 和其他疱疹病毒),整体上降低肝移植中 CMV 供体不匹配(D+/R–)带来的费用。来自 Collaborative Transplant Study 的数据显示,接受预防的 D+/R–受者的 1 年生存率大约为 5%。

哪些患者应该接受 CMV 预防

是否提供 CMV 预防由供者(D)/受者(R)的 CMV 情况决定。

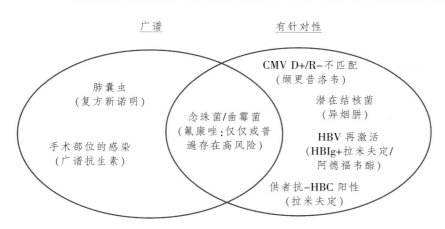

图 17.1　肝移植的广谱和有针对性的微生物预防。

D+/R−不匹配

所有接受 CMV−IgG 阳性供者的未感染过 CMV 的受者都需要定向预防,目的是为了预防征候性原发感染。

D+/R+或者 D−/R+

有时中心会给 D−/R+或 D+/R+的患者提供预防, 分别减少潜伏 CMV 病毒的再激活和新基因型的 CMV 感染。然而, 对于一般性 CMV 病毒,预防不能保证无症状病毒血症(常见的)导致严重侵入性疾病的可能性很低。其他激发疾病预防的风险因素,包括暴发性肝衰的移植和术后胆道并发症,如肝动脉血栓。

D−/R−

当供者和受者 CMV 血清反应呈阴性时,不推荐预防和监测。

抗病毒药物和剂量

已经研究的预防性方案, 包括阿昔洛韦(口服)、更昔洛韦(静脉内注射或口服)以及最新的药物伐昔洛韦和缬更昔洛韦。关于这些药剂的更多内容详见第 22 章。

缬更昔洛韦

缬更昔洛韦是首选 (如果肌酐清除率>60mL/min,剂量为每天 900mg)。由于其给药方便,口服生物利用度比更昔洛韦显著更高(70% 比 7%),缬更昔洛韦是预防巨细胞病毒使用最广泛的药物。一篇关于 D+ /R− 不匹配的实体器官移植的系统综述表明,口服缬更昔洛韦可使移植术后早期 (<90 天)CMV 病的发生率减少至 1.2%。值得注意的是, 在 18%的 D + /R− 受者中发现迟发性 CMV 病 (定义为抗病毒药物停药后发生), 然而没有关于抢先治疗的病例报道(经 PCR 检测出巨细胞病毒血症开始给予抗巨细胞病毒治疗)。 应该根据肾功能不全调整用药剂量,肌酐清除率为 40~59mL/min 时,剂量减少至 450mg,1 日 1 次;肌酐清除率为 25~39mL/min 时,剂量减少至 450mg,隔日 1 次;肌酐清除率<25mL/min 时,剂量减少至 450mg, 每周 2 次。

抗病毒预防的持续时间

美国器官移植学会国际共识指南(2010) 推荐 3~6 个月的 CMV 预防。建议,存在高风险的患者[即高剂量免疫抑制和(或)移植排斥反应]进行长期预防(6 个月)。

乙肝病毒预防

乙肝病毒(HBV)所致的肝脏疾病占所有肝脏移植的 5%~10%。若不给予抗病毒预防, 乙肝病毒再感染, 即血清乙肝表面抗原

(HBsAg)和 HBV DNA 的再现,将即刻发生,且情况普遍。移植术后的早期发生的肝损害,如果不进行治疗,可迅速进展为移植物失功和死亡,5 年生存率达 40%~60%。在过去的 15 年中,预防方案,如长期乙肝免疫球蛋白(HBIG)和给予口服抗病毒药(如拉米夫定或阿德福韦),显著减少了乙肝病毒再感染率(至<10%)和移植术后肝损伤的严重程度。

哪些患者应该接受乙肝病毒预防

因乙肝病毒性肝病接受肝移植的患者

所有血清 HBsAg 阳性的患者,无论有无 HBV DNA 复制都应该接受预防治疗,以防止移植后的 HBV 再激活。

接受乙肝核心抗体(抗–HBc)阳性供者的患者

由于有效的抗病毒药物预防,抗 HBc 阳性的供者可以捐献给任何一个受者,不管以前有无乙肝病毒。为了限制新发 HBV 的危险,建议受者按如下顺序排队:

1. 受者 HBsAg 阳性(进行再激活预防)。

2. 受者抗 HBs 和抗 HBc 阳性（曾感染后恢复）。不需要预防。

3. 受者抗 HBc 阳性(即先前感染 HBV)或抗 HBc 阳性(即接种疫苗)。预防将新发 HBV 风险从 14%降低到<4%。

4. 未接触过 HBV 的受者（抗 HBs 和抗 HBc 阴性）。预防将新发 HBV 风险从 40%降低到 12%。

HBV 预防性策略

因乙肝病毒性肝病接受肝移植的患者

在过去的 20 年里,已经尝试了几种预防性策略,效果不一(图 17.2)。乙肝免疫球蛋白结合抗病毒药物(如拉米夫定)是目前预防乙肝的主要方案。

然而,以下方案应予以考虑。

• 肌肉注射(i.m.)或皮下注射(s.c.)低剂量的乙肝免疫球蛋白,而不是大剂量静脉注射乙

肝免疫球蛋白疗法。肌肉注射或皮下注射乙肝免疫球蛋白具有类似的功效并且费用低,对于低风险的受者尤其如此。

• 拉米夫定耐药的患者使用其他的抗病毒药物。研究最多的拉米夫定合并治疗药物是阿德福韦, 与乙肝免疫球蛋白联合应用时,复发率小于 10%。

• 减少乙肝免疫球蛋白。在移植手术时和移植治疗后的 6 个月没有显现 HBV 复制的患者,可以考虑此方案。在 12 个月的综合治疗后的低危患者,用其他抗病毒药物(如阿德福韦)取代乙肝免疫球蛋白,耐受性更好,更便宜,并且可以预防 HBV 复发。其他可以考虑的药物,包括药效更强恩替卡韦和替诺福韦,这是由于这些药物有较强的抑制作用和低抗药性。

• 无乙肝免疫球蛋白方案。这些方案仍然在评估中。迄今为止,对拉米夫定与阿德福韦的双重疗法和恩替卡韦单一疗法的研究显示,对于低风险的受者是安全和有效的。

接受抗 HBc 阳性供者的患者

对于 HBsAg 阳性的受者,其预防与上述描述相同。对于 HBsAg 阴性的受者:

• 不联合乙肝免疫球蛋白的单一抗病毒药物(拉米夫定应用最广泛),在肝移植时开始使用,术后持续用药。

• 终身遵医嘱至关重要。

• 由于在拉米夫定耐药的情况下,恩替卡韦和替诺福韦正在成为首选替代药物,因其疗效已被证实。

抗真菌预防疗法

念珠菌和曲霉菌属

肝移植受者发生的大多数侵袭性真菌感染是由于非白色念珠菌(60%~80%)和曲霉菌属(1%~8%)感染引起。虽然肝移植受者的真菌感染的总发病率有所下降,但是由于曲霉菌感染导致的与侵袭性感染相关的死亡率为 25%~

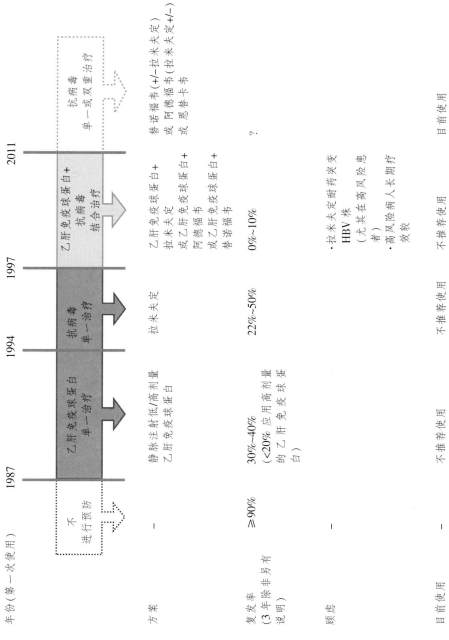

年份（第一次使用）	1987	1994	1997	2011
	不进行预防	乙肝免疫球蛋白单一治疗	抗病毒单一治疗	乙肝免疫球蛋白+抗病毒结合治疗	抗病毒双重治疗
方案	—	静脉注射低/高剂量乙肝免疫球蛋白	拉米夫定	乙肝免疫球蛋白+拉米夫定 或乙肝免疫球蛋白+阿德福韦 或乙肝免疫球蛋白+替诺福韦	替诺福韦（+/−拉米夫定） 或阿德福韦（拉米夫定+/−） 或恩曲替卡韦
复发率（3年除非另有说明）	≥90%	30%~40%（<20%应用高剂量的乙肝免疫球蛋白）	22%~50%	0%~10%	?
顾忌	—	—	不推荐使用	·拉米夫定耐药突变HBV 株（尤其在高风险患者）·高风险病人长期疗效较	乙肝病人长期疗效较
目前使用	—	不推荐使用	不推荐使用	不推荐使用	目前使用

图 17.2　乙肝病毒患者肝脏移植的预防史。

90%,然而,在肝移植中,预防性抗真菌治疗的作用仍然是复杂而有争议的问题,并且在这个领域随机对照试验很少。因此,什么样的患者应接受预防性抗真菌治疗、用什么药剂、持续多长时间,这些问题上缺乏共识。

哪些患者应接受预防性抗真菌治疗

普通受者

美国器官共享联合网络(UNOS)认可的移植方案中,近30%使用普通的预防,主要是氟康唑。最近的两个荟萃分析表明,普通预防明显减少了侵袭性真菌感染,但效果有限。对于接受氟康唑治疗($\geq$400mg/d)超过4周的患者,效果最显著,侵袭性真菌感染减少75%。尽管如此,预防对总体死亡率没有影响,而且还会使非白色念珠菌感染的发作比例显著增高。

针对高风险的受者

2004年和2009年更新的美国传染病学会(IDSA)指南建议,只有两个或更多关键的风险因素的患者,应考虑肝移植预防性抗真菌治疗(强烈建议;质量良好的证据)。关键风险因素包括:

- 二次移植。
- 术前肾功能不全。
- 胆肠吻合术(Roux-en-Y)。
- 术中需求$\geq$40个单位的血液制品。
- 延长手术时间(>11小时)。
- 至少从移植前2天到移植后3天真菌定植。

特别是二次移植和肾衰竭(特别是需要透析)曾多次被证明是显著因素,念珠菌和曲霉侵袭性感染是独立危险因素。

抗真菌药物和剂量

制霉菌素

制霉菌素(剂量10^6个单位 QDS)最初是用来防止念珠菌黏膜炎,因为它安全,有良好的耐受性,没有药物之间的相互作用,现在仍然被广泛用于普遍预防。

氟康唑

氟康唑(用量100~400mg/d)和其他的唑类(伏立康唑)一直被移植中心分别用于抗白色念珠菌和曲霉菌的预防。这些全身性抗真菌药物可口服或静脉注射给药。使用氟康唑预防时,主要选择"高风险"的患者。随后,2009年,IDSA指南建议,对于侵袭性真菌感染的高危移植受者,应用氟康唑(200~400mg/d)或脂质两性霉素B(见下文)至少7~14天作为术后预防

性抗真菌治疗。

氟康唑会使环孢素、他克莫司和西罗莫司的代谢减少,所以需要调整剂量和密切监测免疫抑制剂血药浓度。

两性霉素B

脂质两性霉素B,剂量1~2 mg/(kg·d)。传统的两性霉素B的肾毒性限制了其在肝移植抗真菌治疗中的使用。在过去10年里,出现了两种脂质两性霉素制剂,即AmBisome®和Abelcet®。当曲霉菌是主要病原体(根据当地流行病学)时,并且在这些情况下:暴发性肝衰竭肝移植术前,长期入住ICU,肾功能严重障碍和移植失败(尤其是非功能性),建议脂质制剂的剂量为1~2mg/(kg·d)。英国和美国队列试验相结合的数据报道指出,脂质两性霉素B治疗组仅3/261(1%)发生曲霉菌感染,而在历史对照中,有10/80(13%)发生曲霉菌感染。

卡泊芬净

念珠菌属或曲霉菌高度耐受氟康唑的情况下,卡泊芬净(β-1,3D 葡聚糖合酶抑制剂)是静脉预防用药的优先选择。但因它的广谱活性,由于目前缺少精准的比较研究,卡泊芬净仅限于作为临床适用性的预防剂。

抗真菌预防的持续时间

预防应至少持续4~6周,或者直到皮质类固醇用完。至于抗真菌预防是否应给予曲霉菌,其依赖于当地流行病学和个体风险的严重程度。

肺囊虫(孢子虫)

肺囊虫(孢子虫)是一种普遍存在的有机体和常见真菌,在免疫功能低下的宿主表现为肺孢子菌肺炎(PCP)。在肝移植后的第2个月和第6个月PCP的风险是最大的,由于这段期间中性粒细胞减少和(或)大强度的免疫抑制剂[如大剂量糖皮质激素和(或)钙调磷酸酶抑制剂]。肝移植前接受皮质激素治疗的患者,因为患者可能患有自身免疫性肝炎,在肝移植的

几个星期内可能发展为 PCP。其他的诱发因素包括移植排斥反应和随之而来的巨细胞病毒感染反复发作。

哪些患者应该接受抗-PCP 预防

所有的肝移植患者都建议进行 PCP 常规预防。

抗-PCP 药物和剂量

复方新诺明

复方新诺明(增效磺胺甲基异唑)是 PCP 预防的首选药物,由于其循证的功效,成本低,可用多种口服制剂,并且可防止其他常见的机会性感染病原体。复方新诺明也有助于防止李斯特菌、弓形虫、星状诺卡菌和许多革兰阳性菌株(肺炎链球菌、葡萄球菌属)和革兰阴性菌(流感嗜血杆菌、沙门菌属)感染。移植中心用药方案每日 480mg 或 960mg,每周 3 次。后者的方案很好地掩护了卡氏肺囊虫缓慢复制的性质,但是针对弓形虫病和其他细菌感染无每日给药的防护是次优的。

复方新诺明最常见的副作用是过敏。骨髓抑制(其可通过与硫唑嘌呤合用而加剧)和肾毒性在预防剂量下是罕见的。值得注意的是,复方新诺明与环孢素结合可影响肾小管分泌肌酐,从而在无肾损伤的情况下提高了血清肌酸酐水平。

复方新诺明的替代品

喷他脒喷雾、阿托伐醌和氨苯砜是不能耐受复方新诺明患者的替代药物。然而,在这些罕见的情况下,许多中心选择不提供预防,因为这些药物的细菌覆盖的广度不够,且有毒性。

抗 PCP 预防的持续时间?

复方新诺明应该在移植的 5~7 天开始服用并持续至少 3 个月。反复出现移植物排斥反应的患者、持续接受更大强度的免疫抑制或那些有慢性病毒感染(包括 CMV)的患者,可考虑延长 PCP 预防的持续时间到 1 年以上。

抗细菌预防

手术部位的感染

相对于其他实体器官移植来说,由于肝移植手术的复杂性和持续时间长, 胆肠吻合术,以及它们对输血制品的要求,在肝移植受者手术部位细菌感染(SSI)的比率较高(如切口部位、腹膜炎、腹腔内脓肿)。手术部位感染与移植物损害增加和住院时间的长短相关,但没有证据表明,手术部位感染会影响总死亡率。

哪些患者应该接受抗细菌预防

尽管肝移植受者的随机试验缺乏文献依据,但是所有的移植患者被普遍推荐接受抗细菌预防。

抗细菌预防方案和持续时间

应该根据各个移植中心通常分离出的病原体情况来指导选择预防方案。应该和关于胆道手术细菌预防的《药物治疗指南公报》(2003年)保持一致,以下方案适用于肝移植:

- 首次抗生素剂量应在 60 分钟切口内给药(即在诱导)。
- 静脉注射广谱抗生素不应该在肝移植>24 小时后继续,除非临床需要。
- 移植受者预防厌氧菌感染(胆/肠),第三代头孢菌素或广谱青霉素、基础抗生素是首选药物。
- 对青霉素过敏的患者, 应使用喹诺酮(例如环丙沙星)联合甲硝唑。
- 如果近期用过抗生素或近期隔离了某种生物(例如,耐甲氧西林金黄色葡萄球菌静脉注射万古霉素;MRSA), 需要考虑调整预防性方案。
- MRSA 筛查(鼻、腹股沟)阳性的所有患者,应该建议使用莫匹罗星(喷鼻)和氯己定。对于紧急移植, 在筛查拭样后,应静脉注射万古霉素。

结核分枝杆菌

7 项研究的系统性回顾强调，移植受者的活动结核分枝杆菌(MTB)患病率比普通人群高 18 倍，甚至更多。根据美国疾病控制和预防中心(CDC)指南，所有的肝移植候选人遵循以下建议：

- 详细询问病史，建立完整的 MTB 病历、旅游史或在流行区居住情况，以及与患有 MTB 感染的患者的接触史。
- 结核菌素检查。由于检查结果较难读懂，所以这不是普遍采取的方法。
- 如果有 MTB 既往史和(或)结核菌素检查阳性，则应该进一步追查活跃疾病(包括胸部 X 线片)，如果得到证实的话，应进行治疗。
- 抗 MTB 预防，异烟肼(每天 300mg)和吡哆醇(每天 10mg)6~12 个月的疗程方案，建议应用于潜在 MTB 感染、移植术前有风险因素和(或)皮肤试验阳性的患者。由于获得旅行史和接触史比较困难，许多中心采用亚洲或非洲裔受者接受抗-MTB 预防。

（张建蕊 译 傅斯亮 校）

参考文献

Cholongitas E, Papatheodoridis GV, Burroughs AK. Liver grafts from anti-hepatitis B core positive donors: A systematic review. J Hepatol. 2010;52:272–9.

Eschenauer GA, Lam SW, Carver PL. Antifungal prophylaxis in liver transplant recipients. Liver Transpl. 2009;15:842–58.

Fishman JA. Infection in solid-organ transplant recipients. N Engl J Med. 2007;357:2601–14.

Kotton CN, Kumar D, Caliendo AM, et al. Transplantation Society International CMV Consensus Group. International consensus guidelines on the management of cytomegalovirus in solid organ transplantation. Transplantation. 2010;89:779–95.

Kusne S. Regarding the risk for development of surgical site Infections and bacterial prophylaxis in liver transplantation. Liver Transpl. 2008;14:747–9.

Papatheodoridis GV, Cholongitas E, Archimandritis AJ, Burroughs AK. Current management of hepatitis B virus infection before and after liver transplantation. Liver Int. 2009;29(9):1294–305.

Terrault N, Roche B, Samuel D. Management of the hepatitis B virus in the liver transplantation setting: a European and an American perspective. Liver Transpl. 2005;11(7):716–32.

第 **18** 章

肝移植受体肝功能血液学检查异常的管理

Jonna A. Lethead，James Ferguson

要点

- 肝移植受体肝功能血液学检查异常是很常见的。
- 临床情况对于肝移植受体肝功能血液学检查异常的解释和随后的调查至关重要。
- 不同的诊断类型取决于行肝移植手术的时间。
- 肝功能血液学检查异常的模式可能有助于指导临床医生得出正确的诊断。
- 没有一项肝功能血液学检查是针对肝胆疾病的。
- 非移植手术特定原因的肝功能血液学检查异常应当始终考虑到。

肝移植受体的肝功能血液学检查异常的解释

临床情况

临床情况对于肝移植受体的肝功能血液学检查异常的解释和随后的调查至关重要。行肝移植术的患者,术后的头几天会发现转氨酶的升高,提示肝缺血再灌注损伤。在此情况下,没有更进一步常规使用的处理,除非转氨酶的下降速度较慢或有额外的肝移植物衰竭的特征表现。相反,肝移植术后 6 个月,患者应行门诊常规详细的肝功能检查,如发现异常应即刻

调查原因。肝移植受体若患有非移植物相关的疾病,如败血症及心血管功能衰竭,可能出现与那些非肝移植的患者类似的肝功能血液学检查异常。

肝功能血液学检查异常的肝移植受体病史的重点

- 症状及持续时间:瘙痒提示胆汁淤积;腹部疼痛发生在胆管炎;盗汗;体重下降。
- 肝移植指征:丙型肝炎患者为术后复发的高危组;原发性硬化性胆管炎和自身免疫性肝炎。
- 肝移植术后发生肝功能异常的时间:急性细胞性排异反应最常发生于肝移植术后 3~6 个月的患者, 肝动脉栓塞在肝移植术后的 1 年,原发疾病复发在肝移植术后较晚的时间。
- 移植物的类型及外科手术的技术:动脉导管和多条的肝动脉吻合的外科手术方法与术后的肝动脉栓塞相关;Roux-en-Y 肝管空肠吻合术可能是术后胆管炎的一个危险因素;接受心脏死亡后捐献器官的肝移植受体更容易发生肝缺血再灌注损伤,发生缺血性胆管病的风险也更高。
- 既往的移植并发症:急性细胞性排异反应发生;胆管疾病。

- 伴随疾病：代谢综合征可能导致新的脂肪型肝脏疾病；心功能衰竭；败血症或其他的循环衰竭。
- 巨细胞病毒感染的捐献器官肝移植受体状态和肝移植受体的药物预防。
- 乙型肝炎的捐献器官和肝移植受体的药物预防。
- 药物治疗：高剂量和低剂量的免疫抑制剂可能分别与丙型肝炎患者肝移植术后复发风险增加和排异反应相关。使用肝毒性药物，如硫唑嘌呤和抗生素。

肝功能血液学检查异常的肝移植受体检查的重点

- 发热：考虑排异反应；分辨血肿；肝动脉栓塞和移植物梗死；败血症。
- 低血压和心动过速：可能继发于严重的移植物损伤；或非移植物相关的缺血性肝炎（肝脏休克）或败血症导致的胆汁淤积。
- 一般检查：黄疸可能发生胆管的疾病；排异反应；原发病的复发和非移植特异性的移植物功能衰竭或溶血；扑翼样震颤；行为的改变；格拉斯哥评分的下降预示肝功能衰竭；淋巴结病提示肝移植术后淋巴增生性疾病。
- 心血管系统检查：颈静脉压力升高；第三心音；心脏杂音和周围型水肿可能导致肝脏瘀血。
- 呼吸系统检查：肺炎；双基底部的爆裂音发生在左心功能衰竭的患者。
- 腹部检查：腹部右上象限压痛最可能发生胆管炎；腹水可能发生在供血不足和复发性疾病。
- T 型管或原位经皮引流导管：有继发胆管炎风险。

肝脏生化功能异常的解释

肝脏血液学检查可分为表现肝细胞损伤（丙氨酸转氨酶和天冬氨酸转氨酶）、提示胆汁淤积（碱性磷酸酶和 γ 谷氨酰转移酶）和肝脏生物合成能力或功能的标志物（前凝血酶时间和白蛋白）。对于肝脏血液学检查异常的解释需要有对独立的酶和蛋白生化功能的理解。虽然肝功能异常的模式经常有助于帮助临床医生得出正确的诊断，但是没有一个肝脏血液学检查是针对肝胆疾病的。同样的，肝胆的疾病可能发生在无肝脏血液学检查异常的患者身上。

血清酶提示肝细胞损伤

肝移植受体可于肝移植术后任何时候发生轻中度的丙氨酸转氨酶和天冬氨酸转氨酶升高，可能提示原发疾病复发（特别是丙型肝炎及自身免疫性肝炎）、急性或慢性的排异反应、胆管梗阻或胆管炎、肝脂肪变性、迟发的肝动脉栓塞和巨细胞病毒性肝炎。血清转氨酶大量升高（500~10 000+IU/L）通常发生在围术期，反映肝细胞的广泛损伤。肝移植术后，主要的鉴别诊断为肝脏缺血再灌注损伤、原发性无功能、早期的肝动脉栓塞或非栓塞性梗死。其他原因包括缺血性肝炎和药物所致。丙氨酸转氨酶和天冬氨酸转氨酶升高可能发生在非肝组织的损伤，如心肌梗死和横纹肌溶解。

血清酶提示胆汁淤积

在肝胆的疾病中，血清碱性磷酸酶的上升反映了肝合成功能的增加，其伴随期为 7 天。血清碱性磷酸酶的异常可能需要持续几周经过病因的治疗。轻度的血清碱性磷酸酶升高可见于任何的肝脏疾病（<3 次超过正常范围）。肝移植术后的患者的血清碱性磷酸酶大量的升高，可见于如复发性的原发性胆管硬化、慢性排斥反应和肝内胆管病变所导致的肝内胆汁淤积。独立的血清碱性磷酸酶的上升提示非肝脏因素原因的，如骨病或妊娠。

γ 谷氨酰转移酶的升高同时伴有血清碱性磷酸酶的上升，见于胆汁淤积性疾病。较高的 γ 谷氨酰转移酶可能也是一个乙醇性侵犯肝脏的指征。

血清蛋白提示肝脏合成能力或功能

血清蛋白,为主要的血浆蛋白,于肝脏合成。蛋白合成的升高见于循环中蛋白水平、氨基酸及皮质类固醇的水平减低,蛋白合成的减低见于严重的肝损伤(肝硬化)或乙醇性所致或炎症所致。血清蛋白水平不但反映了蛋白产生、降解或丢失的平衡,更是反映了血浆的容量。例如,在进展性的门脉高压患者中,低血浆蛋白可能是稀释性的。在肝移植术后的患者,低蛋白血症考虑是营养不良、慢性感染和肾病综合征。

对于进展期的肝病患者,其合成凝血蛋白的功能可能异常,前凝血时间可能延长。尽管不单出现在肝脏疾病中,前凝血时间是患者发生急性肝损伤的预后因素。在肝移植受体围术期,持续的前凝血时间延长加上其他肝脏损伤的标志,应引起临床医生的警觉,可能原发性无功能或早期的肝动脉栓塞导致移植物功能衰竭。其他引起前凝血时间延长的原因包括捐献器官先天性凝血功能障碍、消耗性凝血障碍以及合成 II 因子、VII 因子、IX 因子和 X 因子必需的维生素 K 的不足。华法林抑制了维生素 K 的独立羧化作用,维生素 K 不足可见于胆汁淤积性肝病、脂肪痢或由饮食中摄入不足导致。因此,当需要以前凝血时间作为评估患者预后时,应给予注射维生素 K。

血清胆红素

胆红素是来源于血红素的破裂。血清中的胆红素水平取决于生产和肝细胞移除的平衡,高胆红素血症可发生在代谢途径中的任何一点异常中。区别结合的高胆红素血症(直接血清胆红素)和非结合的高胆红素血症(间接血清胆红素)可能有用。结合的高胆红素血症发生时结合的胆红素分泌减少或漏出,而非结合的高胆红素血症发生时胆红素的生产过多、损伤的肝细胞吸收或结合的胆红素增多。特别是

在肝移植的受体中,可能导致过客淋巴细胞综合征(同种免疫的溶血)和环孢素所致的血栓性微血管病可能很少导致非结合血清胆红素增加。发生高胆红素血症的主要原因包括丙型肝炎的复发(纤维化胆汁淤积性肝炎)、复发性原发性硬化性胆管炎、胆管吻合口狭窄、缺血性胆管病、慢性排斥反应和败血症。

肝功能血液学检查异常所对肝移植受体的鉴别诊断

围术期的特定条件

在肝移植术后的最初几天,肝功能血液学检查异常是正常的。然而,这个时间段内有几种情况表示肝功能血液学检查异常,并且阻止临床医生变得自满。原发性无功能、早期的肝动脉栓塞和非血栓性梗死是极少见的,但是一旦发生会导致整个移植物的损失、患者的死亡或需再移植。因此,如果肝功能血液学检查恢复正常较慢或有肝衰竭的特征,如凝血时间延长、肝性脑病、低血糖、乳酸血症等,紧急调查和治疗管理是必需的。

肝缺血性再灌注损伤

缺血性再灌注损伤是指发生在器官获取、储存和移植时缺血和炎症导致肝细胞损伤。缺血性再灌注损伤发生在所有的肝移植患者,临床表现为围术期不同程度的肝功能异常。转氨酶在肝移植术后 12~24 小时升高到顶峰,3~5 天恢复正常。心脏死亡后捐献器官的同种异体移植物比脑死亡后捐献器官的同种异体移植物发生的损伤较重,反映了捐献器官的暖缺血时间的增加。心脏死亡后捐献器官和脑死亡后捐献器官的 AST 中位峰值分别为 2691IU/L 和 1307IU/L。较小的缺血性再灌注损伤(峰值 AST<1500IU/L)有较少的临床后遗症。较高的转氨酶可能与肝脏衰竭和心脏衰竭相关。

表 18.1　根据不同的肝功能血液学检查异常对肝移植受体进行鉴别诊断

		主要的肝细胞损伤	主要的胆汁淤积
肝移植术后 2 周内	移植特殊的	肝缺血性再灌注损伤	肝缺血性再灌注损伤
		早期的急性细胞排斥反应原发性无功能	胆管吻合口狭窄
		肝动脉栓塞	小肝综合征
		非血栓性梗死	背驮式综合征
		肝被膜下血肿	
	其他	缺血性肝炎（肝休克）	败血症导致胆汁淤积
肝移植术后 2 周后	移植特殊的	急性细胞排斥	药物
		复发性丙型肝炎	胆管吻合口狭窄
		复发性自身免疫性肝炎	胆管炎
			缺血性胆管病
			复发性原发性硬化性胆管炎
			复发性原发性胆管硬化
			纤维性胆汁淤积
			丙型肝炎
			慢性排斥反应
	其他	巨细胞病毒	败血症导致胆汁淤积
		肝炎	药物
		肝脂肪变形	肝脏肿瘤
		药物	肝脏瘀血
		缺血性肝炎（肝休克）	背驮式综合征
		EB 病毒	
		戊型肝炎	

原发性无功能

　　原发性无功能是肝移植术后在围术期的前几天移植物损失的最常见原因。科学登记移植受体数据显示，原发性无功能的发生率可能高达 6%。发病机制尚未明确，但很可能是多因素的。危险因素包括高危的器官贡献者和受体患较严重疾病的标志。原发性无功能有显著升高的转氨酶、肝脏衰竭的征象和严重的酸碱紊乱和血流动力学的紊乱。如不进行再移植手术，预后非常差。在英国，原发性无功能定义为两个或以上：AST>10 000 IU/L，INR>3.0，血清乳酸>3.0mmol/L，以及肝移植术后 7 天无胆汁产生为超紧急的指标。器官分享联合网的定义与上述类似。

早期的肝动脉血栓

　　早期的肝动脉血栓是在围术期的前几天移植物损失的第二个最常见的原因，报道发生率为 3%。早期的肝动脉血栓临床表现与原发性无功能相似。如不进行再移植手术，预后非常差。早期的肝动脉血栓是超紧急的指标。

非血栓性梗死

　　肝移植受体极少在术后表现为平静的恢复，肝移植约 1 周后突发严重的移植物功能衰竭。尽管有人建议是抗体介导的损伤，但发病机制尚未明确。病理学特征为大量的缺血性坏死伴小炎症和无大血管累及。建议采取再次移植手术。

小肝综合征

小肝综合征发生在受体移植肝功能质量不足,见于减体积式和劈肝式肝移植手术。在肝移植的受体中,小肝综合征在术后第一周表现为胆汁淤积的肝功能血液学检查异常、肝功能不足的特征,如凝血时间延长、腹水和肝性脑病。死亡率较高,术后 6 周之内,大部分患者死于败血症。小肝综合征的幸存者主要因为肝的再生。

排异反应

约有超过 50% 的肝移植受体会至少发生一次急性细胞性排斥反应。然而,近几年发生率较低(30%~35%),可能是因为免疫抑制剂方案的进步和在肝移植术后早期的肝脏活检减少。大部分的患者发生约在术后 3 个月,称为急性细胞性排斥反应。迟发性排斥反应大约发生在术后 1 年,超过 1 年后发生排斥反应是很少见。临床表现为转氨酶升高、黄疸和发热。主要临床要点为患者的免疫抑制剂的剂量、钙调磷酸酶抑制剂的水平和含量。除此之外,丙型肝炎的临床和组织学的特征是相似的。

慢性排斥反应发生在 <5% 的患者中。肝血液学检查提示胆汁淤积,通常在肝移植术后一年后开始发生。应怀疑年轻患者发生慢性排斥反应,包括急性肝细胞排斥反应和不遵医嘱。对丙型肝炎的干预治疗可能是一个危险因素。与早期的排异反应相反,慢性排斥反应与进展性纤维化和移植物损失相关。

第 19 章将更详细地讨论肝移植受体的急性细胞性排斥反应和慢性排斥反应。

血管血栓和狭窄

迟发性肝动脉血栓,定义为肝移植术后 4 周的肝动脉栓塞,发病率为 2%~5%。很多的个案发生于肝移植术后第 1 年。迟发性的肝动脉血栓的临床表现不同于早期的肝动脉栓塞所致快速的移植物衰竭。有时,诊断是依靠超声检查,在有肝血液学检查异常但无症状的个体中发现的。但是,更经常的缺血性胆管病临床表现为黄疸、胆管炎、胆汁瘤、胆漏及肝坏死脓肿的患者,其短期无治疗的生存期为约 30%,大部分的患者死于败血症的并发症。因此,某些选出的患者需要选择性的重新行肝移植手术。

肝移植术后患者较少发生如门脉或肝静脉栓塞或吻合口狭窄。尽管患者可能发生肝血液学检查异常或临床表现为腹水、周围型水肿或门静脉高压胃肠道出血。当移植手术包括保护受体的下腔静脉(背驮式技术),较多的并发症为肝静脉血流阻塞继发于静脉吻合口狭窄。所谓的背驮式综合征发生 <2%,表现为肝脏瘀血和主要的胆汁淤积相关的肝功能血液学检查、腹水和下肢水肿。背驮式综合征可能在肝移植术后的任何时间出现,尽管经常发生在肝移植术后头 3 个月。

胆管并发症

胆管并发症发生在所有的肝移植患者中的 10%~15%。2/3 的胆管并发症发生在肝移植术后 3 个月,诊断时间 <1 年。最常见的胆管并发症是胆漏和胆管狭窄(吻合口的和非吻合口的)。胆漏通常在围术期中可发现,狭窄出现较晚。胆管的梗阻可能为胆石、胆泥淤或脱落物,或胆汁瘤和脓肿的压力,并发症为假性动脉瘤、恶性肿瘤或胆管囊肿。其他的并发症包括胆管出血、Oddi 括约肌功能不全。

非吻合口的胆管狭窄是在肝门部的,尽管肝内的改变是很少见的;50%的非吻合口的胆管狭窄是有肝动脉血栓引起的(通常为迟发性肝动脉血栓)或硬化。缺血性胆管损伤定义为非吻合口的胆管狭窄,因肝动脉关注不足所致。病因尚未明确,尽管缺血再灌注损伤被认为是其中起重要作用的。因此,心脏死亡的器官贡献受体是缺血性胆管病的高危。

减体积、劈离式和活体肝移植都是胆管并发症增加相关,反映了外科手术技术部分的重要性。但是,相对于狭窄性的肝病,半数以上的胆管并发症胆漏都发生在肝断面上。大部分早期胆漏发生在 T 管拔出时,位置是 T 管拔出处。

肝移植术后的胆管的并发症可以根据胆汁淤积相关的肝功能指标诊断。但是,有些患者表现为无特异性症状,如发热和体重下降。胆管炎可能继发于发热、上升的炎症因子和败血症。T 管和 Roux-en-Y 肝管空肠吻合术是肝移植受体发生术后胆管炎的特别危险因素。

复发性疾病

原发性疾病复发可能发生于肝移植术后。报道的复发率范围较广。不过,丙型肝炎、原发性硬化性胆管炎和自身免疫性肝炎的患者似乎面临更大的因复发性疾病导致移植物损失的风险。在丙型肝炎的肝移植受体,疾病复发基本是普遍的,纤维性胆汁淤积性肝炎是黄疸的重要原因。对于乙型肝炎的患者预防性行药物治疗能够大大地减低原发病的复发。有关肝移植受体原发疾病复发的讨论,将在第 26 章介绍。

移植物抗宿主病

急性细胞性移植物抗宿主病是肝移植术后比较少见的,尽管报道的发生率为 1%~2%。患者通常表现为肝移植术后 1~8 周发热或手足的皮疹。在大多数的病例中,多系统疾病发展影响如肺、胃十二指肠炎和脑。慢性细胞性移植物抗宿主病可能发生苔藓样的损害和色素沉着过度。与经过干细胞移植的细胞性移植物抗宿主病不同,不涉及肝脏损害,肝血液学检查是正常的。

非移植特异原因

肝功能血液学检查异常所对应的肝移植受体鉴别诊断,应该包括非移植特异原因。对于不太好的患者,他们可能因为缺血性肝炎(肝休克)导致转氨酶升高或败血症导致的胆汁淤积病。噬血细胞综合征是极少见的,但当黄疸伴有发热、全血细胞减少症和高铁蛋白血症时,应该考虑此病。在稳定的个体中,肝脏脂肪变性是常见的,反映了代谢综合征的高发病率在移植前和首次应用免疫抑制剂后。在非移植的条件下,药物是对肝功能血液学检查的一个重要影响因素,因此,应采集详细的用药史。最后,在患者保持病毒性肝炎的方面,为了受体的危险因素和病毒状态,贡献器官的乙型肝炎状态应该阐明。实体器官受体曾描述过慢性戊型肝炎感染,这被公认是这个群体发生慢性肝炎和肝硬化的原因。

巨细胞病毒肝炎需要特别提到,同样作为导致肝移植术后肝功能异常的常见原因之一,对于术前高危的患者,常规术前给予预防性的更昔洛韦治疗(巨细胞病毒阳性的贡献器官和巨细胞病毒阴性的受体),可以延迟发生的时间,但没有影响发生率。条件为轻到中度的转氨酶升高和无特异性症状。巨细胞病毒肝炎将会在第 22 章有更多的细节。

对于肝移植受体肝血液学功能检查异常的辅助检查

对于肝移植受体肝血液学功能检查异常的辅助调查,首选用腹部超声扫描和多普勒超声检查技术。会根据发现和临床照片做进一步的调查。表 18.1 和表 18.2 概括了如何用调查的方法为肝移植受体做检查。

超声扫描和多普勒超声检查

腹部超声扫描和多普勒超声检查已经非常普遍。超声能够识别胆管扩张度和壁组织的异常,包括局部的肝脏功能损害或脓肿和脂肪变性。多普勒超声检查主要作用为确定肝动脉开放的程度,同时,也包括门静脉和肝静脉。使用多普勒超声检查识别肝动脉血栓的敏感性和特异性分别为 97% 和 64%。因此,此项检查应由经验丰富的放射科医生操作。当临床医生

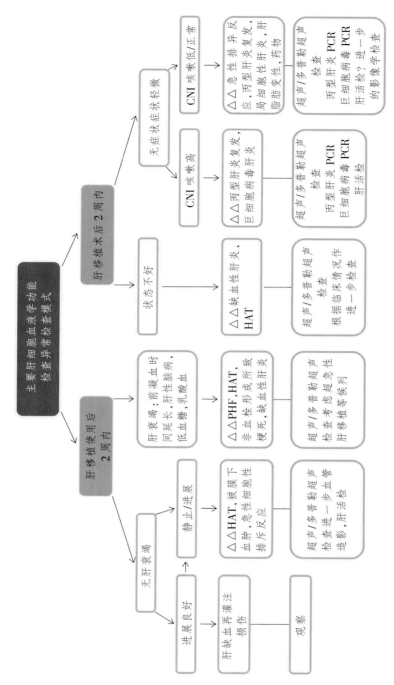

图 18.1　主要肝细胞血液学功能检查异常常规检查模式。

强烈怀疑为肝动脉血栓时,需要做更进一步的成像检查。图 18.3 概括了肝功能血液学检查异常的肝移植受体最可能的调查路径,基于腹部超声扫描和多普勒超声检查结果。

其他影像学检查

对于肝移植受体的特异性,计算机断层扫描检查(CT)对于肝脏局部的病变是最有用的。

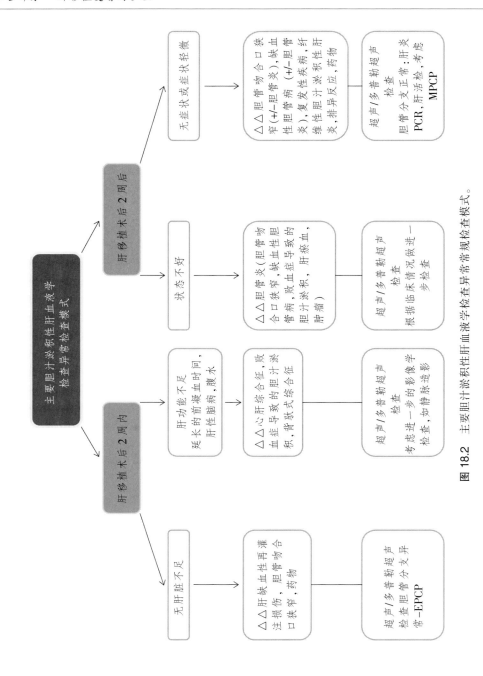

图 18.2 主要胆汁淤积性肝血液学检查异常常规检查模式。

CT 血管造影检查对于诊断肝动脉血栓和继发性的病变是十分重要的,如提供肝脏梗死和脓肿的信息。磁共振显像检查和磁共振血管造影可能给予更多的信息,同时,因无放射性更有益。磁共振胰胆管造影显像检查(MRCP)对于检查胆总管结石病比超声检查具有更高的敏感性。进一步来说,MRCP 经常用作评估肝内微小的缺血性胆管病和复发性原发性硬化性胆管炎。

有创的显像检查技术用作肝动脉造影、肝静脉造影、经皮经肝胆管造影和内镜逆行胰胆管造影(ERCP)。这些检查虽然有危险性,但当无创检查提供的信息不足时,应行此类检查。

反复接受辐射在选择检查方式时,应该给予考虑。进一步来说,增强造影剂的肾毒性作

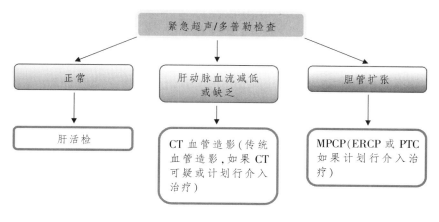

图 18.3　概括了肝功能血液学检查异常的肝移植受体最可能的调查路径，基于腹部超声扫描和多普勒超声检查结果。

用造成的较高的慢性肾衰竭，在人群中是较大的忧患。

肝脏活检

肝脏活检的步骤将在框 18.1 中描述。

因移植物特异相关引起的肝血液学检查异常的肝移植受体管理

移植物排异反应、巨细胞病毒肝炎、原发病复发疾病和移植后淋巴增生性疾病（PLTD）的管理将会在其他章节阐述（见第 19、22、26 和 30 章）。对于非移植特异性所引起的肝血液学检查异常管理是适用于非移植患者的。

血管并发症的管理

肝移植物早期的肝动脉血栓是超紧急再移植的指征。在稳定的患者中紧急血管内或外科血管成形术是可行的。

对于无症状的晚期肝动脉血栓患者通常保守治疗。动脉内血栓溶解治疗可见于个案报道，但对于严重的移植物衰竭和败血症的患者是不推荐的。很多患者需要长期的抗菌治疗，同时很多多种耐药细菌发现增多。非外科经皮引流或经内镜引流胆管是根据个人的偏好。对于肝动脉血栓、肝衰竭和缺血性并发症等特定

的患者，应再次行肝移植。

门静脉和肝静脉狭窄和血栓形成可使用放射性介入手段。

胆管并发症的管理

大多数胆管吻合口狭窄案例中，用 ERCP 或 PTC 来治疗管理都是成功的。ERCP 是胆管吻合口狭窄患者治疗的介入选择。肝管空肠吻合的患者或 ERCP 失败的患者，可使用 PTC。因此，对于胆管吻合口狭窄的肝移植受体患者最理想的治疗方法为重复的大直径球囊扩张和放置胆管支架。图 18.4 描述了胆管吻合口狭窄的肝移植受体的管理方法。囊扩张和持续性超过 12 个月的胆管支架提示，超过 70% 长期成功率。在非外科手术治疗失败的患者，应考虑行胆管成形术或 Roux-en-Y 肝管空肠吻合术。

非吻合口所致胆管狭窄的患者，应使用内镜下或经皮途径的介入治疗方法。然而，在这些患者中的成功率较低，只有 30%。对于弥漫性缺血性胆管病的、无黄疸的复发性原发性硬化性胆管炎的患者，应该采取保守的治疗。如果有较轻的慢性胆管败血症发生，应不间断地使用抗生素。以上患者可使用熊去氧胆酸，因其具有抗胆汁淤积和抗炎的作用。如果发生复发性胆管炎，即使已使用抗生素或有营养不良或高胆红素血症，应适当考虑再次移植手术。对于非吻合口所致胆管狭窄的患者管理方法见图 18.5。

框 18.1 肝脏活检的步骤

肝脏活检的指证

- "零时活检":在术中再灌注时,行即刻的肝脏活检,可以评估任何以前已存在的捐献器官肝脏病变和再灌注损伤
- 经过超声扫描和多普勒超声检查发现的肝脏异常血流
- 考虑如丙型肝炎的预后工作的时候
- 局部的肝脏病变
- 每年一次的肝脏活检在很多医疗单位已不常规实行

禁忌证

- 胆管扩张:应行超声引导行活检的操作
- 凝血障碍:对于血小板和凝血因子的出血风险无特异界定值,当患者血小板<80×10⁹/L 和(或)INR>1.5 时,考虑新鲜冰冻血浆和血小板注入,或经颈静脉途径
- 腹水:考虑经超声引导下经皮或经颈静脉途径引流
- 腹型肥胖:应经超声引导下或经静脉途径

穿刺方法

- 经皮盲穿(经叩诊方法引导):在某些中心依然使用
- 超声引导下经皮穿刺:对于胆管扩张,局部的肝脏病变,减体积的移植物,腹型肥胖,许多中心仍常规使用超声引导下的肝脏活检
- 经颈静脉途径:凝血功能障碍,腹水,腹型肥胖或想监测肝静脉楔压

操作前准备

- 知情告知。患者应该知道危险获益比率,特别是包括疼痛等并发症
- 操作前 24 小时的血小板和 INR 数值,规范和保存
- 抗血小板用药(阿司匹林和氯吡格雷)停止 2~10 天,临床治疗需要的情况下,华法林停止>5 天
- 最近的超声检查,包括胆管扩张或解剖变异
- 考虑镇静和镇痛

方法

- 独立的操作者应该是经验丰富的
- 患者取仰卧位右手抱头
- 无菌技术
- 局部麻醉,2%的利多卡因,从表皮到腹膜
- 屏息技术减低肝脏撕裂程度的危险性

操作后建议

- 术后监测 6 小时,每 1 小时监测脉搏和血压(平卧 4 小时)
- 如果操作是门诊进行的和发生任何的并发症,操作后 4 小时内应给予 1 剂量的镇痛,考虑住院
- 术后 24 小时,应避免举重物>10~15lb(5~7kg)
- 48~72 小时后,重新开始使用抗血小板的药物和 1 天后使用华法林药物

并发症

- 疼痛是最常见的并发症,发生在 84%的患者中,尽管疼痛是轻到中度的,但部分患者仍需要使用可待因类药物镇痛。患者中到重度疼痛时,临床医生考虑是否出血

框 18.1 续

- 最严重的并发症为出血(腹膜内或胆管出血),发生率为 1/2500~1/10 000
- 其他并发症包括:气胸、穿刺器官的穿孔和感染
- 死亡率<1/10 000(通常因为出血)

(来源:Adapted from the British societ of Gastroenterology Guidelines 2004 and the American Association for the Study of Liver Diseases Guidelines 2009.)

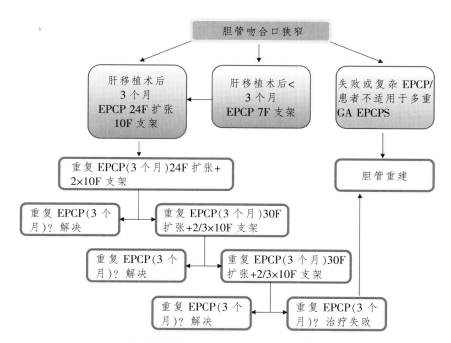

图 18.4　描述了胆管吻合口狭窄的肝移植受体的管理方法。

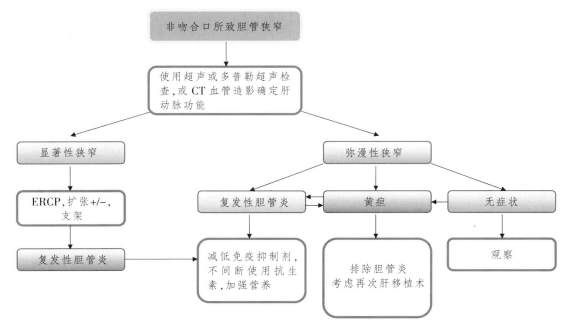

图 18.5　对于非吻合口所致胆管狭窄的患者管理方法。

（伍海锐 译　傅斯亮 校）

参考文献

Amesur NB, Zajko AB. Interventional radiology in liver transplantation. Liver Transpl. 2006;12(3):330–51.

Herlong HF, Mitchell Jr MC. Chapter 2 Laboratory Tests. In: Schiff ER, Maddrey WC, Sorrell MF, eds. Schiff's Diseases of the Liver, 11th Edition. Wiley-Blackwell 2012.

Holt AP, Thorburn D, Mirza D, Gunson B, Wong T, Haydon G. A prospective study of standardized nonsurgical therapy in the management of biliary anastomotic strictures complicating liver transplantation. Transplantation. 2007;84(7):857–63.

Jajoo K, Mennitt K, Jacobson I. Chapter 4 Noninvasive and invasive imaging of the liver and biliary tract. In: Schiff ER, Maddrey WC, Sorrell MF, eds. Schiff's Diseases of the Liver, 11th Edition. Wiley-Blackwell 2012.

Neuberger J, Grant A, Day C, Saxseena S. Guidelines on the use of liver biopsy in clinical practice. British Society of Gastroenterology Guidelines 2004.

NHS Blood and Transplant Liver Advisory Group. Protocols and guidelines for adults undergoing deceased donor liver transplantation in the UK. Version 1, September 2009. http://www.organdonation.nhs.uk/ukt/about_transplants/organ_allocation/pdf/adult_protocols_guidelines.pdf

Pascher A, Neuhaus P. Bile duct complications after liver transplantation. Transpl Int. 2005;18:627–42.

Rocky DC, Caldwell SH, Goodman ZD, Nelson RC, Smith AD; American Association for the Study of Liver Diseases. Liver biopsy. Hepatology. 2009;49(3):1017–44.

Rowe IA, Webb K, Gunson BK, Mehta N, Haque S, Neuberger J. The impact of disease recurrence on graft survival following liver transplantation: a single centre experience. Transpl Int. 2008;21(5):459–65.

第 **19** 章

排斥反应的治疗

Palak J. Trivedi, James Neuberger

要点

- 器官移植排斥反应指的是机体由于对移植物抗原的免疫反应导致移植物损伤的反应。
- 目前,移植器官排斥反应分为 3 种类型:超急性排斥反应(抗体介导排斥反应)、急性细胞排斥反应(急性细胞排斥反应)和慢性排斥反应(胆管消失)。
- 超急性排斥反应通常由抗体介导体液免疫损伤引起。该种排斥反应发生概率低(< 0.1%),多见于 ABO 血型不相容的器官移植,移植术后几天内出现,表现为肝衰竭,通常需要再次移植治疗。
- 急性排斥反应发生率为 20%~40%, 一般于移植术后几周内出现,也有迟发型者(术后 90 天后)。急性排斥反应的特征表现为三联症:小胆管炎、门静脉炎细胞浸润和血管内皮炎。
- 短期大剂量糖皮质激素冲击治疗通常对早期急性排斥反应有效,并且对移植物功能影响较小;轻度细胞排斥反应可能只需要调整免疫抑制剂方案即可;而迟发型急性排斥反应对激素冲击治疗不敏感,往往会导致胆管消失,最终出现肝衰竭。
- 慢性排斥反应,又称胆管消失反应,发生率较低,只有 2%。特征性表现为肝内小胆管逐渐消失。慢性排斥反应没有有效治疗方法,当超过 50%的汇管区内胆管消失后,通常导致移植物功能衰竭。
- 各种类型排斥反应的黄金标准诊断为肝脏穿刺活检。为了明确治疗效果而进行的肝脏穿刺活检一般很少。
- 急性和慢性排斥反应的严重程度评级都采用 Banff 标准。

尽管有很少一部分肝移植患者会出现自发性免疫耐受,但是绝大多数肝移植患者需要终身服用免疫抑制剂来预防排斥反应。虽然诊疗技术逐步提高,而且出现了不同免疫抑制方案,但是因各种排斥反应导致的发病率及死亡率仍是一个值得关注的问题。并且,我们必须同时考虑抑制排斥反应和免疫抑制的副作用,在两者间寻求平衡。

定义

器官移植排斥反应是指机体由于对移植物抗原的免疫反应导致移植物功能损伤的反应。可分为以下 3 种不同类型。

抗体介导排斥反应

如果受者体内存在针对供肝的抗体,就容易发生抗体介导排斥反应 (多见于针对 ABO 血型抗原的抗体)。严重者可于术后几小时及几天之内(最多 2 周)出现临床症状。

有一小部分排斥反应则是由于淋巴细胞毒性抗体或血管内皮细胞抗体,表现为早期移植肝失功,同急性排斥反应表现。

急性细胞排斥反应

急性细胞排斥反应是最常见的早期移植物失功的原因。绝大多数急性细胞排斥反应

(65%左右)在移植术后一年内出现,而中位发生时间为术后 8 天。急性排斥反应可分为如下两类:

　　• 早期急性排斥反应:发生于移植术后 90天内。

　　• 迟发型急性排斥反应:大于移植术后 90天后发生者,多数是由于免疫抑制药物剂量不够所致。

　　基于急性细胞排斥反应对治疗的敏感性,也可分为敏感型、不敏感型和复发型(后面的章节会讨论)。

慢性排斥反应(胆管消失)

　　慢性排斥反应多于移植术后第一年的下半年被确诊,慢性排斥反应的诊断名称容易让人误以为此类排斥反应为长时间的慢性病程,其实不然。

　　该类排斥反应并非基于发病时间命名,而是由其特征性病理生理过程、组织学特点和对治疗反应的敏感性得名。

抗体介导排斥反应

不同的发病率

　　该种类型的排斥反应多见于 ABO 血型不相容肝移植(2%左右的患者)的早期。现在的超急性排斥反应发生率较低,不到 1%。

　　抗体介导排斥反应也见于 ABO 血型相容的肝脏移植,多数是因为受体体内有其他供体相关性抗体的存在(如抗 Kell、抗 Duffy)。

危险因素

　　• ABO 血型不相容。

　　• 其他供受体血型不相容。

　　• 其他高滴度的供体特异性抗体或淋巴细胞毒性抗体。在 ABO 血型相容的肝脏移植患者中,有 8%~12%的淋巴细胞毒性交叉配型实验阳性,但是其中只有 30%的患者滴度

足够高到能引起排斥反应。非血型相关抗体,供体特异性抗体也容易引起急性抗体介导排斥反应。

临床表现

　　急性抗体介导排斥反应主要表现为肝脏移植术后数小时至 2 周内出现急性爆发性肝衰竭。而较少见的供体特异性抗体或再激活抗体介导排斥反应,则表现为早期的移植物失功,临床表现同急性细胞排斥反应(见后文)。

诊断

实验室检查

　　实验室检查结果因为特异性不足,不能明确诊断排斥反应,常见的化验异常结果如下:

　　• 血清转氨酶快速升高(10~100 倍正常值上限),凝血时间迅速延长。

　　• 血清胆红素轻度升高或维持不变。

　　• 乳酸升高,乳酸酸中毒。

　　• 低血糖。

　　• 血小板减少。

　　• 高滴度的抗供体抗体 (主要为 IgG 和IgM 亚型)。

影像学检查

　　需要行磁共振或 CT 血管造影,以排除肝动脉栓塞。常可见移植肝内弥漫性低密度灶,提示肝坏死。

组织学检查

　　移植肝组织学检查常可见特异性改变:

　　• 肝窦内中性粒细胞和血小板聚集,血管内血小板聚集。

　　• 汇管区水肿,小胆管增生反应和中性粒细胞浸润性炎症,类似胆道梗阻所见。

　　• 在比较重的病例中,可见汇管区出血,往往预示移植物的不良预后。

　　• 汇管区周围凝固性坏死很少见,但出现

提示预后不良。可发展至大面积肝脏梗死,与大血管的栓塞相关,可发生于门静脉、肝静脉、肝动脉和下腔静脉。

- 在失去功能的移植物中,也可见大胆管坏死、硬化性胆管炎和肝动脉栓塞。
- 超过 50% 的病例中 C4d 染色阳性,与受体体内抗供者 A/B 抗体高滴度密切相关,往往提示不良预后(41% 比 88%,P =0.007)。
  - 少数情况下,汇管区血管和胆管上皮细胞中 C4d 染色阳性,随着时间的推移会出现胆汁淤积,汇管区胆管超急性抗体介导排斥反应的特征性表现与 C4d 染色程度成正比。
  - 汇管区的 C4d 染色可扩张至汇管区周围肝窦内,肝窦内 C4d 的聚集提示区域性肝小叶坏死。
  - 在 ABO 血型相容性肝移植病例中,由于 C4d 阳性与受体特异性抗体滴度没有相关性,如果发生急性抗体介导排斥反应,C4d 染色可能意义不明确。

治疗与预后

治疗主要在于预防抗体或补体介导的血管内皮损伤,包括移植前受体预处理,降低体内抗体滴度(<1:8~16)。目前,有如下治疗措施,效果各有不同:

- 移植前静脉大剂量甲强龙。
- 血浆置换去除体内供体特异性抗体。
- 静脉免疫球蛋白输注。
- 甲磺酸加贝酯。
- 抗 CD-20 抗体(利妥昔单抗、舒莱)。
- 肝动脉或门静脉输注前列腺素 E1。
- 脾切除。

上述治疗措施可以单独用,也可以联合使用。超急性抗体介导排斥反应(虽少见,但死亡率偏高)预后极差,再次肝移植是目前唯一可供选择的措施。

急性细胞排斥反应

发病率

过去的几十年间,急性细胞排斥反应的发生率由 60%~75% 降至 20%~30%,多数发生于肝移植术后 7~10 天之内。

危险因素

- 免疫抑制治疗方案:含有他克莫司的抗排异方案较环孢素方案,急性细胞排斥反应发生率、死亡率及再移植率更低(28% 比 37%,RR:0.75;P=0.016)。
- 肝移植原发病:慢性丙型肝炎、原发性胆汁性肝硬化以及自身免疫性肝炎更容易发生严重的急性细胞排斥反应。相比因扑热息痛或酒精性肝病所致的爆发性肝衰竭而行移植的患者,发生急性细胞排斥反应的概率较小。
- 免疫抑制剂量不足:过早停用激素(<2 周)、钙调神经酶抑制剂血清深度较低(如浓度小于 3ng/mL 的他克莫司),都容易发生急性细胞排斥反应。
- 巨细胞病毒感染:预防性抗病毒治疗可以降低发生急性细胞排斥反应的概率。
- 血肌酐>177umol/L(>2.0mg/dL)。
- 基因多态性:IL-10 和 CTLA4 基因的多态性,与急性细胞排斥反应发生率呈负相关。
- 种族差异:黑色人种较白色人种更容易发生急性细胞排斥反应(1.91 比 0.74/年)。
- 受者年龄:小于 1 岁的患儿接受肝移植后,急性细胞排斥反应发生率较低。
- 自身抗体:体内含有抗胆管上皮细胞抗体的患者更容易发生急性细胞排斥反应(65.9% 比 42.5%)。
- 冷缺血时间较长(>15 小时)。
- 供体年龄大于 30 岁。
- 受体低灌注状态。

临床表现

- ±寒战,高热。
- 精神不振。
- 腹痛。
- 厌食,乏力。
- 迟发型急性细胞排斥反应患者早期常无明显症状,随时间发展会出现上述早发型急性细胞排斥反应的症状。
- 体检:移植肝脏肿大。带有 T 管的患者可见引流胆汁颜色变浅。

诊断

实验室检查

早期急性细胞排斥反应主要为胆汁淤积表现(ALP 和 GGT 明显升高),而迟发型急性细胞排斥反应主要为肝炎的特征。肝功能生化指标的变化并非特异,而且也不能预判排斥反应的严重程度(表 19.1)。

外周血嗜酸粒细胞增多(激素的使用可以影响嗜酸性粒细胞的指标变化)。外周血嗜酸粒细胞减少是肝脏排斥反应减轻的独立预测指标。

放射学

多普勒超声检查,可见门静脉血流流速降低、脾动脉搏动指数升高,常被视为早期急性细胞排斥反应的特征(准确率达 88%)。

组织学和细胞学

急性和慢性排斥反应的病理特点较好辨认,但是必须记住排斥反应常常与其他原因所致的移植物损伤共存:病毒性肝炎、缺血再灌注损伤、药物性肝损伤和原发病再发。因此,对肝脏组织学变化的解释比较复杂,需要专家的意见。

早期急性细胞排斥反应的组织学特征为三联症:汇管区炎症、血管内皮炎和非化脓性胆管炎(Snover 三联症,图 19.1),迟发型急性细胞排斥反应则主要表现为中心静脉炎(图 19.2)。

尽管细针穿刺抽吸活检可以早期快速诊断急性细胞排斥反应,但是临床应用并不多,因为病理结果需要专科专家诊断,而且不容易排除其他致使肝损伤的原因。

特殊类型

早期急性细胞排斥反应

- + + + 汇管区炎症反应:汇管区混合性炎细胞浸润,包括嗜酸粒细胞、单核细胞、中性粒细胞和 CD4+ 及 CD8+ 的淋巴细胞。界面性肝炎程度多为轻度。
- 血管内皮炎:
  - 炎症主要累及汇管区小静脉。
  - 肝静脉很少受侵犯。
  - 肝动脉内皮炎在重型排斥反应者中可见。
  - 以中央静脉周围炎为表现的肝小叶炎

表 19.1　肝功能生化指标与排斥反应严重程度的关系 *

未见排斥反应	Nil	轻度	中度	重度
胆红素(umol/L)	81(16~466)	109(17~409)	129(24~425)	205(43~699)
ALP(IU/L)	277(109~1123)	336(73~1213)	521(198~1444)	476(218~1877)
AST(IU/L)	27(12~490)	36(10~872)	49(14~1060)	57(17~440)

* 表格中数据为中位数(范围)。

来源:Adapted from Neuberger J. Incidence,timing,and risk factors for acute and chronic rejection. Liver Transpl Surg. 1999; 5(4 Suppl 1): S30–6.

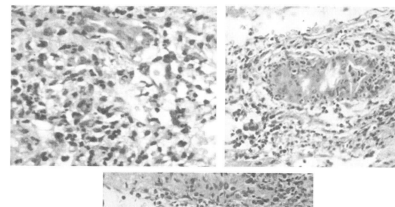

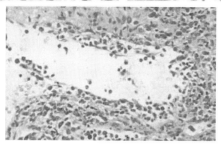

图 19.1　早期急性细胞排斥反应(Snover 三联症)。上左图：汇管区炎症反应，上右图：胆管炎症浸润(非化脓性胆管炎)。下图：静脉内皮细胞炎症(静脉炎)(见彩图)

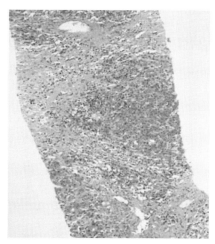

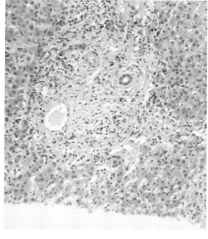

图 19.2　迟发型急性细胞排斥反应，合并中央静脉炎。左图：重度中央静脉炎合并肝细胞的桥接坏死。右图：中度门静脉炎，未见典型急性细胞排斥反应特征。(见彩图)

症可能与肝静脉内皮炎相关。

- 胆管炎症浸润：主要为 CD8+ 淋巴细胞浸润，可见小胆管反应，小胆管反应的程度与胆管损伤程度及胆汁淤积程度密切相关。

- 小叶中心肝细胞损伤：气球样变和胆汁淤积是移植术后早期几周内常见的病理改变，可能与保存和再灌注损伤有关。在中央静脉周围炎患者中，可见小叶中心肝细胞损伤。

- 肝纤维化不是早期急性细胞排斥反应的特征。

迟发型急性细胞排斥反应

- 汇管区炎症反应：主要为单核细胞浸润，包括淋巴细胞、单核细胞及浆细胞。多伴有不同程度的界面性肝炎。

- 血管内皮炎：
  ○ 门静脉和肝静脉内皮炎多为轻度。
  ○ 细针穿刺抽吸活检很少见肝动脉病变。
  ○ 中央静脉炎较早期急性细胞排斥反应更常见，而且不伴有肝静脉内皮炎。

- 胆管炎症浸润:胆管炎症较轻。
- 小叶中心肝细胞损伤:气球样变和胆汁淤积很少见。
- 肝纤维化:中度肝纤维化常见,而且随时间进展会逐步发展至重度纤维化。

多种系统曾用于评估移植排斥反应的程度分级,其中 Banff 评分系统应用最为广泛(表19.2)。尽管评分作为判断排斥反应严重程度的指标,但不管是总分还是各部分的分都不能预测其对治疗的反应。而且迟发型急性细胞排斥反应主要以中央静脉周围炎为特点,和汇管区胆管炎或门静脉炎,这就使得利用 Banff 组织学评分更加复杂。

治疗和反应类型

由于移植物损伤的原因多种多样,临床检查和血清学检测均无特异。针对排斥反应的治疗有可能加重其他原因所致的移植物损伤,因此,在正式开始治疗之前,一定要在组织学上确认排斥反应的存在和严重程度。

单发的急性排斥反应,如果治疗 2 周之内,有如下 2 个指标(ALT 或 AST、ALP,胆红素)恢复至正常上限两倍以下,即认为是治疗敏感性。

没有必要重复行肝脏穿刺活检来判断治疗的反应性。

急性细胞排斥反应的治疗最好是多学科合作(图 19-3),制订个体化治疗方案。例如,因自身免疫性疾病行肝脏移植的患者,出现轻度急性细胞排斥反应,往往需要更激进的治疗措施,相比因为丙肝行肝移植的患者,出现轻度急性细胞排斥反应,则不需要那么激进。在丙肝肝移植出现急性细胞排斥反应的患者中,必须平衡大剂量激素治疗排斥反应带来的益处和其导致的丙肝病毒复制所致的肝损伤的毒副作用。

组织学轻度排斥反应

非肝炎病毒性肝移植的患者,出现组织学轻度排斥反应且合并轻度肝功能异常,则需要调整他克莫司的剂量,使得其血清浓度维持 8~12μg/L。如果肝功能在正常范围,则不需要特殊处理。

表 19.2　急性细胞排斥反应的 Banff 评分标准

分类	标准	评分
汇管区炎症	淋巴细胞浸润,累及少量汇管区	1
	混合炎细胞浸润,累及大量汇管区	2
	混合炎细胞浸润,累及大量汇管区,并累及周围肝实质细胞	3
胆管炎症	少量胆管炎细胞浸润,轻度胆管增生反应	1
	大量胆管炎细胞浸润,至少一个胆管出现退行性变(包浆空泡化、细胞极性改变和核多形性改变)	2
	在上述基础上,所有胆管变性或局灶性管腔坏死	3
静脉内皮炎	部分门静脉和肝静脉内膜下炎细胞浸润	1
	几乎所有门静脉和肝静脉内膜下炎细胞浸润	2
	上述基础上,中到重度静脉旁炎,伴静脉旁肝实质细胞坏死	3
	总分及严重程度评级(最高9分)	
	无排斥反应	0~2
	轻度排斥反应	3~5
	中度排斥反应	6~7
	重度排斥反应	8~9

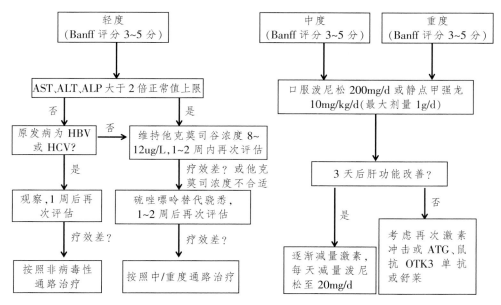

图 19.3　急性细胞排斥反应处理流程。

如果他克莫司已经维持于正常范围浓度，则可以用麦考酚酯替代硫唑嘌呤，而且可以增加激素的用量。

因为丙肝而行肝移植的患者，出现组织学上的轻度排斥反应，且肝功能在正常范围内，在排除丙肝复发的情况下，建议观察和随访。

初发的中度/重度排斥反应

大剂量糖皮质激素冲击治疗，甲强龙10mg/(kg·d)，最大剂量可 1g/d，连用 3 天，或者泼尼松 200mg/d 口服，连续 3 天。一旦排斥反应缓解，激素可逐渐减量至 20mg/d。

复发性或激素治疗不敏感性激素耐药性排斥反应

一般来说，75%~80%的急性排斥反应对上述激素治疗方案敏感。

复发性或激素不敏感性急性细胞排斥反应，可反复利用激素治疗方案，但是反复发作的排斥反应容易导致慢性移植物失功。

早期急性细胞排斥反应如果对加大剂量的免疫抑制治疗并不敏感，就容易引起移植物功能丧失，此种类型的急性细胞排斥反应又称

激素耐药性排斥反应（SRR）。尽管目前以他克莫司为基础的免疫抑制方案降低了术后一年内激素耐药性排斥反应的发生率，但仍有 28%~35%的急性细胞排斥反应患者对激素治疗不敏感。对激素耐药性排斥反应，目前有针对抗 T 细胞的靶向治疗方案，而且对其中 60%~70%的病例有效。

- 兔抗胸腺球蛋白（ATG）：60%的激素耐药性排斥反应患者对其有效 [1.5mg/(kg·d)，静点 3~7 天]。副作用为血小板或白细胞减少。

- 单克隆抗体（鼠抗 OTK3 单克隆抗体）：77%的激素耐药性患者有效（5mg/d，静点 5~10 天）。但是会增加发生脓毒症的概率，需要联合应用预防性抗生素。术后越早期使用效果越好，如果出现肝功能受损，则效果打折，而肝功能严重受损时，则无效。

- 抗-IL-2 受体抗体（巴西利昔单抗，20mg，3~5 天）：耐受性好，而且有效（反应效率为 48%~71%），但是治疗起效的中位时间为 25~30 天。

预后

不同于心脏移植和肾脏移植，肝脏移植的早期急性细胞排斥反应并不一定会对肝脏造

成损害（只有 5% 的患者发展为肝衰竭）。

并且，发生重度急性排斥反应的移植肝较轻度急性细胞排斥反应的生存期更长。这可能因为肝脏移植耐受与早期主动免疫反应有关，而且目前的免疫抑制方案尽管可以抑制急性排斥反应，但同时抑制了免疫耐受。钙调神经酶抑制剂联合激素的抗排异方案，可以阻断抗 CD40 配体诱导的免疫耐受，进一步阻止了远期的免疫耐受。因此，早期抑制排斥反应的治疗很有可能也同时抑制了远期的免疫耐受。那么，在使用不抑制早期免疫激活的药物的同时，推迟使用此类可能导致远期免疫耐受抑制的免疫抑制剂是否可以增加停药后远期移植物免疫耐受的可能性，我们不得而知。

75%~80% 的早期急性细胞排斥反应患者对更改或增加剂量的免疫抑制有效。单发的或者激素治疗敏感性早期急性细胞排斥反应与没有发生急性细胞排斥反应相比，移植物远期生存率并无差异。同样两组进展至慢性排斥反应的发生率无明显不同。

反复发作的急性细胞排斥反应患者容易导致移植肝功能显著受损。

迟发型急性细胞排斥反应对更换免疫治疗药物并不敏感（有效率为 51%），而且容易发展为肝纤维化。与早期急性细胞排斥反应不同，迟发型急性细胞排斥反应预后差，容易进展至慢性排斥反应。早期排斥反应与迟发型排斥反应的发展没有关系。

慢性排斥反应

发病率

在过去数年，慢性排斥反应发生率由 15%~20% 降至 2%~3%，可能与有效的免疫抑制药物、早期诊断相关。

多数病例于移植术后 1 年以后发生，发病比较隐蔽，过程比较缓慢，甚至一些病例发病过程为数年。

慢性排斥反应是移植术超过 1 年后肝衰竭的主要原因。

危险因素

- 迟发型或复发性急性排斥反应。
- 肝移植原发病：如果是因为慢性排斥反应而行肝移植的移植肝，则容易再次发生慢性排斥反应，因为如下自身免疫性疾病而行肝移植也容易发生慢性排斥反应：原发性硬化性胆管炎、原发性胆汁淤积性肝硬化、自身免疫性肝炎。
- 免疫抑制药物相关：患者服用药物依从性差，缺乏硫唑嘌呤的免疫抑制方案。
- 非欧洲血统患者：13% 比 6%。
- 供受者性别不匹配：如男性供者，女性受者。
- 供者年龄大于 40 岁。
- 当供者和受者巨细胞病毒都阳性，则慢性排斥反应发生概率降低。

急性与慢性排斥反应之间的关系

慢性排斥反应并非是急性排斥反应的终末阶段，尽管它们确实具有时间上的先后关系。

关于 HLA 配型、巨细胞病毒感染及原发性肝病对两者的共同影响，目前尚有争议。

迟发型急性排斥反应与慢性排斥反应的病理有部分共同点。

大约 27% 的迟发型急性排斥反应会发展为慢性排斥反应，而只有 5%~10% 的早期急性排斥反应会发展为慢性排斥反应。

临床表现

慢性排斥反应的临床表现是多样的，但有如下几个特征：

- 继发于复发性、迟发型和激素治疗耐药性的急性排斥反应。
- 晚期慢性排斥反应和进行性胆汁淤积性疾病：患者无明显症状，但生化检查提示淤胆（GGT 和 ALP 升高），并逐渐进展至高胆红素血症。随着胆红素的升高，患者出现皮肤巩膜黄染、疲倦等症状。

• 缓解性慢性排斥反应:尽管大部分病例会进展至肝衰竭,但仍有部分患者接受大剂量免疫抑制后,慢性排斥反应可缓解,尤其在以他克莫司为基础的免疫排斥方案患者中,缓解率更高。而如果病理示大于 50% 的汇管区无胆管者,缓解率差。

• 失代偿性肝病:主要表现为腹水等失代偿症状,或其他同肝小静脉闭塞病变所致症状。

诊断

实验室检查

生化提示进行性胆汁淤积,晚期胆红素明显升高,肝脏合成功能下降。

约大于 70% 的患者会检测到自身抗体(ANA 和 ASMA),但这些抗体对慢性排斥反应的诊断并非特异或敏感。

影像学检查

• 超声或肝动脉造影检查,以排除肝动脉栓塞或狭窄。

• 原发性硬化性胆管炎或其他引起大胆道梗阻的疾病,可使用 MRCP 检查,以排除原发病的复发。

• 瞬时肝脏弹性实验对于鉴别慢性排斥反应与其他导致移植肝失功的疾病并不可靠。

组织学检查

慢性排斥反应的两个特征性病理改变为胆管消失和大中动脉闭塞性病变。小叶中央区同样可见上述病理改变。

慢性排斥反应并不与胆管增生反应、炎症及汇管区周围纤维化相关。

动脉病变主要局限于大中动脉,表现为炎细胞浸润,包括淋巴细胞、巨噬细胞。随之会聚集越来越多的肌成纤维细胞,最后导致内膜纤维化。

新版的 Banff 标准(表 19.3)将慢性排斥反应分为早期和晚期。早期慢性排斥反应主要特征为炎症和胆管退行性变,如果大于 50% 的汇管区胆管消失,那么就可以明确诊断早期慢性排斥反应。但是胆管退行性变分布并不均匀,评价量化胆管消失的数量时,一定要小心,尤其是当组织样本较少时,更应该小心。

肝穿病理活检对诊断慢性排斥反应是必需的,但是 Banff 的诊断标准中慢性排斥反应的病理特点与梗阻性胆道疾病或其他非排斥原因引起的胆管消失病理特点有重叠。除此之外,因为病理生理机制不同,慢性排斥反应的疾病进展也各不相同。而且有时即使慢性排斥反应病理诊断明确,也不是所有的晚期病理特点都出现。例如,病理可见动脉性病变而胆管并没有消失,反之一样。同样,有时可见桥接静脉纤维化,而没有动脉病变和胆管消失。因此,某一慢性排斥反应患者,肝穿病理可表现为晚期胆管消失和早期静脉周围纤维化,或者明显的静脉周围纤维化而轻度的胆管损伤。

需要谨记的一点是,尽管结合肝穿病理和 Banff 评分标准可以预测慢性排斥反应逆转的概率(如果大于 50% 的汇管区胆管保存良好则可以逆转),仍需结合临床表现和生化检测结果,综合考虑后,再做决定是否更换药物,或再次肝移植。

具体特征

慢性排斥反应的特征性改变如下(图 19.4):

• 汇管区炎症:早期的严重程度各异,可与急性排斥反应类似。炎性程度随着疾病的发展逐渐消退。

• 血管内皮炎:

○ 中央静脉周围炎在早期常见。

○ 小肝动脉的消失是慢性排斥反应的早期特征,一般先于胆管病理改变。

○ 累及中或大动脉的病变在病理活检并不常见。

表 19.3 慢性排斥反应的 Banff 评分标准

分类	早期慢性排斥反应	晚期慢性排斥反应
胆管		
小胆管	累及大部分胆管的退行性改变	剩余胆管的退行性改变
	胆管内皮细胞嗜酸性改变,质核比增加,细胞核皱缩、核间距不均匀	小于 50% 的汇管区胆管丢失
	胆管内只有少量内皮细胞	
	大于 50% 汇管区胆管丢失	
大胆管	炎症改变(通常为轻度)和局灶性泡沫细胞沉积	胆管壁纤维化
终末肝静脉和 3 区	内膜或管腔炎症	局灶性闭塞
肝细胞		
	3 区溶解性坏死和炎症浸润	多边形炎症
	轻度静脉周围纤维化	重度桥接纤维化
动脉病变		
汇管区终末肝动脉	累计 25% 汇管区的动脉丢失	大于 35% 汇管区动脉丢失
肝门区大肝动脉	管壁炎症	管腔变窄、内膜下泡沫细胞浸润
	局灶性泡沫细胞沉积,管腔不受累	纤维内膜增生

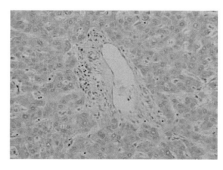

图 19.4 慢性排斥反应。胆管消失,未见胆管增生反应。(见彩图)

○ 不同程度的门静脉炎和肝静脉炎在早期常见。

○ 肝静脉和门静脉闭塞性改变多于晚期出现。

• 胆管炎症:

○ 胆管炎症各不相同,但早期病变时,胆道细胞的形态改变和异常凋亡具有特征,并且最终归结于胆道进行性丢失。

○ 肝移植术后 1 年内发生的慢性排斥反应很少见胆管增生性反应,而远期发生的慢性排斥反应可见胆管增生反应,尤其是合并胆管纤维化的患者。

• 小叶中心肝细胞损伤:

○ 肝细胞气球样变和胆汁淤积胆性改变是常见的。

○ 随着疾病发展,炎症反应消退,但是小叶中心肝细胞损伤则持续存在,并最终发展为肝纤维化。

• 纤维化:变化多样,进展型多见,常见类型如下。

○ 静脉中心型:与肝静脉或门静脉的阻塞相关。

○ 汇管区/胆管型:与胆管消失或胆管增生反应相关。

○ 小叶中心型:是中央静脉周围炎发展的结果。

○ 桥接型:导致肝硬化(少见,但已确认)。

治疗和预后

药物治疗在胆管减少阶段有效,尽管有证

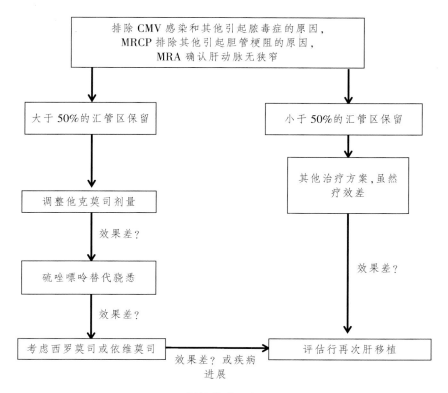

图 19.5 慢性排斥反应处理流程。

据显示其对慢性排斥反应效果有限(图 19.5)。如果慢性排斥反应的病理活检发现大于50%的汇管区可见完整胆管,则治疗容易恢复正常。

● 排除治疗依从性差所致的慢性排斥反应,以及其他原因所致的胆管消失反应综合征(复发性原发性硬化性胆管炎、巨细胞病毒感染、肝动脉栓塞、胆道梗阻或胆道感染)。

● 只要没有他克莫司禁忌证(肾功能受损、脓毒症和白细胞减少),他克莫司治疗早期合并轻中度胆汁淤积(胆红素<10mg/dL)的慢性排斥反应,效果明显。

● 霉酚酸酯治疗对早期慢性排斥反应有效。

● 西罗莫司/依维莫司在约 50% 的胆道减少阶段患者有效,而且通过调节血管平滑肌细胞可以阻止血管内膜狭窄。

● 晚期慢性排斥反应需要二次肝移植,但二次移植肝再发慢性排斥反应的概率升高。

特殊病例及诊断盲点

大片出血性坏死

大片出血性坏死出现在术后早期的常规初始治疗,迅速出现肝功能恶化,而后逐渐发展至肝衰竭。组织病理显示出血及肝细胞坏死,而只有轻度炎症反应,不伴有大动脉或静脉的阻塞性病变。这种特征性改变不同于其他常见术后肝损伤,成为了一个特殊的肝移植术后综合征。

肝脏穿刺组织病理上可见小静脉阻塞性病变,合并胆管减少及动脉泡沫细胞样变(图 19.6)。紧急的再次肝脏移植是唯一的治疗方法。

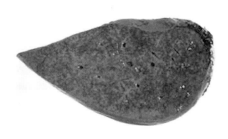

图 19.6A　大片出血性肝坏死。(Courtesy of Proffeor Stefan Hubscher.)（见彩图）

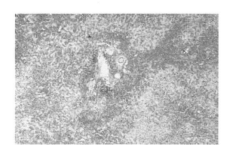

图 19.6B　大片出血性肝坏死。(Courtesy of Proffeor Stefan Hubscher.)（见彩图）

丙肝病毒感染和急性细胞排斥反应

因丙肝感染行肝移植术后，再次发生丙肝病毒的感染是目前很常见的问题。

基于干扰素的免疫抑制方案可增加排斥反应的发生率，因为干扰素可以激活机体 HLA-II 类抗原的表达。目前治疗急性细胞排斥反应的免疫抑制方案常常容易导致严重丙肝病毒感染。

在 HCV 感染阳性的肝移植患者中，排斥反应的发生率较高，显示出不同的免疫抑制方案导致移植器官感染、HCV 感染和排斥反应导致的肝损伤具有共同的免疫介导通路、目前的抗病毒治疗方案可以激活免疫系统并增加免疫抑制药物的代谢。

复发性 HCV 感染与排斥反应两者很难鉴别，因为两者有类似的病理特点，而且两者可以并发。它们都可以出现汇管区炎症、胆管炎症、门静脉血管内皮炎和汇管区嗜酸性粒细胞浸润。只有很细微的病理特点可供鉴别两者(表 19.4)。

表 19.4　移植肝 HCV 复发与急性细胞排斥反应病理特点比较

	排斥反应	移植肝 HCV 感染
汇管区炎症	混合炎细胞浸润	单核细胞浸润(淋巴细胞聚集)
胆管炎症	多样,多为主要特征	轻度
胆管消失	常见于慢性排斥反应	无
胆汁淤积	常见	少见
静脉内皮炎	多样,可能为主要特征	无/轻度
界面性肝炎	轻度	轻度
小叶性炎症		
严重程度	多样	通常轻度
类型	汇合性	点状性
分布	血管周围	随机
其他特征	肝静脉内皮炎	小叶结构紊乱
嗜酸性小体	少见	常见
脂肪样变	无	有
肝纤维化	无(仅见于慢性肝炎特征)	有

来源:Hübscher SG. What is the long-term outcome of the liver allograft? J Hepatol. 2011;55(3):702 - 17.

移植肝肝炎

移植肝肝炎又称特发性肝移植术后肝炎(idiopathic post-transplant hepatitis，IPTH)，主要表现为汇管区或小叶单核细胞浸润，伴中央静脉周围炎、肝细胞损伤，而且需要排除排斥反应(胆道损伤、血管内皮炎和动脉泡沫细胞浸润)或其他导致肝损伤的疾病。

术后 1 年以上发生移植肝肝炎的发病率为 10%~50%，但临床症状不明显且肝功能生化改变不明显。

随着时间延长，移植肝肝炎的发生率呈上升趋势，而且有越来越多的证据显示移植肝肝炎是术后晚期肝纤维化和肝硬化的主要原因。

既往发生过排斥反应，尤其是急性细胞排斥反应的受者，移植肝肝炎的发生率更高。

在 24%~73% 的移植肝肝炎患者中，可以检测到器官非特异性自身抗体。但尚未发现其与血型是否相容、性别是否相容或 HLA 是否相容等有关。

糖皮质激素治疗可以改善肝功能、减少肝脏炎症活动，减少肝纤维化，但是仍有少一半的患者体内仍可以检测到器官非特异性自身抗体的存在。这也提示移植肝肝炎是排斥反应的一种特殊类型。

（宋建宁 译　田甜 校）

参考文献

Bolognesi M, Sacerdoti D, Mescoli C, Nava V, Bombonato G, Merkel C et al. Acute liver rejection: accuracy and predictive values of Doppler US measurements: initial experience. Radiology. 2005;235(2):651–8.

de Reuver P, Pravica V, Hop W, Boor P, Metselaar HJ, Hutchinson IV, Tilanus HW, Kwekkeboom J. Recipient ctla-4 +49 G/G genotype is associated with reduced incidence of acute rejection after liver transplantation. Am J Transplant. 2003;3(12):1587–94.

Haga H, Egawa H, Fujimoto Y, Ueda M, Miyagawa-Hayashino A, Sakurai T et al. Acute humoral rejection and C4d immunostaining in ABO blood type-incompatible liver transplantation. Liver Transpl. 2006;12(3):457–64.

Höroldt BS, Burattin M, Gunson BK, Bramhall SR, Nightingale P, Hübscher SG, Neuberger JM. Does the Banff rejection activity index predict outcome in patients with early acute cellular rejection following liver transplantation? Liver Transpl. 2006;12(7):1144–51.

Hübscher SG. What is the long-term outcome of the liver allograft? J Hepatol. 2011;55(3):702–17.

Hübscher SG. Antibody-mediated rejection in the liver allograft. Curr Opin Organ Transplant. 2012;17(3):280–6.

Hübscher SG, Adams DH, Buckels JA, McMaster P, Neuberger J, Elias E. Massive haemorrhagic necrosis of the liver after liver transplantation. J Clin Pathol. 1989;42(4):360–70.

Neuberger J. Incidence, timing, and risk factors for acute and chronic rejection. Liver Transpl Surg. 1999;5(4 Suppl 1):S30–6. [Review]

O'Grady JG, Hardy P, Burroughs AK, Elbourne D; UK and Ireland Liver Transplant Study Group. Randomized controlled trial of tacrolimus versus microemulsified cyclosporin (TMC) in liver transplantation: poststudy surveillance to 3 years. Am J Transplant. 2007;7(1):137–41.

Rodríguez-Perálvarez M, Germani G, Tsochatzis E, Rolando N, Luong TV, Dhillon AP et al. Predicting severity and clinical course of acute rejection after liver transplantation using blood eosinophil count. Transpl Int. 2012;25(5):555–63.

Shaked A, Ghobrial RM, Merion RM, Shearon TH, Emond JC, Fair JH et al. A2ALL Study Group. Incidence and severity of acute cellular rejection in recipients undergoing adult living donor or deceased donor liver transplantation. Am J Transplant. 2009;9(2):301–8.

Warlé MC, Metselaar HJ, Hop WC, Tilanus HW. Cytokine gene polymorphisms and acute liver graft rejection: a meta-analysis. Liver Transpl. 2005;11(1):19–26.

第 20 章

肝移植术后肾功能不全的诊断及处理

James Ferguson

要点

- 急性肾损伤在肝移植术后较为常见，其发生率为 25%~50%。
- 肝移植术后 10 年，约 25% 的受者的肾小球滤过率(eGFR)小于 30mL/min。
- 钙调神经磷酸酶抑制剂(他克莫司和环孢素)是导致肝移植术后肾损伤的主要原因。
- 在每次随诊中，均有必要对移植受者进行 eGFR (基于 MDRD4 方程的估算值)的评估；同时，每年还应进行一次尿微量清蛋白/肌酐比值检测。
- 在移植术后，将他克莫司浓度迅速调低并维持在 5~10ng/mL，并不增加排异性反应的发生率。
- 对移植术后肾功能异常予以早期干预，是治疗成功的关键。

肝移植术后肾功能不全的现状

急性肾损伤在肝移植术后较为常见，其发生率为 25%~50%。由于急性肾损伤定义标准的差异，导致文献报道的发病率有所不同。但重要的是，各种研究及文献报道一致认为，急性肾损伤与肝移植术后慢性肾功能不全的发生、发展、死亡息息相关。

移植术后 6 个月，大部分受者会出现不同程度的慢性肾损伤。一项大型的美国注册研究

结果显示，18% 的肝移植术后患者存在 IV 至 V 期的慢性肾功能不全 (IV 期=肾小球过滤率 15~29mL/(min·1.73m²)；V 期=终末期肾脏疾病)。值得注意的是，无论在哪种器官移植术后(肠移植术后)，肾功能不全的发病率均较高，位居第二位。与肾功能正常的患者相比，移植术后肾功能不全患者心血管事件的风险和住院率增高，而死亡率可增加 4 倍。

肝移植术后肾功能不全的致病危险因素

详见图 20.1。

术前危险因素

- 肾功能损害：往往在移植手术前，部分患者已存在肾损伤(7% 的患者检测血清肌酐>135umol/L)，这些患者移植术后，肾功能不全的发病率与死亡率增高。
- 糖尿病。
- 丙型病毒性肝炎：丙型病毒性肝炎与多种肾小球疾病相关，包括膜性肾小球肾炎、混合型原发性冷球蛋白血症、膜性增生性肾小球性肾炎。
- 高血压。
- 非酒精性脂肪性肝炎(NASH)后肝硬化。

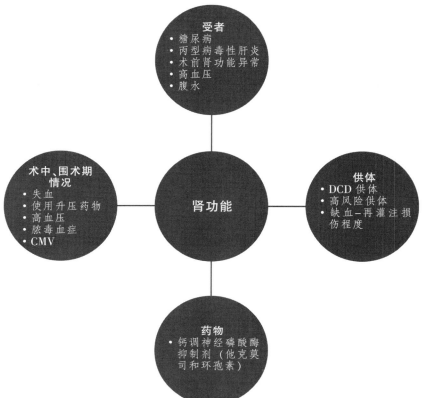

图 20.1 引起肝移植受者肾功能异常的危险因素。

围术期危险因素

- 大出血。
- 低血容量。
- 肾毒性药物的使用。
- 肝脏缺血再灌注损伤:随着高危供体的使用增多,越来越多的证据表明,肝缺血损伤的程度与肝移植术后急性肾损伤的发生率密切相关。

术后危险因素

- 肾毒性药物:钙调神经磷酸酶抑制剂(他克莫司和环孢素)的长期使用与肾损伤密切相关。这类药物通过引起入球小动脉、出球小动脉持续收缩,导致肾脏血流量减少、肾小球滤过率下降,最终出现肾脏损伤。
- 高血压。
- 高尿酸。
- 血脂代谢异常。
- 丙型病毒性肝炎。
- 妊娠:对于已出现肾功能损害或存在高血压的移植受者,肾功能在孕中期确实有改善的可能性,但在分娩后 6 个月却可再次出现恶化。

肝移植受者肾功能的评估

肾小球滤过率

在每次随诊中,均有必要对移植受者进行 eGFR(基于 MDRD4 方程的估算值)的评估。肝移植受者中,血清肌酐作为评价其肾功能的指标是不准确的,而使用血清肌酐值来间接估算 GFR 同样不准确。而 GFR 的直接测量(铬 EDTA,菊粉),但因价格贵、可重复性差,限制了其使用。因此,临床上仍使用基于血清肌酐的估算 GFR 值间接反映 GFR。对于移植术后患者，MDRD4（modification of diet in renal disease，肾脏疾病膳食改善）方程是最准确的通过血清肌酐计算 GFR 的公式。

尿微量清蛋白/肌酐比值

对于所有的移植受者，应每年检测一次尿微量清蛋白/肌酐比值：当尿微量清蛋白/肌酐比值>30mg/mmol（或 24 小时尿蛋白定量>0.5g/24h）时，提示受者存在显著的肾脏实质疾病，而心血管疾病的发病率和死亡率也同时增加，但需进一步进行相关研究探明此种相关性出现的原因。另外，对于糖尿病患者，尿微量清蛋白（ACR 男性 >2.5mg/mmol 或女性 >3.5mg/mmol）亦具有重要的临床诊断意义。

肾组织病理学

对于移植术后肾功能不全，肾脏组织病理具有重要的诊断意义，但可能出现有创检查的相关并发症，需权衡利弊。

新型标志物

目前，诸如胱抑素 C 等新指标，均未被证明可以敏感而特异地反映肾功能情况。

肾功能不全的预防和处理策略

详见图 20.2。

术中及术后早期预防及处理肾功能不全的策略

• 腔静脉保留术、静脉−静脉转流。对于原位经典肝移植术，在受体原肝切除过程中，下腔静脉被移至靠近膈膜的肾静脉上方。由于进入下腔静脉的血流突然中断，发生显著的血流动力学异常，进而造成 eGFR 受损、肾小管损伤。由于上述原因，现普遍主张施行静脉−静脉转流以减少肾脏的损伤。但一项随机对照研究结果并未显示其对减少肾衰竭的发生有显著

的意义。背驼式原位肝移植术（见第 13 章）保留了受体的下腔静脉，理论上，此操作可增加肾脏静脉的回流。但尚无大样本的随机对照研究证实上述理论。

• 尽量避免、减少低血压/出血的发生。

• 预防再灌注损伤的策略。随着高风险供体的使用增多，如何优化供肝保存、避免再灌注损伤，越来越受到重视。许多药物，如自由基清除剂（N−乙酰半胱氨酸）、抗氧化剂和血管扩张剂等，已被尝试加入至器官保存液中，优化供肝的保存。此外，体外膜肺氧和（ECMO）灌注、常温灌注等方法，也可能提高供肝的保存治疗。但尚无明确的结论证实上述方案的有效性，故仍需要进一步大样本的研究。

• 推迟加用他克莫司的时机或使用低剂量的钙调神经磷酸酶抑制剂。高水平他克莫司血药浓度可增加慢性肾脏疾病的发生率。已有致力于探索推迟加用他克莫司是否可减轻或避免其对肾功能的损伤的研究。大多数研究通过早期使用单克隆抗体（IL−2 受体拮抗剂）实现延迟加用他克莫司。三项随机对照试验中，最终两项研究结论显示，通过使用单克隆抗体，可将他克莫司加用时机推迟至术后 1 年，并使得受者的肾功能得到普遍提高。同时，尚无证据表明，推迟加用 CNI 会增加急性细胞性排异反应或移植物失功的发生。但术后 1 年肾功能的提升是否对减少远期肾衰竭有益尚无定论，而 IL−2 受体拮抗剂的应用可能会使同种异体移植后淋巴组织增生性疾病与丙型肝炎复发的风险增加。通过使用 IL−2 受体拮抗剂以实现延迟加用他克莫司的方案，其可行性仍需进一步证实。但重要的是，各项研究均显示，术后尽快调整并维持低水平的他克莫司血药浓度（5~10ng/mL），对减少肾脏损伤有益，而并未增加排异反应的风险。

术后中远期预防和处理肾功能不全的策略

以下策略已被尝试用于预防移植术后中

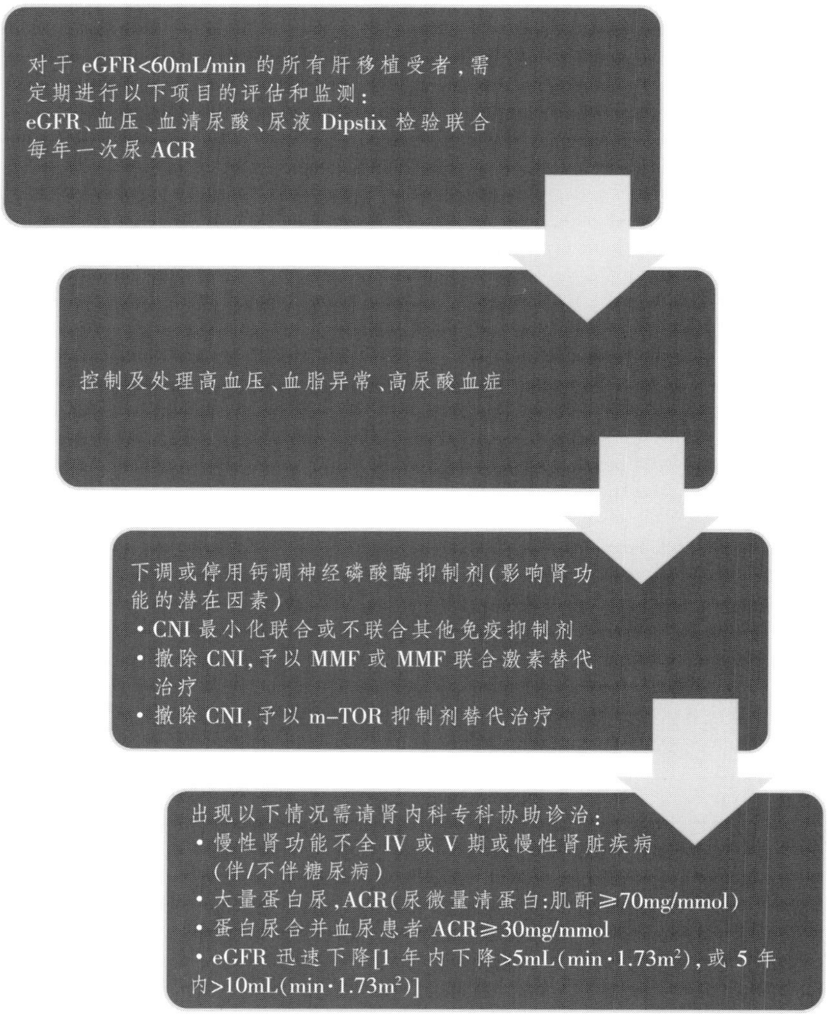

对于 eGFR<60mL/min 的所有肝移植受者,需定期进行以下项目的评估和监测:
eGFR、血压、血清尿酸、尿液 Dipstix 检验联合每年一次尿 ACR

控制及处理高血压、血脂异常、高尿酸血症

下调或停用钙调神经磷酸酶抑制剂(影响肾功能的潜在因素)
- CNI 最小化联合或不联合其他免疫抑制剂
- 撤除 CNI,予以 MMF 或 MMF 联合激素替代治疗
- 撤除 CNI,予以 m-TOR 抑制剂替代治疗

出现以下情况需请肾内科专科协助诊治:
- 慢性肾功能不全 IV 或 V 期或慢性肾脏疾病(伴/不伴糖尿病)
- 大量蛋白尿,ACR(尿微量清蛋白:肌酐≥70mg/mmol)
- 蛋白尿合并血尿患者 ACR≥30mg/mmol
- eGFR 迅速下降[1 年内下降>5mL(min·1.73m²),或 5 年内>10mL(min·1.73m²)]

图 20.2　肝移植术后 3 个月肾功能异常的诊治方案。

远期肾功能损伤,包括:

- 低剂量 CNI 联合/不联合其他免疫抑制剂。

- 撤除 CNI,予以霉酚酸酯或霉酚酸酯联合激素。

- 撤除 CNI,予以 mTOR 抑制剂。

但以上策略相关研究少有随机对照实验,且终点事件各不相同。

低剂量 CNI 联合/不联合其他免疫抑制剂

目前,许多临床医生无论单独使用 CNI 还是 CNI 联合其他非肾毒性的免疫抑制剂时,均将 CNI 浓度维持在低水平。由于他克莫司药物浓度在什么水平可引起肾毒性尚无定论,因此,对于移植术后出现肾功能不全的患者,目前主要的治疗策略是逐渐减少 CNI 的剂量,同时密切监测排异反应的迹象。无论是他克莫司单药,还是他克莫司联合其他霉酚酸酯或激素,均应在保证移植器官功能的前提条件下,予以最低剂量。

撤除 CNI,予以霉酚酸酯或霉酚酸酯并选择性联合激素

三项随机实验结果均显示,撤除 CNI 类具有肾毒性的药物,予以霉酚酸酯,可缓解肾脏

功能,但并未增加排异反应的风险。但有文献报道,单独使用霉酚酸酯抗排异治疗与急性排异反应、胆管消失性排异反应和移植物失功有关。另外,腹泻、机会感染、丙型肝炎病毒激活等副作用也可能限制了其使用。综上,单独使用霉酚酸酯抗排异的方案,目前基本不予推荐。

撤除 CNI,予以 mTOR 抑制剂

mTOR 抑制剂,如西罗莫司,可作为完全替代 CNI 的抗排异治疗方案。多方资料显示,从 CNI 类药物转化为西罗莫司或西罗莫司联合霉酚酸酯的抗排异治疗方案后, 可有效提高 eGFR。西罗莫司的副作用,如蛋白尿、高脂血症、口腔溃疡等,可能会限制其广泛使用。

高血压、血脂异常、高尿酸血症的处理策略

高血压

肝移植术后患者为心血管疾病的高危人群, 其血压与其他高危人群的处理原则相同,目标血压均为 130/80mmHg。现有数据均为从肾移植术后患者的随诊过程中总结的经验。例如,一些数据表明,在降低收缩压方面,钙通道阻滞剂 (CCB) 与血管紧张素转换酶抑制剂 (ACEi)同样有效,但使用 CCB 不易引起 eGFR 的下降, 而使用 ACEi 有益于缓解蛋白尿。因此,建议患者循序渐进地进行治疗:给予生活方式干预(减肥、锻炼、戒烟),并加用 CCB,必要时联合 ACEi。值得注意的是,糖尿病患者出现蛋白尿并需要治疗时, 推荐 ACEi 作为一线用药。

血脂异常

由于他汀类药物可降低心血管事件的发生率,故推荐用于出现血脂异常的所有移植受者。

高尿酸血症

高尿酸血症在肝移植术后较常见,而一旦控制,患者的肾功能可得到显著缓解。因此,有必要对肝移植受者每年进行一次血清尿酸水平的监测,对于出现痛风急性发作或血清尿酸水平显著升高(>300umol/L)的患者应给予积极治疗。黄嘌呤氧化酶抑制剂(别嘌醇)为常用降尿酸药物,但其与硫唑嘌呤存在药物间相互作用,可干扰硫唑嘌呤的代谢。禁忌两者联合应用,会引起血清 6-巯基嘌呤增高,进而出现致死性的血液系统疾病。

肾病科专科诊治及干预的时机

当出现以下情况时,需肾病科医生给予专科诊治[基于国家卫生和临床优化研究所 (NICE)对于慢性肾脏病患者的诊治指南推荐]:

- 慢性肾功能不全 IV 期或 V 期 (伴或不伴糖尿病)。
- 大量蛋白尿,ACR(尿微量清蛋白/肌酐比值)≥70mg/mmol。
- 蛋白尿合并血尿,ACR≥30mg/mmol。
- eGFR 迅速下降[1 年内下降>5mL(min·1.73m^2),或 5 年内下降>10mL(min·1.73m^2)]。

肝移植术后妊娠与肾功能

对于既往出现肾功能损害和(或)高血压的受者,妊娠中期肾功能可缓解,一旦终止妊娠,肾功能可再次出现异常或进展。此外,已证实血清肌酐>150umol/L 的患者, 早产风险更高。因此,建议肝移植术后患者肝脏功能稳定或良好、免疫抑制剂浓度稳定时,考虑妊娠较为合适。另外,孕前咨询至关重要,而孕后建议患者要在有经验的妇产科医生指导下进行密切的监测与随诊。

(王旭　陈虹　译)

参考文献

Charlton MR, Wall WJ, Ojo AO, Ginès P, Textor S, Shihab FS et al.; International Liver Transplantation Society Expert Panel Report of the first international liver transplantation society expert panel consensus conference on renal insufficiency in liver transplantation. Liver Transpl. 2009;15(11):S1–34.

Ojo AO, Held PJ, Port FK, Wolfe RA, Leichtman AB, Young EW et al. Chronic renal failure after transplantation of a nonrenal organ. N Engl J Med. 2003;349(10): 931–40.

第 **21** 章

移植后腹水的管理

Chris Corbett , Philip N. Newsome

要点

- 移植后顽固性腹水指药物治疗无效的腹水。
- 顽固性腹水是一种不常见的并发症（＜10%的移植后患者）。
- 常见病因包括丙型肝炎复发，腔静脉流出道阻塞和急／慢性排斥反应。
- 丙型肝炎是产生顽固性腹水的独立危险因素。
- 顽固性腹水的预后取决于腹水持续的时间和潜在病因。
- 丙型肝炎病毒与顽固性腹水的低缓解率以及较差临床预后相关：2 年死亡率为 50%。
- 腔静脉流出道阻塞引起顽固性腹水的检查，应包括多普勒超声和血管造影。
- 由于肝实质损伤引起的顽固性腹水应考虑经颈静脉肝内门体静脉支架分流术（TIPS）和（或）再次移植。

引言

尽管腹水在肝移植术后短期内较常见，它通常会自行缓解或通过药物治疗后缓解。顽固性腹水（即药物治疗效果欠佳的腹水）比较少见，占患者人数的 6%~7%，并且会延长术后住院时间。顽固性腹水会增加自发性细菌性腹膜炎、肝肾综合征和肝性胸水的发生率，而且移植后 1 年内未行再次移植的存活率为 20%~50%。

本章节旨在讨论移植后顽固性腹水的管理。

移植前腹水的病因已经很明确,通常在移植后（即慢性肝脏疾病缓解后）迅速消失。顽固性腹水的原因多种多样,可以分为早期（移植后 3 个月内）和晚期。早期及晚期顽固性腹水发生率相似。

早期原因(移植后 0~3 个月)

文献已经报道了一系列原因（图 21.1）。值得注意的是,有相当一部分病例（27%）并没有明确的病因。这可能提示移植前存在大量腹水,或者移植后淋巴引流受损。使用 piggyback/背驮式技术行肝静脉或腔静脉吻合会引起流出道机械性梗阻,但近期数据显示,腔静脉吻合的类型和发生顽固性腹水的概率无关。需要重视的是,在一些病例系列中,因细菌性腹膜炎引起的顽固性腹水具有相当高的死亡率。

晚期原因(移植后>3 个月)

疾病复发导致移植物纤维化/肝硬化或慢性排异反应,进而导致的移植物功能衰竭是晚期顽固性腹水最常见的原因。丙型肝炎复发是导致移植物纤维化的最主要因素,丙肝复发后,恢复机会较低且预后较差。非硬化性门脉高压(由于药物毒性或减体积移植物的不规则再生)和恶性肿瘤(来源于肝内或肝外)也可导

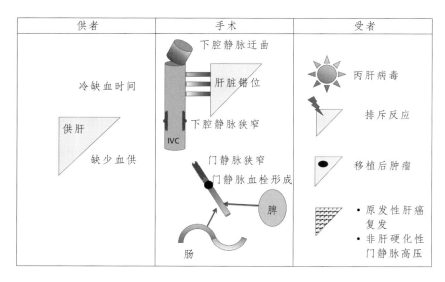

供者	手术	受者
冷缺血时间 供肝 缺少血供	下腔静脉迂曲 肝脏错位 IVC 下腔静脉狭窄 门静脉狭窄 门静脉血栓形成 脾 肠	丙肝病毒 排斥反应 移植后肿瘤 • 原发性肝癌复发 • 非肝硬化性门静脉高压

图 21.1　肝移植受者腹水病因分析。(见彩图)

致晚期顽固性腹水,但这些原因较少见。

顽固性腹水的预测因素

其他一些围术期因素可预测术后腹水的发生。一些研究(n=131 和 n=173)观察到冷缺血时间大于 8 小时是危险因素,但在一项大型的包括 1058 名患者的研究中并未观察到此现象。背驮式肝移植术和术前肾功能不全已不再是产生腹水的危险因素。

诊断

通过病史和查体会发现腹部饱满、侧腹叩诊浊音及移动性浊音阳性等体征，但还需通过多普勒超声扫描和腹水分析再次确认。血浆腹水白蛋白梯度可以帮助鉴别渗出性或漏出性腹水,该值大于 11g/L 提示为漏出性腹水。多普勒超声扫描可确定肝静脉和腔静脉吻合是否通畅。经多普勒超声扫描检测到的流出道梗阻需结合血管造影以获得更多细节特征并酌情采用介入性治疗。如果怀疑发生移植物纤维化或排斥反应，则应进行肝脏活检。

预后

移植后顽固性腹水的患者死亡率为无腹水患者死亡率的 8 倍。其预后取决于产生腹水的初始原因。因丙型肝炎或自发性细菌性腹膜炎而导致腹水的患者预后最差。病因不明的腹水预后则较好。当腹水消失时,患者死亡率可降低至无腹水患者的死亡率水平。

治疗

治疗包括针对引起腹水的病因治疗以及针对腹水本身的治疗,总结见图 21.2。许多患者可能会接受腹水穿刺治疗,并且可能从利尿剂治疗[螺内酯和(或)呋塞米]中获益。然而,顽固性腹水的病因,以及不同的病理生理机制终将会影响治疗的选择。

治疗潜在病因

机械性流出道梗阻引起顽固性腹水的患者,在及时处理梗阻后,通常疗效较好。处理方法包括球囊扩张或手术修正吻合口。TIPSS 也可作为一种治疗方案，但同分流手术一样

```
诊断
• 病史和查体
• 诊断性穿刺和计算血清腹水清蛋白梯度(SAAG)
• 多普勒超声检查静脉流出道梗阻
• 怀疑静脉流出道梗阻可行静脉造影
• 肝活检以确定实质损害
```

↓

```
识别可逆原因
• 如有任何排斥证据应立即增加免疫抑制治疗
• 治疗血管并发症
  ○ 支架置入/血管成形术
  ○ TIPSS
  ○ Shunt 手术(分流手术)
```

↓

```
初始治疗
• 限制每日钠摄入量<88mmol/d
• 起始利尿治疗
  ○ 螺内酯 50~100mgOD(最大剂量 400mg)
  ○ 呋塞米 20~40mgOD(最大剂量 160mg)
  ○ 阿米洛利 10~40mgOD 可替代治疗
• 每日补充血清白蛋白>5L 的情况下,每日丢失>5~10mg/L,则行
  腹腔穿刺治疗
```

↓

```
顽固性腹水的治疗(无体重减轻且每天>78mmol 的钠经尿液排出)
• 反复穿刺和补充血清白蛋白
• TIPSS
• 考虑再次移植
```

图 21.2　肝移植术后腹水处理方法。

也需要考虑很多问题。而且 TIPSS 会增加肝脏损伤的风险，因此患者肝功能严重受损再接受 TIPSS,则风险过高。一项关于非移植肝硬化顽固性腹水患者的荟萃分析发现年龄、胆红素和钠水平是 TIPSS 术后生存率的重要预测指标。存在潜在心脏疾病的患者,在分流术后或 TIPSS 术后,也可发生心衰。目前,推荐患者在接受分流手术或 TIPSS 之前,应进行心脏疾病筛查。

应注意不要因支架造成进一步肝脏流出道梗阻。支架也可能会为进一步手术造成技术上的困难。

免疫介导(如急性和慢性排异)引起的顽固性腹水可能需要加强免疫抑制。但如果肝脏损伤非常严重,加强免疫抑制可能获益极小而且有潜在危害。肝脏活检显示纤维化和胆管消失程度提示肝功能恢复的可能性。与之相似,通常在患有移植后顽固性腹水时,不考虑丙型肝炎抗病毒治疗。在该情况下,治疗主要针对缓解腹水而非治疗潜在病因。当肝脏损伤引起门脉高压时,可考虑 TIPSS,尽管再次移植的 1 年死亡率与首次移植相比明显增高 (67%比83%)。当肝脏合成功能达末期(MELD>17)时,应考虑再次移植。

（汪栋　陈孝杰 译　杨波 校）

参考文献

Cirera I, Navasa M, Rimola A, García-Pagán JC, Grande L, Garcia-Valdecasas JC, et al. Ascites after liver transplantation. Liver Transpl. 2000;6:157–62.

Lan BY, Landry GM, Tan VO, Bostrom A, Feng S. Ascites in hepatitis C liver transplant recipients frequently occurs in the absence of advanced fibrosis. Am J Transpl. 2008;8:366–76.

Nishida S, Gaynor JJ, Nakamura N, Butt F, Illanes HG, Kadono J et al. Refractory ascites after liver transplantation: an analysis of 1058 liver transplant patients at a single center. Am J Transpl. 2006;6:140–9.

Salerno F, Cammà C, Enea M, Rössle M, Wong F. Trans-jugular Intrahepatic portosystemic shunt for refractory ascites: a meta-analysis of individual patient data. Gastroenterology. 2007;133:825–34.

Stewart CA, Wertheim J, Olthoff K, Furth EE, Brensinger C, Markman J, Shaked A. Ascites after liver transplantation – a mystery. Liver Transpl. 2004;10:654–60.

第 **22** 章

巨细胞病毒与肝移植受者

James Ferguson

要点

- 巨细胞感染,包括潜伏感染和持续感染。
- 肝移植患者细胞免疫受损导致供者或受者巨细胞病毒复活。
- 血液中存在巨细胞病毒不代表巨细胞病毒疾病。
- 巨细胞病毒科直接和间接影响肝移植受者。
- 大多数中心对高危的肝移植受者（D+/R− 不匹配）防止巨细胞病毒疾病的发生。
- 对巨细胞病毒疾病的治疗,包括抗病毒药物和减少免疫抑制剂的使用。

病毒

巨细胞病毒(CMV)属于人类疱疹病毒家族。它只在人类传播,对成年人通常仅引起轻微的或无症状感染。但对于免疫功能低下的个体却是一个极为重要的病原体。

结构与复制

CMV 在人类疱疹病毒中具有最大的基因组。CMV 只在人类细胞中复制增殖并潜伏感染于单核淋巴细胞、骨髓基质细胞等细胞中。

致病机制与免疫

CMV 的致病机制与其他疱疹病毒类似,很容易形成潜伏的持续的感染。CMV 是细胞相关的全身感染。细胞免疫在控制其感染中发挥重要作用, 这就解释了为什么免疫抑制会激活 CMV 感染(如在"移植与 HIV 感染"这一章节所述)。另外,有研究指出,异源性激活的 T 细胞产生细胞因子可激活潜伏的 CMV。

传染

CMV 可从移植供体的血液、组织和大多数分泌物中分离出来。

CMV 与肝脏移植

供者的白细胞和组织细胞可轻易地将 CMV 传染给受者。免疫抑制剂的使用,使移植患者细胞免疫受损,也使来自供者的病毒激活,这尤其发生于移植前未感染过 CMV 的患者。然而, 有感染史的患者也可以发生自身潜伏病毒的激活。在没有预防的情况下,CMV 感染发生于大多数既往未感染过 CMV 的肝移植受者。

定义

CMV 感染

CMV 感染是指从任何体液或组织标本中分离出的 CMV 病毒,或检测到病毒蛋白或核酸。

CMV 病

CMV 病的定义是：血液中检出 CMV 的患者出现发热(4 天内至少 2 天大于 38℃)，或中性粒细胞减少，或血小板减少；CMV 病毒血症或组织侵袭性 CMV 病(有器官功能受损的症状或表现,有标本或活检证实局限的 CMV 感染)。

CMV 的直接影响

见图 22.1。

●肝脏(肝炎)：在无预防性治疗的高危移植受者（血清阴性的受者和血清阳性的供者）中,CMV 肝炎发生率高达 60%。CMV 肝炎似乎对患者的远期预后并无影响,但是与胆道并发症有关。

●胃肠道(大肠炎、食管炎)：CMV 大肠炎患者通常会有腹泻、消瘦、食欲缺乏和发热。重要的是病毒血症不严重,这种情况也会发生。

●肺(肺炎)：如果未接受治疗可能会致命,但是与其他免疫抑制群体相比,在移植受者不多见。

●眼睛(视网膜炎)：不常见,曾见于报道。

●神经系统(多神经炎、脊髓炎)。

●血液系统(白细胞减少症、血小板减少症)。

CMV 的间接影响

见图 22.1。

排斥风险增高

CMV 一直被认为与移植物排异有关,但是研究很难证明 CMV 是排斥反应的原因还是结果。尽管如此,肯定的是 CMV 与排斥反应之间有相互作用,因为 CMV 可以引发炎症反应。另外,CMV 与异基因移植物慢性排斥有关。

细菌和真菌感染风险增高

CMV 感染增加了移植受者机会性感染的

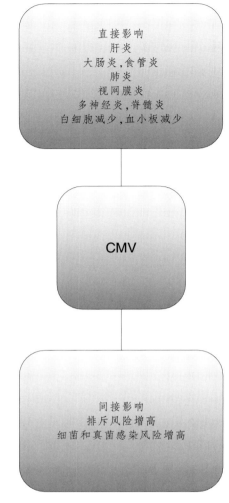

图 22.1 CMV 的直接和间接影响。

风险。有证据表明,CMV 感染导致免疫抑制效果,其病毒阻碍了抗原向 CD8 细胞毒 T 细胞和 CD4 T 细胞的呈递。

诊断

聚合酶链反应(PCR)检测病毒

聚合酶链反应(PCR)迅速而敏感,多数移植中心利用 PCR 法诊断 CMV 感染。这一定量的检测可以检测病毒载量。

组织学

CMV 的组织学诊断标志是巨型细胞。增大的细胞中心含有致密"猫头鹰眼"样嗜碱性核内包涵体。任何组织和尿液中都能找到感染细胞。在 CMV 大肠炎疑似肝移植患者中,这些改变可能会在肝脏活检或直肠活检中见到。

血清学

针对 CMV 的 IgG 免疫球蛋白会在初次感染时产生并持续终身,所以检测 CMV-IgG 可以有效地评估潜在移植供者和受者的免疫状态。当然,需要警惕 CMV-IgG 阳性受者体内潜伏的 CMV 可能会被激活。

CMV 病的预防

有两种预防 CMV 的策略:预防性治疗和抢先治疗。

1.预防性治疗。CMV 预防性治疗是对于有 CMV 病风险的患者使用抗病毒药物,这样的确可以降低 CMV 病的发病率。推荐所有接受 CMV-IgG 阳性移植物的 CMV-IgG 阴性受者,以及一些其他患者接受这种治疗。广泛地预防性治疗确实有易于实施、减少早期 CMV、理论上减少间接 CMV 影响的优势。

2.抢先治疗。抢先治疗基于在 CMV 被激活并进展为 CMV 病之前即诊断。对于中度风险的 CMV-IgG 阳性受者推荐这种疗法。

两种治疗策略均有不足。

预防性治疗可能会出现耐药,而且存在迟发性 CMV 病。必须了解预防性治疗并不会防止 CMV 感染的进展,也不会推迟其发病。高危患者移植后,起初 3 个月预防性治疗会降低总体 CMV 病发病率。现在并不清楚延长至 6 个月甚至 12 个月的预防性治疗是否会防止迟发性 CMV 病的发生。

抢先治疗可行性较差,因为实验室对 CMV 的检测及临床治疗时机不好把握。对于移植物

CMV 阳性的 CMV 阴性受者尤其是个问题,因为可能会出现迅速的病毒复制活跃。

目前,没有关于预防 CMV 病的国际共识,大多数中心都有自己的策略。最常见的是对高危患者(接受 CMV-IgG 阳性移植物的 CMV-IgG 阴性受者)施行 3 个月的预防性治疗,也有中心对所有接受 CMV-IgG 阳性移植物的患者施行预防性治疗,还有发生移植后急性肝衰的患者,或因 CMV 病风险升高可能需要再次移植的患者。

多数中心使用缬更昔洛韦施行预防性治疗或抢先治疗。缬更昔洛韦是更昔洛韦的前体物质、2′-34 脱氧鸟苷的人工合成类似物,可以抑制 CMV 的在体或体外增殖。因缬更昔洛韦比更昔洛韦的生物利用度高,而作为优选。

CMV 病的治疗

见图 22.2。

治疗 CMV 病有两个重要的目标:①防止 CMV 的直接和间接影响;②降低病毒载量,降低免疫抑制剂的使用以使受者自身的免疫系统活化来抵抗 CMV。

推荐的 CMV 病治疗是静脉注射更昔洛韦 2 周。一些中心对中度的 CMV 病患者以更方便地口服缬更昔洛韦来代替。另外,更重要的是,减少移植受者免疫抑制剂的使用。通常是停用硫唑嘌呤/麦考酚酯。经过治疗,CMV 病复发率控制在 25%。最重要的复发预测因素是抗病毒治疗后持续的病毒血症。当前,指南建议治疗终止前患者应该是 CMV PCR 阴性。但是,只有 58% 的患者在经历了 21 天的治疗后,病毒被清除。在实践中,需要监测临床反应和病毒载量,推荐至少 2 周的足量治疗,如果病毒载量 2 周内没有迅速下降,需要延长治疗时间。

CMV 耐药

CMV 耐药病不常见,文献中也未报道。耐药可能与强效的免疫抑制治疗和抗病毒治疗

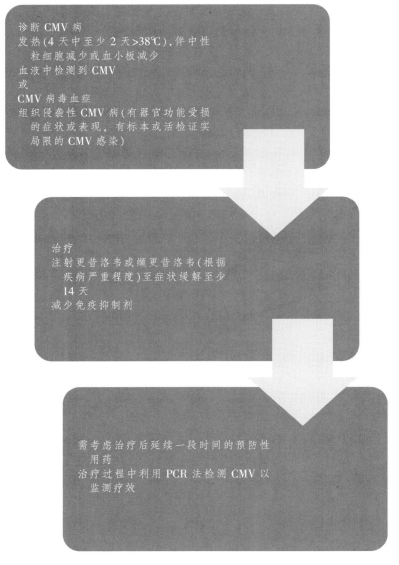

图 22.2 CMV 病的干预流程。

时间有关。临床上,常表现为抗病毒治疗的同时,还出现进行性疾病或病毒载量增加。但是,治疗的第 1 周出现病毒载量增加,并非可靠的耐药信号。另外,二线治疗药物有西多福韦和膦甲酸。需要注意的是,这两种药均有肾毒性等较大副作用。

(吴鸿伟 译 华瑶 校)

参考文献

Asberg A, Humar A, Rollag H, Jardine AG, Mouas H, Pescovitz MD et al. Oral valganciclovir is noninferior to intravenous ganciclovir for the treatment of cytomegalovirus disease in solid organ transplant recipients. Am J Transplant. 2007;7:2106–13.

British Transplantation Society Guidelines for the Prevention and Management of CMV Disease after Solid Organ Transplantation, Third Edition. August 2011.

Lautenschlager I. CMV infection, diagnosis and antiviral strategies after liver transplantation. Transpl Int. 2009;22(11):1031–40.

Levitsky J, Singh N, Wagener MM, Stosor V, Abecassis M, Ison MG. CMV survey of CMV prevention strategies after liver transplantation. Am J Transplant. 2008;8:158.

Preiksaitis JK, Brennan DC, Fishman J, Allen U. Canadian Society of Transplantation Consensus Workshop on cytomegalovirus management in solid organ transplantation: final report. Am J Transplant. 2005;5:218–27.

第 23 章

免疫与肝移植

James Neuberger

要点

- 检查移植候选人对甲型肝炎及乙型肝炎病毒的免疫力,并考虑对无免疫力的供者进行免疫接种。
- 免疫接种虽然是非常安全的,但不是全无风险,所以疫苗的使用需要依照每个人的情况而决定。
- 对于人类乳头瘤病毒、肺炎球菌、水痘－带状疱疹病毒、破伤风梭菌、脑膜炎双球菌、流感病毒和B型流感嗜血杆菌,未应用免疫抑制剂的患者,应用移植前,应考虑给予免疫接种。
- 活疫苗与减毒活疫苗不可应用于移植候选人:这些疫苗包括一些脊髓灰质炎病毒和伤寒杆菌疫苗、卡介苗、麻疹病毒、腮腺炎病毒和风疹病毒疫苗(MMR),以及轮状病毒和水痘带状疱疹病毒疫苗。移植后,所有移植受者均需每年应用针对流感病毒的增强免疫制剂。
- 免疫状态监测可用于甲型肝炎病毒、乙型肝炎病毒、肺炎球菌、B型流感嗜血杆菌、麻疹病毒、腮腺炎病毒和风疹病毒。
- 其他疫苗可根据临床状况给予。

几乎所有的肝移植受者均需要终身应用免疫抑制剂,这将增加风险,尤其是感染的风险。免疫接种提供了一种有效并相对安全的手段,预防或减少潜在的致命的感染。但矛盾的是, 免疫抑制剂本身就增加了感染的风险,同时也会减少免疫接种的疗效。因此,如果患者没有在应用免疫抑制疗法剂,最好是术前就考虑免疫接种。

风险与获益

由于存在传播疾病的可能性,对于移植受者和接受免疫抑制剂的患者而言,活疫苗与减毒活疫苗通常是禁止应用的(表 23.1 和表 23.2)。

一些活疫苗,例如,针对脊髓灰质炎病毒和轮状病毒的疫苗,通过口服进入身体,然后通过粪便排出体外。因此,肝移植受者应该避免接触近期接种过此类疫苗的人群。

活疫苗与减毒活疫苗

卡介苗(BCG)。此疫苗是一种来自于牛结核分枝杆菌的减毒活疫苗。结核菌素试验(PPD)可用于诊断与治疗的目的。

麻疹、风疹、腮腺炎三联减毒活疫苗(MMR)。麻风腮病毒疫苗通常应用于儿童,且同时使用,当然,单独针对某一病毒的疫苗同样存在。这些疫苗均为减毒活疫苗。

脊髓灰质炎病毒疫苗。脊灰疫苗是一种应避免使用于肝移植受者的减毒活疫苗。但是,如果患者处于高风险状态(例如,患者即将去高危地区旅游) 可以考虑注射百白破疫苗(DPT,见下文,白喉疫苗之后),其中包含灭活的脊髓灰质炎病毒疫苗。

　　轮状病毒疫苗。轮状病毒疫苗是一种口服活疫苗,应当避免应用于肝移植受者。

　　伤寒杆菌疫苗。伤寒杆菌疫苗常以口服减毒株(此处不适用)或多糖制剂的形式提供(见下文)。

　　水痘-带状疱疹病毒疫苗。水痘带状疱疹病毒疫苗是一种应避免使用于肝移植受者的活疫苗。值得注意的是,水痘-带状疱疹免疫球蛋白可应用于无免疫力的患者和与水痘-带状疱疹感染者密切接触过的患者。

　　黄热病毒疫苗。这是一种应该避免使用的活疫苗。

灭活病毒疫苗

　　炭疽杆菌疫苗。此疫苗可适用于处理感染动物和接触潜在感染动物或动物制品的人群和在实验室接触炭疽杆菌的人群。接触后接种疫苗有时可适用于特定人群。

　　肉毒杆菌抗毒素血清可适用于可疑或确诊感染肉毒杆菌的人群。抗毒素血清过敏并不少见,而且可能非常严重。

　　霍乱弧菌疫苗。这种疫苗包含霍乱弧菌灭活株与霍乱毒素重组亚单位。此疫苗适用于到流行区旅行的人群的预防接种,并且需要在可能接触病毒前一周完成接种。对于免疫力正常的人群,接种疫苗也不意味着可以完全避免感染,疫苗接种不能替代谨慎地消毒隔离等卫生措施。

　　白喉杆菌疫苗。此疫苗通常与其他疫苗联合接种(如百白破疫苗 DPT,即包括百日咳与破伤风疫苗)。此疫苗是由毒素制备,通常接种于儿童时期。此疫苗可用于接种史大于 10 年并且即将去往高危地区的人群。而接触过百日咳感染者的人群,需要接受加强制剂的接种。含灭活脊髓灰质炎病毒疫苗的 DPT,可被用于需要使用脊髓灰质炎病毒疫苗的肝移植受者。

　　B 型流感嗜血杆菌(HIB)疫苗。此疫苗由荚膜多糖制备而来,通常在儿童时期接种。此疫苗应当用于无脾的患者(如在移植术中接受了脾切除术的患者)。

　　甲型肝炎病毒(HAV)疫苗与乙型肝炎病毒(HBV)疫苗。甲型肝炎病毒(HAV)疫苗是由灭活病毒制备,乙型肝炎病毒(HBV)疫苗由重组 HBV 表面抗原制备。甲型肝炎病毒疫苗可单独应用或与乙型肝炎病毒或伤寒杆菌疫苗联合应用。

　　人乳头瘤病毒(HPV)疫苗。这种疫苗是通过在杆状病毒表达系统或酵母细胞系统中,使用重组 DNA 的 16 型 HPV 衣壳蛋白的病毒样颗粒制备而来。此疫苗通常应用于预防癌前生殖器疱疹、子宫颈癌和生殖器疣。

流感病毒疫苗。此种疫苗有多种制剂,这些制剂均包含灭活病毒或病毒抗原。由于病毒自身的主要抗原变异, 在正常人体免疫系统中,疫苗接种只有十分有限的作用,而对于应用免疫抑制剂的患者,这个作用会被进一步削弱。流感疫苗适用于医务工作者,老年人(65 岁以上),伴慢性心、肺、肝、肾疾病的患者和应用免疫抑制剂的人群等。这些群体中的患者应该每年接种一种可能反映当前流行病学数据的疫苗制剂。对于 H1N1 病毒株,疫苗的免疫接种效果虽然有限,但依旧应该接种。

脑膜炎球菌疫苗。此疫苗可能单独包含脑膜炎奈瑟菌 C 族的多糖抗原或者包含 A 族、C 族、W135 和 Y 抗原。针对奈瑟菌 C 族的免疫接种,通常应用于儿童期。即将前往高危国家的人群(例如,那些即将前往沙特阿拉伯进行麦加朝圣的人群),需要进行多联疫苗接种,即便之前已经单独接受过过针对脑膜炎奈瑟菌 C 族的免疫接种,也依旧应该给予脑膜炎奈瑟菌疫苗。脑膜炎奈瑟菌疫苗,应考虑应用于无脾的患者。

肺炎球菌疫苗。肺炎球菌疫苗可能是来自 23 个荚膜型肺炎球菌的纯化多聚糖的多聚糖疫苗,或者是包含成对的来自少数肺炎球菌多聚糖的肺炎球菌多糖结合疫苗(吸附)。肺炎球菌疫苗的选择取决于患者的年龄和临床指征。肺炎球菌疫苗适用于老年人、无脾患者、糖尿病患者和慢性心、肺、肝疾病的患者。

狂犬病毒疫苗。狂犬病毒疫苗包含灭活病毒,可用于接触前与接触后预防接种。

破伤风梭菌疫苗包含破伤风梭菌毒素。此疫苗通常应用于儿童期,并且可重复接种以维持对破伤风细菌的免疫力。

蜱传播脑炎病毒疫苗。此疫苗由灭活病毒组成,推荐高危人群使用,例如,在高危区域行走或工作的人群,包括欧洲中部和东部、日本部分地区的森林地带。一年中传播高危时间为 4~11 月。

伤寒杆菌疫苗。其形式可为伤寒沙门菌的 VI 荚膜多糖或包含减毒株的口服疫苗。口服疫苗应避免使用于肝移植受者。疫苗接种适用于即将去往地方病流行区域的患者,免疫接种不可以替代小心谨慎地消毒隔离等卫生措施。

移植供者和受者的免疫接种

免疫接种本身并非没有风险, 应根据个人基础情况考虑。平时少见或轻微的风险,可在极少数情况下,与一些具有临床意义的疾病相联系。患者应当被适当告知孕期与哺乳期疫苗接种的风险和注意事项,在某些情况下,同样需要被告知疫苗与其他免疫接种和药物治疗的相互作用。移植术之前,患者需要测试他们对 HAV、HBV 和 VCV 的免疫状态。一些中心还会测试肺炎球菌和结核杆菌的免疫状态。如果结果是阴性,患者则需要接种疫苗。

对于血小板数量偏低和凝血时间延长的患者,若需要肌肉疫苗注射疫苗,则需要格外留心观察。对于慢性肝病患者,疫苗应答可能减弱,可能需要多次接种疫苗。无论如何,即使患者未完成其疫苗接种,移植手术都不应延迟。

根据临床状况,患者的流感病毒、人乳头瘤病毒、白喉、破伤风梭菌疫苗接种情况,有时也需要检查。

免疫反应监测和免疫状态监测可用于并被推荐用于甲型肝炎病毒、乙型肝炎病毒、肺炎球菌、流感嗜血杆菌、伤寒感觉、麻疹病毒、腮腺炎病毒和风疹病毒疫苗。虽然大多数中心不采用这种做法。

移植术后,所有肝移植受者均需每年一次接受流感病毒疫苗的免疫接种,其他疫苗根据临床需要进行选择性接种。

(刘静怡 译　傅斯亮 校)

参考文献

British National Formulary no 63. March 2012. London BMJ Group and Pharmaceutical Press.

Jha V. Post-transplant infections: an ounce of prevention. Indian J Nephrol. 2010; 20:171–8.

Martin ST, Torabi MJ, Gabardi S. Influenza in solid organ recipients. Ann Pharmacother. 2012;46:255–64.

Oustecky DH, Riera AR, Rothstein KD. Long-term management of the liver transplant recipient: pearls for the practicing gastroenterologist. Gastroenterol Clin North Am. 2011;40:659–81.

Razonable RR, Eid AJ. Viral infections in transplant recipients. Minerva Med. 2009; 100:479–501.

第 24 章

避孕与妊娠

Carlo B. Ramirez，CataldoDoria，Michael J. Moritz，John M. Davisonand，Vincent T. Arment

---

要点

- 移植术后,生育能力恢复很快。另外,在移植术后出院前,就应开始避孕咨询。
- 肝移植术后,妊娠最好在移植术后一年以上,并且身体健康状况良好,肝功能稳定、肾功能良好、没有高血压或血压控制稳定以及稳定的免疫抑制方案。
- 妊娠不会影响之前稳定的移植肝功能。
- 妊娠时,通常推荐维持当前的免疫抑制剂水平,霉酚酸类药物在怀孕女性中应避免使用。妊娠时,要考虑胎儿的风险,有必要及时选择替代药物。
- 怀孕期间,免疫抑制剂的药物水平应监测更密切些,及时处理共病的情况。
- 尽管肝移植术后受者妊娠存在一定潜在并发症的高危因素,如先兆子痫、早产儿和低体重儿,但大多数肝移植术后受者会产出健康新生儿。
- 有记录显示母乳喂养的益处远大于免疫抑制暴露的风险。
- 鼓励医疗保健提供者将妊娠结局报告给注册中心或记录到文献中。

移植免疫和免疫抑制剂、器官保存、外科技术等的重大进步已经是移植术后受者生存率和生活质量显著提高。肝移植术后,成功妊娠已经被广泛报道,1978 年报道了首例肝移植术后妊娠并生产健康婴儿(40.5 周,2400g)。涉及包括移植对妊娠的影响、免疫抑制药物的潜在致畸作用以及妊娠对移植物功能和生存率的影响。1991 年, 美国国家移植妊娠登记处(NTPR)成立分析实体器官移植受者妊娠及被男性移植受者怀孕的预后。经过 20 多年的数据收集,目前,在 NTPR 有 179 例肝移植受者中的 319 例妊娠,数据还在继续增加。

避孕

终末期器官衰竭的生育年龄的患者通常由于下丘脑-垂体-性腺功能导致的排卵和精子成熟减少导致不孕。几乎一半慢性肝病的女性患者伴有月经不调,生育率降低或闭经。而男性患者会发展为少精或无精,此外,还有功能性阳痿。大多数生育年龄的女性患者月经和生殖功能在成功完成肝移植术后几个月内可以恢复。在一项研究中,28 例接受肝移植的生育年龄的女性患者,90%在术后 7 个月月经功能恢复。另一项研究中,非乙醇性受者在肝移植术后平均 8 周左右月经功能恢复正常。自移植术后早期生育功能恢复起,受者就应在出院前接受避孕和生育指导。

实体器官移植受者避孕方法的安全性和有效性的信息有限。在一项研究中,评估了 15 例肝移植受者应用激素避孕,其中 9 例联合口服避孕药(COC),6 例联合皮肤避孕贴。研究者报道,临床和生化参数没有明显变化,联合激素治疗没有移植物排斥或严重并发症,没有药物明显副作用停药，在随访的 12 个月中没有妊娠发生。另一项研究报道了 20 岁未妊娠的肝移植受者因为严重的月经过多接受了高剂量(50ug)COC(炔雌醇)，出现皮肤瘙痒和肝内胆汁淤积。在停用药物后，症状缓解，但严重的月经出血又出现了。

由于药物间相互作用，理论上需要考虑到 COC 药物对器官移植受者的安全性和有效性。激素类避孕药和许多免疫抑制药物通过细胞色素 P450 3A4(CYP3A4)代谢并可能影响细胞色素 P450 3A4(CYP3A4)。免疫抑制剂，如皮质类激素对 CYP3A4 的活化会导致较快代谢，因而降低了口服避孕药的药效。另外，口服避孕药抑制 CYP3A4 会导致钙调神经抑制剂(CNI)代谢减低，使 CNI 血药水平升高和药物毒性。虽然理论上认为 COC 药物会影响心血管，美国移植协会认为，在血压控制良好的情况下，没有证据显示 COC 在高血压的移植受者应用会导致不良后果。

理论上，宫内节育器(IUD)在免疫缺陷的女性中应用会增加感染风险。然而，临床证据没有验证其在移植人群中的安全性。宫内节育器会导致子宫内膜的局部炎症，阻止胚胎植入，巨噬细胞会破坏精子和卵子。宫内节育器内的铜离子和左炔诺孕酮会破坏精子细胞，阻止受孕。理论上，免疫抑制剂对巨噬细胞的活性影响有限，对铜离子和左炔诺孕酮没有影响，它们的抗炎作用会降低宫内节育器的效果。

移植到怀孕的间隔时间

尽管大多数中心建议在移植术后一年后怀孕，数据报道，最佳的移植到怀孕的时间间隔(TCI)是不确定的。一项研究报道了 38 例肝移植术后怀孕案例，其中 7 例在移植术后 1 年内，最终只有一人活产。作者建议，怀孕至少推迟至术后 24 个月。

在一项 45 例肝移植受者的 71 次妊娠研究中，在早期妊娠(TCI<1 年,n=12)和晚期妊娠(TCI>1 年,n=59)组妊娠结局是相似的，但早产儿和低体重儿的发生率在早期妊娠组更高。急性细胞排斥反应的发生率在早期妊娠组较高，7 例患者(5 例在怀孕期间发生排斥反应)在分娩一年后接受再次移植。作者推荐，推迟妊娠至肝移植术一年后，这样发生早产的风险较低。

一项国家移植妊娠注册系统研究分析了 128 例肝移植受者术后的 130 次妊娠结局。受者被分为四组：1 组(TCI<1 年)、2 组(1~2 年)、3 组(3~5 年)和 4 组(>5 年)。每组都有成功妊娠的结局，数据显示，观察到的母亲和新生儿较好结局的是在 TCI>2 年。

免疫抑制药物的概述

慢性免疫抑制会增加并发症，包括高血压、糖尿病、高脂血症、贫血和感染。怀孕期间密切监测免疫抑制剂药物水平是必要的，因为激素水平的变化和脂肪组织沉积会导致容量分布和药物代谢的改变。

免疫抑制治疗维持移植物功能需要权衡免疫抑制剂对胎儿发育的影响。美国食品药品管理局(FDA)分类列举了妊娠期可能会导致出生缺陷的药物(框 24.1)。

皮质类固醇激素(FDA 类别 B)

泼尼松用于移植维持治疗已经有 45 年之多，在其他临床领域也是如此。在动物研究中，糖皮质激素会导致腭裂，但在人类中尚未发现。

硫唑嘌呤(FDA 类别 D)

临床数据并不支持早期关于其致畸性的担心，也没有发现主要的结构畸形。文献发现，归因于新生儿的问题，包括甲状腺萎缩、白细胞减少、贫血、血小板减少、短暂的染色体突变、脓毒症和免疫球蛋白水平减低。硫唑嘌呤作为辅助剂在有致畸性风险的妊娠期维持免疫抑制治疗是一种安全的选择。

框 24.1　定义:美国食品药品管理局(FDA)妊娠类别

类别 A

- 足够和对照良好的研究，没有证明在妊娠早期对胎儿有风险(没有在妊娠晚期风险的依据)

类别 B

- 动物实验研究，没有证明对胎儿有风险，在妊娠女性中没有足够和对照良好的研究

类别 C

- 动物实验研究提示，对胎儿有副作用，在人体研究中，没有足够和对照良好的研究，但在妊娠女性中的潜在利益可能大于潜在风险

类别 D

- 来自调查或市场经验或人体研究的不良反应数据证明对胎儿有风险，但在妊娠女性中的潜在利益可能大于潜在风险

类别 X

- 动物或人体研究证明，有致胎儿异常风险，和(或)来自调查或市场经验或人体研究的不良反应数据证明，对胎儿有风险，药物在妊娠女性应用的风险大于潜在利益

钙调神经抑制剂(FDA 类别 C)

在一系列单中心病例报道和注册数据报道中,已经描述了女性妊娠期接受钙调神经抑制剂治疗成功妊娠的结局。单中心来自 37 例肝移植受者的 49 例妊娠结局，她们接受他克莫司为基础的免疫抑制治疗。与先前报道的接受以环孢素为基础的免疫抑制治疗的肝移植受者相比,高血压、先兆子痫和产妇并发症的发生率较低。

霉酚酸类药物(FDA 类别 D)

根据 2007 年 10 月的注册和市场后的数据,FDA 将霉酚酸药物的妊娠类别由 C 调整到 D。一项 NTPR 分析,68 例实体器官移植受者(97 例妊娠)应用霉酚酸结果显示流产率增加,

新生儿结构性出生缺陷的发生率为 23%,而不用霉酚酸的为 4%~5%。

西罗莫司(FDA 类别 C)

移植受者应用西罗莫司的妊娠结局数据有限。在 NTPR 研究中,21 例受者的 23 次妊娠应用西罗莫司，其中 16 例活产,6 例自发性流产,1 例人工流产。3 个有出生缺陷的活产中的 2 个是因为应用 MPA。在这一组小数据研究中,出生缺陷的发生率没有增加。

母体因素和新生儿结局

在 2009 年 NTPR 的一项分析中指出,肝移植受者术后妊娠大多数都会活产。出生缺陷率为 4.4%，而在美国一般人群的出生缺陷率为 3%~5%。肝移植受者妊娠结局并没有主要的畸形报道,然而,关于新辅助治疗的数据有限。目前的数据显示活产率为 76%,平均妊娠时间为 36.6 周,平均出生体重为 2713g,32% 为低体重。

据报道,肝移植术后产妇在妊娠期常见的并发症为高血压和先兆子痫。在 NTPR 数据中，产妇在妊娠期 29%需要给予高血压治疗,24%发生先兆子痫。也有报道,肝移植受者妊娠期出现瘙痒和肝内胆汁淤积。移植受者通常感染的风险会增加,尤其是病毒感染,例如,巨细胞病毒感染会对胎儿发育产生副作用,也会潜在导致先天畸形。在 NTPR 中,25%的妊娠伴有感染。妊娠并未对移植物功能产生副作用。在 NTPR,妊娠期急性细胞介导排斥反应发生率为 7%,5%在产后 2 年出现移植物失功。

丙肝肝硬化是肝移植的最常见适应证,然而自身免疫性肝炎是女性肝移植受者的最常见病因,可能与自身免疫性肝炎在女性生育年龄发生率较高有关。在 NTPR,自身免疫性肝炎和病毒性肝炎是肝移植最常见的适应证。一项 NTPR 分析,比较 29 例自身免疫性肝炎受者和 145 例非自身免疫性肝炎的女性受者,在产妇、

表 24.1 肝移植受者在妊娠期间接受钙调神经抑制剂的妊娠结局

	CsA[1]	CsA,修正的[2]	他克莫司[3]
产妇因素(n=怀孕例数)	(100)	(64)	(140)
移植到妊娠的时间间隔(y)	3.6±3.1	8.8±5.5	5.9±4.9
妊娠期高血压	40%	39%	17%
妊娠期糖尿病	3%	2%	13%
妊娠期感染	31%	31%	19%
先兆子痫	24%	20%	20%
妊娠期排斥反应	11%	2%	5%
产后 2 年内移植物失功	8%	3%	5%
结局(n)[4]	(101)	(66)	(143)
人工流产	10%	0	1%
自发流产	15%	17%	20%
异位妊娠	0	2%	1%
死产	3%	0	1%
活产	72%	82%	76%
活产(n)	(73)	(54)	(109)
平均妊娠周数(周)	36.4±3.9	37.3±2.7	36±3.7
早产(<37 周)	40%	30%	48%
平均出生体重(g)	2619±803	2757±669	2747±875
低出生体重(<2500g)	36%	31%	30%
剖宫产	44%	29%	45%
新生儿并发症	27%	37%	40%
新生儿死亡(出生 30 天内)	1(1%)	0	1(1%)

[1] 环孢素(CsA):62 例受者,100 例妊娠。

[2] 环孢素,修正的:35 例受者,64 例妊娠。

[3] 他克莫司:85 例受者,140 例妊娠。

[4] 包括多胞胎。

妊娠和新生儿结局方面没有显著差异。

NTPR 数据分析了女性肝移植受者连续妊娠的结局。在 125 例肝移植受者,61 例有在一次和四次之间的妊娠。在随后的生产中,新生儿结局、妊娠期排斥反应、产后 2 年移植物失功等没有显著差异。这项研究提示,对于肝功能良好的女性肝移植受者,如果希望一次以上妊娠不应该被阻止。

对于移植受者哺乳尚不确定是否可以。在 NTPR,有 21 例受者对她们的 28 例婴儿进行了哺乳喂养。在最后随访,没有与哺乳相关的并发症报道。哺乳喂养的益处可能大于理论上免疫抑制剂暴露的风险。

管理选择

尽管移植受者妊娠表现有很好的耐受和良好的结局,但这组人群还是有较高的风险,需要严密监测和随访,无论母亲还是孩子。

医务工作者已经积累了大量信息用于肝移植受者妊娠的医疗服务咨询。孕前咨询应包括移植受者妊娠期产妇和胎儿的风险,免疫抑制剂对胎儿的副作用,孕期特殊的管理和监测。咨询后,移植受者和伴侣应该可以做出是否尝试或避免怀孕的明智决定。

　　移植受者的孕前健康管理指南已经在文献中有报道。指南来源于肾移植文献,大部分适用于其他器官移植受者,肝移植受者在以下方面有调整。

　　肝移植受者推荐延迟妊娠至移植术后至少一年,应用足够的避孕措施。孕前,应对移植肝功能、病毒状态、疫苗接种史、共病状态、基线肾功能、原发病和对后代的遗传特性进行评估。妊娠前后治疗需要进行评估和调整。移植物功能和药物水平在孕 32 周前需要 4 周监测一次,32 周至生产需要更加频繁监测。药物调整会影响血压、肾功能和其他毒性作用。对于移植物排斥反应和感染,必要时需要治疗。

　　阴道分娩是最佳的,除非因产科原因需要剖宫产。移植后,受者产后抑郁需要注意,因为可能错过治疗或不能接受治疗;因此产后数月需要密切监测。健康管理者和受者需要讨论母乳喂养的安全性和产后避孕。将所有妊娠结局记录在册是必要的。

（刘颖 译　华瑶 审校）

参考文献

Armenti VT, Moritz MJ, Davison JM. Pregnancy following transplantation. High Risk Pregnancy: Management Options, Third Edition. James DK, Steer PJ, Weiner CP, Gonik B (Eds). Elsevier Science (Philadelphia, PA). 2011;961–72.

Christopher V, Al-Chalabi T, Richardson PD, Muiesan P, Rela M, Heaton ND, O'Grady JG, Heneghan MA. Pregnancy outcome after liver transplantation: a single center experience of 71 pregnancies in 45 recipients. Liver Transp. 2006;12:1138–43.

De Koning ND, Haagsma EB. Normalization of menstrual function after liver transplantation: consequences for contraception. Digestion. 1990;46:239–41.

Fedorkow DM, Crenblum B, Shaffer EA. Cholestasis induced by oestrogen after liver transplantation. BMJ. 1989;299:1080–1.

Jain AB, Reyes J, Marcos A, Mazariegos G, Eghtesad B, Fontes PA et al. Pregnancy after liver transplantation with tacrolimus immunosuppression: a single center's experience update at 13 years. Transplantation. 2003;76:827–32.

Jabiry-Zieniewicz Z, Cyganek A, Luterek K, Bobrowska K, Kaminski P, Ziólkowski J, Zianiewicz K, Krawczyk M. Pregnancy and delivery after liver transplantation. Transplant Proc. 2005;37(2):1197–200.

Mastrobatista JM, Gomez-Lobo V. Pregnancy after solid organ transplantation. Obstet Gynecol. 2008;112(4):919–31.

McKay DB, Josephson MA, Armenti VT, August P, Coscia LA, Davis CL et al. Reproduction and transplantation: report on the AST Consensus Conference on Reproductive Issues and Transplantation. Am J Transplant. 2005;5(7):1592–9.

Nagy S, Bush MC, Berkowitz R, Fishbein TM, Gomez-Lobo V. Pregnancy outcome in liver transplant recipients. Obstet Gynecol. 2003;102(1):121–8.

National Transplantation Pregnancy Registry. 2011 Annual Report. Thomas Jefferson University: June 2012. www.jefferson.edu/ntpr.

Parolin MB, Rabinovitch I, Urbanetz AA, Scheidemantel C, Cat ML, Coelho JC. Impact of successful liver transplantation on reproductive function and sexuality in women with advanced liver disease. Transplant Proc. 2004;36(4):943–4.

Pruvot FR, Declerck N, Valat-Rigos AS, Gambiez L, Canva V, Labalette M et al. Pregnancy after liver transplantation: focusing on risks to the mother. Transplant Proc. 1997;29(5):2470–1.

Sifontis NM, Coscia LA, Constantinescu S, Lavelanet AF, Moritz MJ, Armenti VT. Pregnancy outcomes in solid organ transplant recipients with exposure to mycophenolate mofetil or sirolimus. Transplantation. 2006;82(12):1698–702.

第 **25** 章

常见的药物相互作用

Amanda Smith

要点

- 免疫抑制剂间常有潜在的药物相互作用。
- 相互作用可能导致严重的毒性反应或移植损害。
- 若按照要求必须合用两种相互作用的药物,则很有必要监测免疫抑制剂的血药浓度。
- 当停止服用一对相互作用的药物时,也需监控血浆中的免疫抑制剂浓度。
- 免疫抑制剂也可能影响其他药物的血药浓度,并可能提高其毒性。

引言

移植后免疫抑制剂常有潜在的药物相互作用。钙调磷酸酶抑制剂特别容易发生相互作用,并可能造成严重的临床后果,例如,严重毒性反应或移植物损害。关键是要考虑开具相互作用的药物对移植受者的影响,并根据患者实际情况调整相应的处方。

当停止服用一对相互作用的药物时,需认真监测免疫抑制剂的血药浓度,有必要据此调整免疫抑制剂的剂量。

本章中将列举一些可能与免疫抑制剂相互作用的常用处方药例子。本文将重点关注(常用处方药物)对免疫抑制剂血浆药物浓度(血药浓度)的影响,或者其对免疫抑制药物的

毒性的相互作用,但是同时应注意,免疫抑制剂也可能影响其他药物的血药浓度或毒性。还应牢记的是,只有部分的药物间相互作用是在人群中普遍存在的,其他的只能在个别人体内观察到。如需进一步的服药信息或建议,应向移植科的药剂师咨询。

他克莫司、环孢素和西罗莫司

西罗莫司及 CNI 类的免疫抑制剂——他克莫司和环孢素是由细胞色素 P450 3A4(CYP3A4)代谢,并因此与能诱导或抑制该类酶的药物存在相互作用(表 25.1)。上述的相互作用在某些时候比较严重,故需要对免疫抑制的剂量进行实质性调整。所有遵医嘱服用 CYP3A4 诱导剂或抑制剂药物的患者,应密切监测自己的免疫抑制剂疗效。

常见的相互作用包括使用大环内酯类,如红霉素可以增加 CNI 血药浓度, 明显阻抑 CYP3A4, 导致严重的毒性反应, 如急性肾衰竭。许多移植研究所主张术后不使用大环内酯类,以避免潜在的严重相互作用。在抗生素这类药物中,阿奇霉素是比其他抗生素更安全的一个选择,因为它不抑制 CYP3A4,但仍有一些服用阿奇霉素后 CNI 血药浓度增加的病例,因此,仍然应慎用阿奇霉素。

吡咯类抗真菌药也是常见的处方药,它也

表 25.1　常见的细胞色素 P4503A4 抑制剂和诱导剂

能增加免疫抑制剂的血药浓度的常见的 CYP3A4 抑制剂	能降低免疫抑制剂血药浓度的常见的 CYP3A4 诱导剂
伊曲康唑	卡马西平
氟康唑	苯巴比妥
酮康唑	扑米酮
咪康唑	苯妥英
泊沙康唑	波生坦
伏立康唑	依非韦伦
环孢素	奈韦拉平
他克莫司	利福布汀
地尔硫卓	利福平
尼卡地平	利福喷丁
西咪替丁	圣约翰麦芽汁
维拉帕米	
柚汁	
克拉霉素	
红霉素	
泰利霉素	
地拉韦啶	
HIV 蛋白酶抑制剂	
波普瑞韦	
特拉匹韦	
达沙替尼	
伊马替尼	
尼洛替尼	
氟西汀	
氟伏沙明	
胺碘酮	

可以显著提高血浆 CNI 浓度。氟康唑比较经常用于肝移植后预防性的抗真菌治疗中。较高剂量的氟康唑可能相互作用显著,但移植中心的经验表明,服用用于预防的低剂量氟康唑甚至都可能需要相应调整 CNI 的剂量。

服用蛋白酶抑制剂的 HIV 患者或丙型肝炎患者尤其需要注意监测,因为这类药物与 CNIS 的相互作用显著,且可能需要大幅度减少 CNI 剂量。只要条件许可,在移植前需要考虑潜在的相互作用,提前针对药物的相互作用制订一套服药方案。

图 25.1 显示了 1 例新的肝移植受者,在肝移植术后,定期服用洛匹那韦/利托那韦,对血浆他克莫司浓度和对相应肾功能的影响。

他克莫司

见上文的 CYP3A4 诱导剂和抑制剂的相互作用。

- CYP3A4 诱导剂可降低他克莫司的血药浓度。他克莫司血药浓度的降低可导致移植失败。
- CYP3A4 抑制剂可以增加他克莫司的血药浓度。他克莫司血药浓度的增加可导致中毒,如肾毒性的发生。

其他能增加他克莫司血药浓度的药物,包括硝苯地平、非洛地平、巴利昔单抗和氯霉素。据一些报道,开始、停止或切换质子泵抑制剂需要监测他克莫司的血药浓度,因为它有可能导致一些患者的血药浓度增加。卡泊芬净可降低他克莫司的血药浓度。

他克莫司的毒性可能因为与其他肾毒性或神经毒性的药物合用而增加。能增加血浆他克莫司浓度的药物,也可能增加其毒性。服用含钾离子的药物或者其他能导致血钾升高的药物,可能导致高钾血症

他克莫司本身是 CYP3A4 抑制剂,因此,可能会增加其他 CYP3A4 底物的血药浓度。他克莫司可能延长 QT 间期,美国 GEODON(齐拉西酮)的制造商建议,禁止同时使用他克莫司和齐拉西酮两种药物。

环孢素

见上文的 CYP3A4 诱导剂和抑制剂的相互作用。

- CYP3A4 诱导剂可降低环孢素的血药浓度。环孢素血药浓度的降低可能导致移植失败。

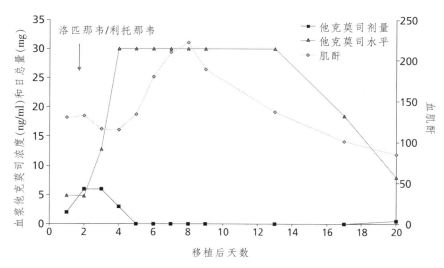

图 25.1　洛匹那韦/利托那韦对他克莫司血药浓度影响。（来源：Data reproduced with kind permission of professor David Mutimer，Queen Elizabeth Hospital，Birmingham，UK.）

- CYP3A4 抑制剂可以增加环孢素的血药浓度。环孢素血药浓度的增加可引起毒性反应，如肾毒性。

已报道的能提高环孢素血药浓度的其他常见处方药，包括乙酰唑胺、别嘌呤醇、阿奇霉素、卡维地洛、氯霉素、氯喹、秋水仙素、达那唑、依泽替米贝（也导致增加依泽替米贝的血药浓度）、乐卡地平（联合给药也可能导致在乐卡地平的 AUC 的三倍增长）、高剂量甲基泼尼松龙（可能导致惊厥的风险）和甲氧氯普胺。已有文献报道，熊去氧胆酸既有可能使血浆中环孢素浓度增加，也有可能使其降低。

可以降低环孢素血药浓度的药物，包括奥曲肽、奥利司他、磺胺嘧啶和磺吡酮。

如果与其他肾毒性药物一起使用，则肾毒性的风险也随之增高。同能增加血浆环孢素浓度的药物一起服用，则有可能导致相应的肾损害增加。

与其他可以增加血清钾浓度的药物合用，会导致高钾血症的风险增加。其他不良事件的风险，也可能随着联合用药而增加，例如，已有报道，当硝苯地平与环孢素合用时，牙龈增生的风险增加；环孢素与卡泊芬净合用时，将导致肝酶升高；当卡泊芬净与环孢素合用时，建议密切监测肝酶。

环孢素是 CYP3A4 的抑制剂，同时是一种强效的 P-糖蛋白抑制剂，因此，可能会增加底物的血药浓度。由于各种各样机制导致的毒性风险增加的一些重要药物，包括他汀类药物、地高辛、秋水仙碱、阿利吉仑、波生坦和决奈达隆。

硫唑嘌呤

- 别嘌呤醇增加硫唑嘌呤的血药浓度，可能导致严重的毒性反应，这有可能威胁到生命。

黄嘌呤氧化酶抑制剂，如别嘌呤醇会抑制硫唑嘌呤的活性代谢物转化为非活动化合物，活性代谢物的积累有可能危及生命。许多移植中心建议避免联用。按照硫唑嘌呤的英国制造商建议，硫唑嘌呤和别嘌呤醇联合使用时，硫唑嘌呤的剂量应减少到原剂量的 1/4，同时应密切监测患者。正如预期的那样，有报道，较新的黄嘌呤氧化酶抑制剂——非布索坦，可能与硫唑嘌呤相互影响，不建议同时使用。

合用其他会导致骨髓抑制的药物可能导

致硫唑嘌呤的血液学毒性增加。

华法林的抗凝血效果会因为合用硫唑嘌呤降低。

麦考酚酯

麦考酚酯在体内的代谢物为活性的霉酚酸（MPA）。据已有的报道，与包括利福平、环孢素、丙戊酸钠、镁或铝氢氧化物、司维拉姆抗酸剂、诺氟沙星加甲硝唑的组合在内的各种药物合用，MPA 的血浆浓度将减少。由于 MPA 是受肠肝循环影响，考来烯胺可降低 MPA 的血药浓度。有报道，泮托拉唑和兰索拉唑会降低服用麦考酚酯患者体内的 MPA 血浆浓度。

尽管不是在所有患者身上都可能观察到，但当麦考酚酯与诸如更昔洛韦和缬更昔洛韦等药物按规定合用时，很可能导致骨髓毒性。增加麦考酚酯可能增加更昔洛韦的血药浓度，所以同时服用这两种药物的患者应密切监测。

皮质类固醇

皮质类固醇是 CYP3A4 酶底物，因此，它

们的血浆水平可能受到酶诱导剂或酶抑制剂的影响。此外，高剂量的抗酸剂可能降低皮质类固醇的吸收。卡比马唑已经被发现将增加泼尼松龙的清除；雌激素可降低泼尼松龙和甲泼尼龙的清除。糖皮质激素可影响抗凝治疗，应密切监测 INR。

皮质类固醇可拮抗抗高血压药、利尿剂和降血糖药，同时使用皮质类固醇和非甾体类抗炎药物可能增加患胃肠溃疡的风险。

当循环系统的药物——噻嗪类利尿剂、乙酰唑胺、地高辛、茶碱、β-2 激动剂和两性霉素合用时，可能有严重的患低钾血症的潜在风险。如果必须要联合用药，则应密切监测血钾。

地塞米松是 CYP3A4 的轻度诱导剂，同时是 P-糖蛋白的诱导剂。当处方含 CYP3A4 或 P-糖蛋白底物时，应考虑相互作用的可能性。其他糖皮质激素也可能会影响 CYP3A4。

（郭伟　译　　田甜　审校）

参考文献

Boogaerts MA, Zachee P, Verwilghen RL. Cyclosporin, methylprednisolone, and convulsions. Lancet. 1982;2:1216–17.

Brum S, Nolasco F, Sousa J, Ferreira A, Possante M, Pinto JR, Barros E, Santos JR. Leukopenia in kidney transplant patients with the association of valganciclovir and mycophenolate mofetil. Transplant Proc. 2008;40(3):752–4.

Doligalski CT, Tong Logan A, Silverman A. Drug interactions: a primer for the gastroenterologist. Gastroenterol Hepatol. 2012;8(6):376–83.

Garg V, van Heeswijk R, Lee JE, Alves K, Nadkarni P, Luo X. Effect of telaprevir on the pharmacokinetics of cyclosporine and tacrolimus. Hepatology. 2011;54(1):20–7.

Kaczmorski S, Doares W, Winfrey S, Al-Geizawa S, Farney A, Rogers J, Stratta R. Gout and transplantation: new treatment option – same old drug interaction. Transplantation. 2011;92(3):e13–14.

Mañez R, Martin M, Raman D, Silverman D, Jain A, Warty V et al. Fluconazole therapy in transplant recipients receiving FK506. Transplantation. 1994;57(10):1521–3.

Marr KA, Hachem R, Papanicolaou G, Somani J, Arduino JM, Lipka CJ et al. Retrospective study of the hepatic safety profile of patients concomitantly treated with caspofungin and cyclosporin A. Transpl Infec Dis. 2004;6(3):110–16.

Molina Perez E, Fernández Castroagudín J, Seijo Ríos S, Mera Calviño J, Tomé Martínez de Rituerto S, Otero Antón E et al. Valganciclovir-induced leukopenia in liver transplant recipients: influence of concomitant use of mycophenolate mofetil. Transplant Proc. 2009;41(3):1047–9.

Prescribing information. Geodon (ziprasidone HCl) capsules, Geodon (ziprasidone mesylate) injection for intramuscular use. Pfizer Inc. http://labeling.pfizer.com/ShowLabeling.aspx?id=584 (accessed 19 February 2012).

Stamp L, Searle M, O'Donnell J, Chapman P. Gout in solid organ transplantation: a challenging clinical problem. Drugs. 2005;65(18):2593–611.

Summary of Product Characteristics. Imuran Tablets, Aspen Global. www.medicines.org.uk/EMC/medicine/2882/SPC/Imuran+Tablets+50mg/ (accessed 14 February 2012).

第 **26** 章

复发性疾病管理

Michael R. Lucey

要点

- 肝移植术后乙型肝炎病毒感染可以通过长期口服抗病毒药物来控制。
- 丙型肝炎患者进行移植手术时，移植物感染丙肝病毒难以避免。
- 由于药物副作用和药物的相互作用，肝移植术后通过抗病毒治疗控制丙型肝炎病毒感染一直困难重重，这一问题可能随着副作用相对较小药物的面世得到改善。
- 自身免疫性疾病(自身免疫性肝炎、原发性胆汁性肝硬化和原发性硬化性胆管炎)移植术后生存率良好，术后 10 年内的疾病复发率也是适中的。
- 小肝癌和无肝外转移的肝细胞性肝癌患者术后癌复发概率较低。
- 确诊肝癌患者或术后意外确诊肝癌的患者，在移植术后，至少需要 3 年以上胸腹部影像学监测。
- 部分不可切除的肝门胆管癌患者，可通过肝移植手术获得预后改善。

病毒性肝炎

乙型病毒性肝炎

在欧洲和北美，尽管急性或慢性乙型病毒性肝炎已不再是常见的肝移植手术病因，但在乙肝流行的部分国家，乙肝及与其相关的肝细胞性肝癌仍是肝移植手术的主要原因。乙肝病毒 DNA 血清监测阳性的患者，比阴性患者有更高乙肝复发率。由于移植术后服用免疫抑制剂增加了乙肝的复发概率，因此乙肝患者需在术后长期口服抗病毒药物预防复发。目前，尚没有哪一种免疫抑制方案更适合于因乙肝而接受肝移植手术的患者。通过监测血清乙肝 DNA 来评估肝移植术后乙肝复发情况，常见的复发原因多是没有坚持服用抗病毒药物或出现耐药。乙肝病毒可导致具有明确病理组织学特点的纤维化淤胆型肝炎，多见于那些没有接受乙肝预防治疗的移植术后免疫抑制患者。由于乙肝病毒蛋白越来越多，毛玻璃样的肝细胞逐渐扭曲放大，其内充满长条样式的 HBsAg 以及胞核强阳性的 HBcAg。如今，这种预后很差的纤维化淤胆型肝炎已经很少见了。

目前，有多种预防乙肝复发的用药方案，涉及的抗病毒药物包括拉米夫定、恩替卡韦和替诺福韦和乙肝免疫球蛋白。由于价格便宜，并且不会出现静脉给药引起的胸背部疼痛症状，小剂量肌注乙肝免疫球蛋白已经取代了静脉注射乙肝免疫球蛋白。当无法持续监测到乙肝 DNA 时，可在适当时间停用乙肝免疫球蛋白(我们的经验是术后 1 年)，继续使用抗乙肝病毒药物预防乙肝复发。即使肝移植术后受者乙肝 DNA 持续阴性，也应每间隔 3~6 个月监测一次乙肝 DNA。

丙型病毒性肝炎

丙型肝炎患者接受移植手术时,移植物感染丙型肝炎病毒往往是难以避免的。丙肝会影响患者和移植物的生存期。肝移植术后丙肝患者的疾病进程变异性较大,往往进展要快于自体肝感染丙肝的患者,大约有 30% 的肝移植术后丙肝患者会在 5 年内进展至肝硬化。移植术后丙肝复发的患者移植物出现严重肝损害的概率同供体的年龄相关,更年长者的供体更容易出现严重肝损害。肝移植术后丙肝患者的疾病进程往往难以判定。尽管肝活检有时也会提供模棱两可的结果,但它仍然是最好的监测方法。大多数肝移植术后丙肝患者会有中度的转氨酶升高,使得尤其在移植术后前 6 个月内需要反复的肝脏活检。急性细胞性排斥反应与丙肝复发难以通过组织病理学检查来区分。

2012 年,有学者对肝移植受者丙肝的预防管理进行了综述。虽然一些数据表明抗淋巴细胞抗体促进了丙型肝炎病毒的感染,但是免疫抑制剂在丙肝导致移植物损害中所起到的作用还是不太清楚。尚没有足够的数据表明免疫抑制剂(环孢素、他克莫司、霉酚酸酯或西罗莫司)对肝移植术后丙肝患者的临床进程会产生有益或有害的作用。糖皮质激素对丙型肝炎病毒的影响也存在争议。

采用抗病毒治疗预防肝移植受者丙肝复发的地位多年来处于不断变化之中,在近几年很有可能会得到改观。下述内容是关于这一领域总结。通过持续病毒学应答根治肝移植术后丙肝是一个理想的目标,有助于延长受者和移植物的生存期。是否使用聚乙二醇干扰素和利巴韦林抗病毒治疗,取决于患者的既往史、患者对丙肝病毒的免疫力、病毒基因分型以及移植物和受者的健康状况等。许多肝移植术后感染丙肝的患者都有接受抗病毒治疗的经历,这可能会降低他们继续使用这些药物的积极性。由于 TT 和 TC 基因型病毒会抑制治疗,IL-28B 状态的评估、宿主自身抗病毒的免疫状态指标

可能会提供一些帮助,然而 CC 基因型病毒则会为治疗达到持续病毒学应答提供支持。对宿主 IL-28B 和供体 IL-28B 状态相互作用的数据已被报道但难以应用到临床实践。超过 50% 感染 2 型或 3 型病毒的患者可通过聚乙二醇干扰素和利巴韦林的联合治疗达到持续病毒学应答。相反,1 型丙肝病毒感染的患者通常达到持续病毒学应答的概率最多在 20%~25%。移植物和受者的身体状态对于是否给予抗病毒治疗也是有关的。是否在移植物表现出组织学检查可见的肝炎和/或纤维化前进行预防性的抗病毒治疗,目前还尚未达成共识。事实上,肝活检没有提示严重的肝损害时,患者接受动态观察可以避免干扰素或抗病毒治疗所带来的严重药物副作用。同样,如果存在其他系统的疾病如肾衰竭,也需要减少抗病毒药物的使用。

肝移植术后丙肝患者接受聚乙二醇干扰素和利巴韦林治疗所面临的困难会比那些非移植后丙肝患者更加复杂。这些副作用包括贫血、白细胞减少、血小板减少、全身乏力、体重减轻、抑郁、易怒和甲状腺功能减退症。此外,还有令人信服的证据表明干扰素可能会导致肝移植受者出现一种自身免疫性肝炎。部分药物副作用可以通过药物治疗来缓解,如使用生长因子来治疗贫血和白细胞减少,使用选择性 5-羟色胺再摄取抑制剂对抗抑郁。然而,即使用了这些药物,也许有多达 25% 的接受抗病毒药物的治疗肝移植受者将无法完成整个疗程的治疗。

在此背景下,能够控制和根除移植前或后丙肝感染的直接抗病毒药物(DAA)的出现会是一项令人兴奋的进展。目前,特拉匹韦和波普瑞韦已被批准可以结合聚乙二醇干扰素、利巴韦林来治疗没有并发症的 1 型丙肝病毒患者。除了以上所提到的干扰素和利巴韦林的不良反应,目前可用的 DAA 直接抗病毒药物自身也具有很多副作用,如皮疹(特拉匹韦)、肛周疼痛(波普瑞韦)、贫血(特拉匹韦和波普瑞

韦)以及目前广泛应用的如环孢素及他克莫司之间产生的药物相互作用。DAA 还没有被批准用于肝移植术后丙肝患者。进行关于肝移植术后丙肝患者方面的 DAA 应用的临床试验,迫在眉睫。在上述临床试验尚未进行的情况下,应慎重为肝移植术后丙肝患者使用 DAA。至少应该在预先制订好相关协议的前提下,再使用 DAA,详细告知患者及相关人员使用该药物所面临的相关问题,密切监测药物的副作用及与其他药物之间的相互作用。

自身免疫性肝病

原发性硬化性胆管炎(PSC)、原发性胆汁性肝硬化(PBC)和自身免疫性肝炎(AIH)是肝移植的最佳适应证, 术后 1 年生存率超过90%,5 年生存率接近 80%。奇怪的是,因这些疾病而进行肝移植或移植后服用糖皮质激素超过前 3 个月的患者,比因其他常见的肝移植指征进行手术的患者具有更高的急性细胞排斥反应发生率。这很大程度上是中心特异性的, 也没有足够可信的前瞻对照性数据支持。长期服用糖皮质激素抑制排斥反应需要解决激素带来的其他副作用,如骨质疏松、糖尿病、高脂血症、高血压和皮肤真菌感染。没有临床试验提示,在这种情况下更适合进行哪种抗排异方案。

原发性硬化性胆管炎

原发性硬化性胆管炎(PSC)在肝移植术后5 年复发率高达 50%,并且多达 25% 的患者会出现移植物失功。PSC 复发时,应注意同肝动脉血栓形成或狭窄导致的胆道并发症——胆管缺血损伤相鉴别。磁共振胆管成像结合血管造影可以检查胆管和血管的完整性。尚没有很好的方法来解决如何避免 PSC 复发。结肠切除术不是帮助肝移植合并溃疡型结肠炎患者受者预防 PSC 复发的有效方法。虽然术后熊去氧胆酸 10~15 mg/(kg·d)的有效性尚未证实,但是可以常规使用。

许多 PSC 患者合并溃疡型结肠炎,罹患结肠癌的风险增高。所有 PSC 合并溃疡型结肠炎并接受肝移植的患者均应每年进行一次结肠镜检查,必要时,行镜下活检。

原发性胆汁性肝硬化

约 20% 因原发性胆汁性肝硬化(PBC)行肝移植的患者, 可通过肝活检发现 PBC 复发,但是 PBC 复发似乎对患者和移植的生存期的影响微乎其微。尽管服用熊去氧胆酸 10~15 mg/(kg·d)可能无害,是否有用尚不清楚。

自身免疫性肝炎

由于诊断困难,很难明确肝移植术后自身免疫性肝炎(AIH)的复发率。移植术后自身抗体在患者血清中持续表达是典型表现。AIH 的组织学改变与急性细胞排斥反应相似,不能通过增加免疫移植剂用量解决。AIH 复发后,是否会影响受者和移植物的生存期还不太明确。目前,没有发现有更适合于因 AIH 行肝移植手术患者的免疫移植方案。AIH 复发可能是一种相类似的细胞排斥反应。正如在丙型肝炎病毒部分提到的,干扰素抗病毒治疗可能导致 AIH复发。

肝癌

肝细胞性肝癌

在器官共享联合网络的数据库中,在几个大的诊断类别中,肝细胞性肝癌患者的 5 年生存率是最低的。因 HCC 行肝移植患者的术后主要死亡原因是 HCC 复发。然而, 自从以MELD 评分为分配原则后,因 HCC 行肝移植患者的比例在美国是逐渐增加的,MELD 的核心点是小肝癌以及没有血管侵犯(所谓的米兰标准)。在米兰标准内实行肝移植手术的患者,术后 4 年的复发率为 10%,超出米兰标准的患者则达到 40%~60%。多数肿瘤复发发生在移植物，胸部复发也不少见。术后 5 年时，复发并不多见。针对因肝癌行肝移植手术患者，虽然没有特定的免疫抑制方案，但一些研究表明，西罗莫司治疗可降低复发率。使用西罗莫司前，需等待移植物功能恢复正常。

目前，尚无肝癌肝移植术后复查方面的指南，包括采用何种复查方法以及每次复查持续或间隔多长时间均不确定。因此，以下是作者付出很大努力为因肝癌行肝移植手术的患者及术后意外确诊肝癌的患者制定的相关术后复查方案。作者建议，移植术后 3 年内每 6 个月复查一次胸腹部 CT。术后监测 AFP 对于移植术前或射频消融术前 AFP 升高非常有用。复查过程中发现的任何可疑病变需详细分析，如有疑问可行肝活检术。射频消融术是治疗孤立微小复发病灶的最佳方法。

肝胆管细胞癌

由于难以令人接受的高复发率和低生存率，肝胆管细胞癌一直以来被认为是肝移植手术的绝对禁忌证。近年来，美国明尼苏达州罗契斯特市 Mayo Clinic 开展了一项积极的临床研究，针对不可切除的肝门部胆管癌患者，经剖腹探查确定无肿瘤转移施行挽救性肝移植手术。新辅助放化疗方案，包括序贯放疗、放射增敏治疗和（或）维持化疗。最近，包括提供了 2/3 的病例 Mayo 中心在内，总共 12 个医疗中心聚合了 1993 年至 2010 年期间诊断的 287 例患者的数据。共有 71 例患者在移植手术前退出。意向性术后 2 年和 5 年生存率分别为 68% 和 53%；移植后 2 年和 5 年无复发生存率分别为 78% 和 65%。肿瘤较大的患者(>3cm)、远处转移、腹膜活检史或之前的恶性肿瘤史的患者，生存期明显缩短。在肝胆管癌移植术后，没有太适合的监测方法。作者所在中心是在术后 3 个月、6 月进行 MRCP 和 CA19-9 检查，然后每 6 个月重复一次，直至满 36 个月。术后 3 个月以后进行以西罗莫司为基础的免疫抑制

治疗是较为合理的。

脂肪肝疾病

酒精性肝病

酒精性肝硬化是北美和欧洲地区患者进行肝移植手术第二大常见原因。选择移植对象的关键是要鉴别出那些容易再发严重酗酒的患者。最好的前瞻性研究表明，大约 20% 的酒精依赖患者会在 5 年内再发酗酒。一项研究区分了三种复发的模式：早期过度饮酒后逐渐下降，早期过度饮酒然后一直持续和 24 个月后的迟发酗酒。

酒精性肝病行肝移植手术的患者术后应被劝戒酒，这已达成广泛共识。尚没有确定治疗性干预措施来预防过度饮酒或治疗已经发生的酗酒。大部分方案都是依靠心理疗法。关于肝移植术后患者采用药物戒酒方法的有效性及安全性的相关研究很少。在尚没有相关研究的情况下，纳曲酮、双硫仑、阿坎酸、巴氯芬，选择性 5-羟色胺再摄取抑制剂和托吡酯等治疗酒精性肝移植受者的作用还尚未确定。

多年以来，酒精性肝病似乎并没有在移植术后复发。然而，肝移植受者再度酗酒后造成的肝脏损害已经很明显了。有一点是应明确的，移植的主要原因既可能是酒精性肝硬化，也有可能是合并有酒精中毒的 HCC 或丙肝后肝硬化。

非酒精性脂肪性肝炎(NASH)/非酒精性脂肪肝脏疾病(NAFLD)

肝病协会很多年前就意识到，继发于非酒精性脂肪性肝炎(NASH)/非酒精性脂肪肝脏疾病(NAFLD)的肝硬化是患者需行肝移植手术主要病因之一，上述疾病或者是肝衰竭的病因，或者是肝细胞性肝癌的前驱病变。如果代谢性疾病和非酒精性脂肪性肝病导致的隐源性肝硬化被统称为 NASH 相关性肝硬化的话，

据估计,NASH 会是美国患者进行肝移植手术的第四大病因。可以预计,随着肥胖及其相关的各种代谢性疾病的流行,NASH 相关性肝硬化会在 2020—2030 年成为美国患者进行肝移植手术的第一大病因(移植肝罹患 NASH 和 NAFLD 也是非常常见的,或者是移植术后移植物新发上述疾病,或者是那些由于隐源性肝硬化或 NASH 相关性肝硬化而行肝移植的患者在术后再发上述疾病)。几个因素导致了甘油三酯在移植肝肝细胞中沉积:①移植术后体重增加。因隐源性肝硬化或 NASH 相关肝硬化而行肝移植的患者中大概有 70% 会在术后 1 年出现体重的过度增加。②移植术后几种常用的免疫移植剂促进了代谢相关疾病的进展:糖皮质激素和他克莫司可以诱发糖尿病,糖皮质激素刺激食欲导致体重的增加,西罗莫司促进高脂血症,环孢素和他克莫司导致高血压。

新发或复发的 NAFLD/NASH 一般没有任何症状或仅有转氨酶的升高。目前,移植物 NAFLD 的诊断需要肝脏活检。磁共振成像测定肝脂肪含量等非侵入性的检查手段是否能替代肝脏活检诊断 NASH/NAFLD,仍然未知。移植物出现 NAFLD/NASH 后,可能会导致肝纤维化,甚至偶尔出现肝硬化。上述情况是否会出现,往往需要在移植术 10 年后对受者进行很长时间的随访才能了解。由于大多数研究均是短期的,肝移植术后受者 NAFLD /NASH 新发或复发对受者或移植物生存期的影响有多大,尚不得而知。

尽可能减少或避免使用可能会诱发代谢性疾病的免疫抑制剂,对患者肯定是有益的,但是现在还没有数据表明哪一种免疫抑制剂方案更适合因 NASH 相关肝硬化或隐源性肝硬化而行移植术的患者。移植术后患者的体重、糖尿病、高血脂及高血压的控制管理,建议同非酒精性脂肪性肝病患者及患有代谢综合征的普通人群是相同的,但是,还是需要数据来证明,减轻体重是否能够改善移植物的预后。控制体重是很难实现的,因此,当患者的 BMI>35 或 NASH 已诱发肝纤维化时,需要考虑进行减重手术。

(刘洋 译   杨波 校)

参考文献

Burke A, Lucey MR. Non-alcoholic fatty liver disease, non-alcoholic steatohepatitis and orthotopic liver transplantation. Am J Transplant. 2004;4:686–93.

Darwish Murad S, Kim WR, Harnois DM, Douglas DD, Burton J, Kulik LM et al. Efficacy of neoadjuvant chemoradiation, followed by liver transplantation, for perihilar cholangiocarcinoma at 12 US centers. Gastroenterology. 2012;143(1):88–98.

Forman LM, Lewis JD, Berlin JA, Feldman HI, Lucey MR. The association between hepatitis C infection and survival after orthotopic liver transplantation. Gastroenterology. 2002;122:889–96.

Fosby B, Karlsen TH, Melum E. Recurrence and rejection in liver transplantation for primary sclerosing cholangitis. World J Gastroenterol. 2012;18:1–15.

Loomba R, Rowley A, Wesley R, Smith K, Liang T, Pucino F, Csako G. Hepatitis B immunoglobulin and Lamivudine improve hepatitis B-related outcomes after liver transplantation: meta-analysis. Clin Gastroenterol Hepatol. 2008;6(6):696–700.

Lucey MR, Graham DM, Martin P, Bisceglie A, Rosenthal S, Waggoner JG, Merion RM, Campbell D, Nostrant TT, Appelman HD. Recurrence of hepatitis B and delta hepatitis after orthotopic liver transplantation. Gut. 1992;33:1390–6.

Lucey MR. Liver transplantation in patients with alcoholic liver disease. Liver Transpl. 2011;17:751–9.

Mazzaferro V, Regalia E, Doci R, Andreola S, Pulvirenti A, Bozzetti F et al. Liver transplantation for the treatment of small hepatocellular carcinomas in patients with cirrhosis. New Engl J Med. 1996;334:693–700.

Neuberger J. Recurrent primary biliary cirrhosis. Liver Transpl. 2003;9:539.

Roberts J. Tumor surveillance-what can and should be done? Screening for recurrence of hepatocellular carcinoma after liver transplantation. Liver Tranpl. 2005;11:S45–8.

Tripathi D, Neuberger JM. Autoimmune hepatitis and liver transplantation: indications, results and management of recurrent disease. Semin Liver Dis. 2009;29:286–96.

Verma EC, Brown RS. Managing HCV after liver transplantation. 2012. In Clinical Liver Disease: An official educational source of the AASLD. www.CLDlearning.com.

第 **27** 章

肝移植受者术后心血管风险的管理

Joanna K. Dowman, Philip N. Newsome

要点

- 随着原位肝移植术后存活率的提高，心血管疾病现已成为移植术后死亡主因。
- 原位肝移植受者心血管事件的发生率约为 10%，且有继续升高的趋势，因为老年人和(或)非酒精性脂肪性肝炎(NASH)患者在肝移植患者中所占的比例，也在日益提高。
- 肝移植术后心血管风险增加，主要是因为代谢综合征及其中某种代谢紊乱——肥胖、高血压、脂代谢异常以及糖尿病或葡萄糖耐受不良等的发病率升高。
- 肝移植术后，引起代谢综合征的原因是多方面的，其中主要的危险因素，包括免疫抑制疗法和肝脏疾病终末期相关的代谢紊乱。
- 建议原位肝移植受者每 6 个月检测一次代谢紊乱危险因素，以采取早期治疗，降低心血管风险的发生。
- 并发症处理中，通常首选生活方式的调整，包括饮食、运动、戒烟和减少乙醇摄入等，再考虑药物治疗。
- 药物治疗：降压药、降脂药和糖尿病药物须谨慎选择，以尽量降低其与免疫抑制剂的相互作用的风险。
- 辛伐他汀、氨氯地平或环孢素的联合应用，已被证明会导致肌病发生率增加，因此临床上应避免使用。

问题重要性

随着原位肝移植存活率提高，心血管疾病

现已成为移植后受者非移植物相关死亡的主要原因。心血管疾病在肝移植后非肝相关性死亡原因中占到 19%~42%，原位肝移植受者心血管事件的发生率约为 10%，通常表现为急性冠脉综合征。且随着老年人和(或)非酒精性脂肪性肝炎(NASH)患者在肝移植手术患者中所占比例的提高，心血管事件的发生率在将来有增高的趋势。与年龄-性别相匹配的对照组相比，肝移植受者缺血性心血管事件的相对危险度为 3.07(置信区间 1.98~4.53)，而其心血管死亡事件的相对危险度为 2.56 (置信区间 1.52~4.05)。通过对欧洲肝移植注册(ELTR)的 21 000 多例原位肝移植受者的数据分析显示，术后 3 个月死亡率为 12%，其中 8% 是心脏原因，7% 为脑血管原因。因此、心血管因素既可以导致短期死亡，又可以导致远期死亡。

肝移植受者术后心血管风险增加主要是因为代谢综合征或其中某种代谢紊乱的发病率增高。成人治疗组Ⅲ(2004 年修订版)将代谢综合征定义为，出现以下 3 项或 3 项以上者，可诊断为代谢综合征：

1.腹型肥胖(女性腰围>88cm,男性腰围>102cm)。

2.高血压(>130/85mmHg)。

3.高甘油三酯血症(>150mg/dL)。

4.高密度脂蛋白低水平(男性<40mg/dL,女性<50mg/dL)。

5.空腹血糖>100mg/dL。

多项研究数据表明,原位肝移植术后43%~58%的患者会发生代谢综合征(MS),而美国成年人口的估计患病率为24%。肝移植术后代谢综合征与心血管发病率和死亡率的增高相关,30%的代谢综合征患者会发生心血管事件,而无代谢综合征的患者发生率仅为8%。肝移植术后,高血压、糖尿病和肾功能不全的任意一种情况几乎均可使心血管或肝相关性死亡风险加倍。

原位肝移植术后代谢综合征症状群中每种代谢紊乱的发病率均会增高。肝移植前高血压的患病率大约为15%,而移植后,升至60%~70%。肝移植前糖尿病患病率大约为15%,而移植后,增至30%~40%,依据不同的诊断标准甚至可能高达61%。报道显示,肝移植受者新发肥胖的发生率为17%~43%,血脂异常的发生率为66%~85%。

一般认为,原位肝移植术后代谢综合征患病率增高的原因包括:免疫抑制疗法和肝脏疾病终末期相关的代谢紊乱。大部分现用的免疫抑制疗法为钙调神经磷酸酶抑制剂(环孢素或他克莫司)和糖皮质激素及吗替麦考酚酯或硫唑嘌呤联合,当然也有其他备选药物用于某些特定患者。这些疗法与肝移植术后高血压、血脂异常、糖尿病和肥胖的新发或者恶化密切相关。其他移植后代谢综合征的术前预测因素,包括高龄、男性、吸烟、BMI 增高、术前糖尿病史以及原位肝移植的指征,其中 NASH/隐源性肝炎、丙型肝炎和酒精性肝炎伴随更高风险。非酒精性脂肪肝(NASH)的患者中代谢综合征的临床特点具有普遍性,现已认为 NASH 为代谢综合征的肝病表现。预计未来的 10~20 年中,非酒精性脂肪肝(NASH)将会成为原位肝移植的最常见原因,这将对未来原位肝移植术后人群的心血管风险产生重大影响。现今原位肝移植远期生存率颇为乐观 (1 年生存率>85%,5 年生存率>70%),因此通过识别和处理相关的代谢危险因素来控制不断升高的心血管风险就尤为重要了。

肝移植受者心血管风险管理

图 27.1 肝移植受者心血管风险因素管理流程图。

肥胖

1/3 以上的终末期肝病患者存在肥胖的症状,这反映了总人口中肥胖的发病率在日益攀升。19 世纪 90 年代早期,肝移植受者的肥胖率为 15%,而 2002 年时已增至 25%。在因非酒精性脂肪肝接受肝移植的患者中,肥胖就像其他代谢性危险因素一样,十分普遍。大部分术前超重或肥胖的患者在术后仍会保持该状态,有报道显示,在原位肝移植术后病患中,出现新发肥胖(界定 BMI>30)的比例为 17%~43%。

相比暴发型肝衰竭,年龄 50 岁以上以及患有慢性肝病的患者,在肝移植手术后,更易出现体重的增加。术后肥胖的其他术前可预测因素,包括受者和供者均有过高的 BMI;术前肥胖患者较术前 BMI 正常的患者,其术后体重的增加率明显升高且持续时间更长。

术后肥胖源于多方面的因素。糖皮质激素就是其中很重要的一个原因,例如,较高的类固醇累积量可以作为预测术后肥胖的一个指标因素。许多慢性肝病患者伴有严重的营养不良,但随着术后健康状况和食欲的改善,患者的体重却会随之增加,继而易于发展成肥胖。

移植后体重的增长不仅可以增加患糖尿病、心血管疾病和非酒精性脂肪肝(NASH)的风险,也会增加患其他肥胖相关疾病(如睡眠呼吸暂停、胆结石、骨关节炎)的风险,从而严重影响生活质量。体重增长还会增加药物的分布体积,影响细胞色素 P450 的酶活性,从而导致药物代谢的改变。

移植后肥胖的管理应包括支持、建议和治疗,目标是使 BMI 达到 25。管理措施包括饮食调整、身体锻炼、药物治疗以及必要时的手术

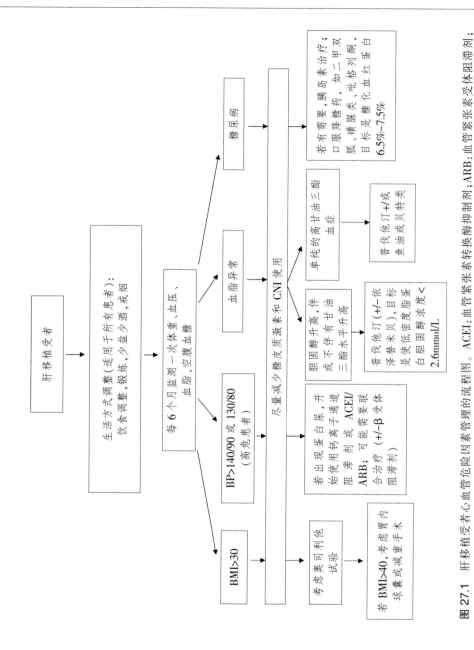

图 27.1 肝移植受者心血管危险因素管理的流程图。ACEI：血管紧张素转换酶抑制剂；ARB：血管紧张素受体阻滞剂；BMI：身体质量指数；CNI：钙调神经磷酸酶抑制剂。

治疗,并且较为理想的是,这些管理能够在一个多学科的医疗团队环境中执行。原位肝移植受者通常术后活动较少,而积极进行身体活动的患者却有着较低的 BMI 以及患高血压的风险。因此,可能的话,应想办法增加肝移植受者的活动量。

　　针对移植后肥胖的药物治疗是受到限制的。奥利司他作为一种胰和胃脂肪酶抑制剂,

是迄今为止唯一一种被研究过的移植后减重药物。正如许多减重药物一样,奥利司他的效力似乎也有限, 而且存在与免疫抑制剂相互作用的可能。奥利司他可以降低环孢素水平,因此不建议与之联合使用;其与他克莫司的相互作用也已被发现。因此, 若考虑联合使用这两种药物进行治疗, 一定要严密监测钙调神经磷酸酶抑制剂(CNI)的水平, 必要时,对药物的剂量进行调

整。不久之后,可能被批准使用的其他药物还包括胰高血糖素样肽-1(GLP-1)类似物。

目前几乎没有证据可以表明减肥手术在原位肝移植手术时的作用,然而,对于一些经过严格筛选的重度肥胖患者,还是可以考虑减肥手术的,目的是帮助减轻体重并减少非酒精性脂肪肝(NASH)患者的疾病复发风险。关于肝移植术后的减肥手术目前经验也有限,在手术时机和需要实施此类手术的指征方面,几乎没有数据可供参考。小肠旁路手术可能会影响小肠对药物的吸收,还有可能影响将来必要时的胆道手术。因此,目前的指南建议,肝移植术后减肥手术仅适用于严重病态肥胖、其他治疗方法无效或同种异体移植肝存在进行性纤维化的非酒精性脂肪肝的患者。经内镜置入的胃内球囊,一种微创干预措施,针对非移植人群具有相当不错的减重效果,尽管胃内球囊肝移植前后的应用还需进一步的数据支持,对患者实施减肥手术前,还是应该考虑这种干预措施。

脂代谢紊乱

肝移植后出现血脂异常的情况非常普遍,影响着66%~85%的肝移植受者,通常表现为胆固醇和甘油三酯水平的综合升高,并时而伴有较低的高密度脂蛋白(HDL)水平。糖皮质激素和钙调神经磷酸酶抑制剂均可导致血脂异常,环孢素较他克莫司风险更高。西罗莫司也是一种强效的降脂药,尤其在与环孢素联合使用时。糖皮质激素可以增加脂肪的从头合成并增强 β-羟-β-甲基戊二酸单酰辅酶 A(HMG CoA)还原酶的活性,从而促进胆固醇、极低密度脂蛋白(VLDL)和甘油三酯的升高以及高密度脂蛋白(HDL)的降低。钙调磷酸酶抑制剂(CNI)则是通过降低脂蛋白脂肪酶的活性和减少胆固醇向胆盐的转化来升高低密度脂蛋白(LDL)和极低密度脂蛋白(VLDL)的水平。

有资料显示,由环孢素转向使用他克莫司,既可以降低胆固醇水平又不会增加排斥反应。因此,出现抵抗性高胆固醇血症的情况时,

可以考虑这样用药。为了减少对血脂异常和肾功能的影响,他克莫司的水平应控制在 5~8ng/mL,霉酚酸酯作为首选的抗代谢物,具有将他克莫司保持在较低水平的作用。虽然这些药物对血脂的升高有影响,但不含类固醇的肝移植后免疫抑制剂却并未表现出减轻高脂血症的作用。尽管如此,在没有特别理由需要进行维持疗法时,逐渐减少使用糖皮质激素的标准治疗方案还是应当予以推荐。

由于肝脏移植术后心血管事件 10 年发生率已超过 20%,因此,应当采用浓度为 2.6mmol/L 的低密度脂蛋白胆固醇指标。尽管应当提倡调整饮食,特别是提倡富含水果、蔬菜、omega-3 脂肪酸和纤维素的地中海式饮食,但肝移植术后的血脂异常通常对饮食干预疗法具有耐受性。因此,药物治疗仍然是主要的治疗方法,其中,他汀类药物是最为合适的一线降脂药物。

他汀类药物可以同时降低胆固醇和甘油三酯水平,通常耐受性也较好,移植后疗效也比较完善。普伐他汀是其中的首选药剂,因为它是他汀类药物中唯——种不经细胞色素 P450 系统代谢的,因此不会与其他免疫抑制剂相互作用。特别需要注意的是,阿托伐他汀和辛伐他汀均与 CNI 相互作用,应避免使用。依替米贝可以抑制脂类的肝肠循环,已被证明耐受性较好,可以有效降低胆固醇水平,并且与免疫抑制剂之间无相互作用。然而,目前尚未有关于该药的长期数据。另外,依替米贝与他汀类药物同时使用时,所产生的肝脏毒性也在理论层面上受到关注。

除了降脂作用,他汀类药物还有诸如抗氧化、抗炎症、改善内皮功能、减少凝血级联反应活化、调控血小板功能等其他有益作用。另有假说认为,他汀类药物有益于治疗败血症,并且对于接受血管外科手术的患者,他汀类药物还与降低围术期的心梗风险相关。因此,为了最大限度地发挥他汀类药物潜在的益处,正在接受他汀类药物治疗的患者,应在围术期或术

后早期继续服药。辛伐他汀与氨氯地平或环孢素的联合使用已被证明会增加肌病的发病率，因此，应避免这种联合用药。。

单纯的高甘油三酯血症（胆固醇不升高）可以使用鱼油（omega -3）治疗，其耐受性好，几乎不与其他药物相互作用。这种药还可能会改善脂肪肝，另外，可能还具有抗炎症和抗增生的有益作用。服用鱼油后的患者有时会观察到其低密度脂蛋白（LDL）水平升高，因此需要常规监测。贝特类（如氯贝丁酯、非诺贝特）是另一大类降脂药，通常耐受性也比较好。但是，贝特类可能会与 CNI 在代谢上相互作用，同时，特别是与他汀类药物疗法联合使用时，极其偶然地会与肌肉损伤相关。

高血压

尽管高血压在普通人群中的发病率很高，但移植后的患病率明显更高，会影响比例高达 70% 的患者。高血压（血压>140/90mmHg）通常发生在移植后早期患者并可持续。原位肝移植受者高血压的主要的机制包括肾和全身血管收缩、肾功能不全和钠潴留。移植后高血压与超重、肾功能不全和免疫抑制剂（尤其是糖皮质激素和 CNI）有关。与血脂异常一样，报道显示他克莫司比环孢素的升高血压的作用小，西罗莫司与 CNI 联用时，对血压升高有累加效应。

高血压的治疗目标应为糖尿病、肾功能不全和（或）有高心血管疾病风险患者血压降至低于 130/80mmHg，大部分原位肝移植术后患者都包括在其中。非药物治疗措施包括减肥、锻炼、控制盐和乙醇摄入量，但通常都需要药物治疗，而且 30% 以上的患者需要 2 种及以上的降压药。钙离子通道阻滞剂（如氨氯地平、非洛地平）通常为首选一线药物，因其可减轻肾和全身血管的收缩。通常不建议使用硝苯地平，因为它有通过影响 CYP450 活性增加 CNI 水平的趋势；也不建议使用非二氢吡啶类钙离子通道阻滞剂（如地尔硫卓、维拉帕米），因其与免疫抑制剂的代谢有相互作用。β 受体阻滞剂、血管紧张素转换酶抑制剂（ACEI）和血管紧张素受体阻滞剂（ARB）也是移植后常用的二线三线降压药。ACEI 和 ARB 还有减少蛋白尿和抗纤维化的作用，但可能有加重由 CNI 诱发的高钾血症的风险。

胰岛素抵抗和糖尿病

胰岛素抵抗在晚期肝硬化的患者中很常见，因为外周胰岛素抵抗、糖原合成减少、葡萄糖氧化减少和胰岛 B 细胞胰岛素分泌减少的联合作用。尽管原位肝移植后胰岛素敏感度会提高，但许多患者仍会在术后患糖尿病。根据不同的诊断标准，移植术后糖尿病的发病率为 13%~61%，比年龄性别相匹配的人群高出 6 倍。多达 80% 的肝移植术后新发糖尿病（NOD）发生在术后一个月内，只有少数持续性新发糖尿病发生在一年后。肝移植后糖尿病可导致死亡率升高，需要口服降糖药和（或）胰岛素治疗。移植后新发糖尿病还与肝动脉血栓形成、急慢性排斥反应以及感染性和神经性并发症相关。

所有肝移植术后的患者，不管他们的糖尿病状况如何，均应接受常规血糖监测，以便早期诊断出糖耐量的受损。术后 3、6 和 12 个月还应检测糖化血红蛋白（HbA1c），以后应每年检测一次。糖化血红蛋白（HbA1c）大于 6% 的患者还应进行口服葡萄糖耐量试验（OGTT）。

移植后新发糖尿病的诊断应按照 WHO 的标准，其定义包括两方面，即空腹血糖受损（IFG）和糖耐量受损（IGT）。糖尿病诊断标准为空腹血糖 ≥7.0mmol/L（126mg/dL）；IFG 的诊断标准为空腹血糖 6.1~6.9mmol/L（110~125mg/dL）；IGT 的诊断标准为空腹血糖<7.0mmol/L（126mg/dL），OGTT 试验 2 小时血糖 7.8 ~ 11.1mmol/L（140~199mg/dL）。

移植后糖尿病的发生原因是多方面的。移植前已有糖尿病、较高的 BMI 均为危险因素，丙型肝炎和高剂量的激素治疗是独立的危险因素。糖皮质激素和 CNI 均可导致胰岛素抵抗和糖尿病，且他克莫司比环孢素更易致糖尿病。然而，以他克莫司为主的移植术后免疫抑制治疗与环孢素相比移植物预后更好。因此，因他克莫司的致糖尿病作用而换成环孢素的做法并不推荐。移植时，肝脏去神经也可能会导致胰岛素抵抗发生率增高。

移植后，糖尿病的长远期管理应按照国家指南标准控制血糖，HbA1c 每 2~6 个月检测一次，应控制在 6.5%~7.5%。另外，还应鼓励患者调整饮食和运动，并每年定期检查足部、视网膜和蛋白尿以筛查并发症。

大多数移植后糖尿病患者在围术期和术后即刻需要胰岛素治疗，这段时期的血糖水平应控制在 6~10mmol/L，过于严格的血糖控制标准（4.5~6mmol/L）会导致重症死亡率升高。随着类固醇减量和患者活动量增加，通常可以换成口服药。目前，移植后糖尿病药物治疗方案具体的研究很少，但临床上标准治疗药物（如二甲双胍、磺脲类、噻唑烷二酮类）使用都很广泛。二甲双胍不会导致体重增加，但在有显著肾损伤时，禁用；硫脲类常可导致低血糖和体重增加；噻唑烷二酮类可导致体重增加和液体潴留，且在心衰时，禁用。

结论

肝移植术后生存率提高，心血管疾病现已成为肝移植受者术后死亡的主要原因。移植受者术后代谢紊乱或代谢综合征的发病率很高，并与心血管风险增加相关。密切监测、早期发现、积极治疗肝移植或免疫抑制剂导致的肥胖、血脂异常、高血压和糖尿病（或葡萄糖不耐受），是降低肝移植术后患者心血管发病率和死亡率的关键。移植术后患者应每 6 个月评估一次危险因素，高危患者（如 NASH 肝移植术后患者）更应注意。医生应协助患者充分理解移植相关的心血管疾病高风险，并告知患者可以通过改变生活方式降低风险。免疫抑制治疗应平衡其代谢毒性和移植排异反应，所以治疗应因人而异。

（李晓莹　译　傅斯亮　郭晶　校）

参考文献

Albeldawi M, Aggarwal A, Madhwal S, Cywinski J, Lopez R, Eghtesad B, Zein NN. Cumulative risk of cardiovascular events after orthotopic liver transplantation. Liver Transpl. 2012;18(3):370–5.

Desai S, Hong JC, Saab S. Cardiovascular risk factors following orthotopic liver transplantation: predisposing factors, incidence and management. Liver Int. 2010;30(7):948–57.

Newsome PN, Allison ME, Andrews PA, Auzinger G, Day CP, Ferguson JW et al. Guidelines for liver transplantation for patients with non-alcoholic steatohepatitis. Gut. 2012;61(4):484–500.

Pagadala M, Dasarathy S, Eghtesad B, McCullough AJ. Posttransplant metabolic syndrome: an epidemic waiting to happen. Liver Transpl. 2009;15(12):1662–70.

Vanwagner LB, Bhave M, Te HS, Feinglass J, Alvarez L, Rinella ME. Patients transplanted for nonalcoholic steatohepatitis (NASH) are at increased risk for post-operative cardiovascular events. Hepatology. 2012;56(5):1741–50.

Watt KD, Charlton MR. Metabolic syndrome and liver transplantation: a review and guide to management. J Hepatol. 2010;53(1):199–206.

Wilkinson A, Davidson J, Dotta F, Home PD, Keown P, Kiberd B et al. Guidelines for the treatment and management of new-onset diabetes after transplantation. Clin Transplant. 2005;19(3):291–8.

第 **28** 章

肝移植骨病

John Ayuk

要点

- 导致慢性肝病患者骨丢失的高危因素,包括过多的乙醇摄入、营养不良、维生素 D 缺乏和吸收障碍。
- 肝移植术后骨质疏松的高发生率与术前存在骨病有很大关系。
- 肝移植术后骨密度丢失通常与糖皮质激素应用有关。
- 肝移植术后一年内骨密度丢失可达到 24%,骨折发生率可达 35%。
- 所有肝移植术前等待患者应彻底评估骨质疏松,包括骨密度监测。
- 移植术后骨病的管理包括生活方式的改变,尽可能应用小剂量糖皮质激素和应用抗骨吸收药物。

引言

骨质疏松和骨折是公认的肝移植术后并发症,可以与显著的发病率和死亡率相关。骨量减低可以早于移植出现,许多危险因素会导致慢性肝病患者骨量丢失。包括过多的乙醇摄入、体力活动减少、营养不良、维生素 D 缺乏、吸收不良、性功能减退和胆道疾病。在肝病患者中,骨质疏松发生的机制还尚未完全阐明。骨形成减少的主要证据为血骨钙蛋白水平减低。其他可能导致成骨细胞功能障碍和骨量形成减少的因素,包括营养因子减少,如胰岛素

样生长因子(IGF-1)、胆汁淤积物质(胆红素、胆汁酸)、前炎症因子循环水平。简而言之,肝病的严重程度和胆汁淤积与骨量减少的程度呈正相关。

移植术后骨密度(BMD)的丢失最常见于术后 3~6 个月,通常与免疫抑制剂的副作用及糖皮质激素对骨骼重塑的作用相关,尽管固化在这一过程也起到了作用。

本章主要阐述肝移植术后骨病的发病机制、评估和管理。

患病率

在大多数研究中,慢性肝病骨质疏松症的定义为绝经期女性 T-评分 ≤-2.5,或 50 岁以下男性和绝经前女性 Z-评分 ≤-2。

慢性肝病患者骨质疏松症的患病率约为 30%。肝病患者骨折的患病率为 7%~35%。

骨质疏松、骨质疏松症和椎骨骨折在接受肝移植评估的患者中已经有过报道。肝移植术后骨质疏松患病率较高很可能与肝移植术前存在的骨病有关。

肝移植术后骨量丢失在术后 6 个月内最严重,在术后 12 个月内骨折发生率最高。与移植前骨折不同,大多数移植后骨折表现为有症状的。

肋骨和椎骨是最常见的骨折位点。

移植后骨量丢失和骨折的危险因素包括年龄、移植前 BMD、术前椎骨骨折。在一些研究中报道,移植后 BMD 会恢复。

肝移植骨病的发病机制

肝移植术后骨病有两个主要阶段:早期和晚期移植后阶段。

1.在肝移植后最初 3 个月,骨转换有显著增加。重吸收和形成的解偶联会导致骨量丢失增加和高的骨折发生率。

2.在第二个阶段(移植术后 6 个月)的特征是骨形成的组织学和生化标志物增加,包括循环中骨钙素的增加。

许多因素会导致肝移植术后骨丢失和骨折(图 28.1)。包括与慢性肝病相关的因素,肝移植手术过程相关的因素包括免疫抑制剂。

糖皮质激素

糖皮质激素主要通过抑制骨形成影响骨骼健康,但骨吸收在糖皮质激素治疗早期也会增加。作用机制主要包括抑制成骨细胞分化和活性,减少破骨细胞凋亡和增加骨细胞凋亡。

糖皮质激素通过增加核因子-KB 配体(RANKL)系统受体激活剂水平,促进破骨细胞生成。骨细胞凋亡的增加与血管内皮细胞生长因子、骨骼血管生成和骨力减少有关。

在治疗前 3 个月,骨折的风险在大量 BMD 丢失之前明显增加。

糖皮质激素的用量会影响 BMD 的改变,但不是肝移植术后骨折的高危因素。

其他免疫抑制剂

钙调神经抑制剂对肝移植术后骨转换的影响尚存争议;很难研究其在人体的作用,因为 CNI 类药物很少单独使用。

环孢素 A 和他克莫司可能诱导肝移植术后高转换状态和骨量减少,移植术后骨活检提示与环孢素比较,他克莫司治疗的患者骨代谢和骨小梁结果恢复更早,但是在早期骨丢失的作用尚不明确。

西罗莫司和霉酚酸酯对骨骼的作用目前

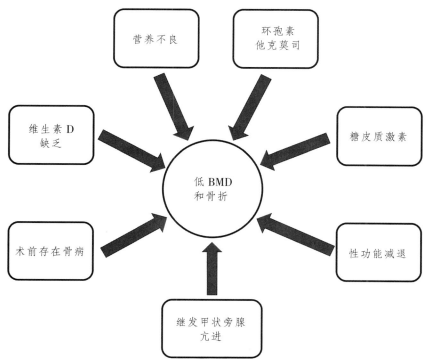

图 28.1 肝移植术后骨丢失和骨折的相关因素。

报道较少。但西罗莫司抑制肾移植患者破骨细胞形成，提示它可能抵消移植患者加速的骨质疏松症。

术前存在的骨病

肝移植术前存在骨病对移植术后骨状态有重要影响，移植前 BMD 低和存在椎骨骨折的患者移植后骨量丢失和骨折的风险显著增加。

导致慢性肝病患者移植前 BMD 减少的因素有过多的乙醇摄入、活动减少、营养不良、维生素 D 缺乏、吸收不良、性功能减退、胆道疾病和糖皮质激素的应用。

其他因素

甲状旁腺分泌增加在移植术后早期骨丢失的作用机制有一定争议。继发性甲状旁腺亢进在术后长期随访中更一致性证明，可能与环孢素诱发的肾功能损害有关。

肝移植术后体力活动减少、体重减轻和肌肉量减少都可能与低 BMD 有关。

由于吸收不良导致的维生素 D 缺乏可加重维生素 D 缺乏对骨钙素合成的作用，导致骨形成进一步减少。

诊断评估

应用双能 X 线骨密度仪（DXA），骨密度可以在很多骨骼位点测定，包括腰椎和股骨颈。

前瞻性研究显示，骨折风险随着 BMD 的减少而逐渐增加。存在脆性骨折、给予糖皮质激素治疗和肝移植术前的患者应评估 BMD。同样，肝硬化，或者导致骨质疏松症的其他危险因素的（框 28.1）和肝移植术后的患者也应评估 BMD。

美国胃肠学会指南推荐，原发性胆汁淤积性肝硬化（PBC）所有患者在诊断时，应评估 BMD；英国胃肠学会推荐当胆红素水平大于正常值上限（ULN）3 倍时，应评估 BMD。

BMD 检测的随访频率仍存在争议；没有骨

框 28.1 　慢性肝病合并骨质疏松症患者的危险因素
● 慢性乙醇摄入
● 吸烟
● 体重指数 <19
● 男性性功能减退
● 更年期提前
● 继发闭经 >6 个月
● 骨质疏松骨折的家族史
● 接受糖皮质激素治疗

质疏松症的情况下，推荐每两年复查 DXA。如果骨质疏松症诊断明确，进一步诊断检查应包括血钙、维生素 D 水平、甲状腺功能检测、性腺状态，必要时，行胸腰椎 X 线。

目前，在随访中，血和尿的骨转换标志物没有预测骨折风险的作用。

目前，指南推荐需要治疗的骨质疏松症为 T 评分 <-2.5、年龄大于 65 岁、可能需要接受每天大于 7.5mg 泼尼松龙至少 3 个月的患者。腰椎或股骨近端 T 评分 <-1.5 的 PBC 患者，有较高的椎骨骨折风险，因此，低于这个临界值就要考虑给予治疗。有骨折史的患者提示严重骨质疏松症，需要给予治疗，而不必行 BMD 的检测。

肝移植骨病的管理

移植术后骨病的成功管理涉及移植前骨健康的优化治疗和移植后骨丢失的预防治疗。所有等待肝移植的患者应彻底评估是否存在骨质疏松症和骨代谢异常。

● 询问骨质疏松症的病史和体格检查、骨密度检测、胸腰椎 X 线、血钙、磷、25-羟维生素 D3、PTH 和血睾酮（男性患者）。

● 必要时，给予维生素 D（800IU D3）和睾酮替代治疗，尽管没有证据表明两者可以减少慢性肝病患者的骨折发生率。

● 生活方式改变：体育锻炼，均衡饮食，维持正常体重，减少乙醇摄入，戒烟。

● 骨质疏松症和（或）骨折患者应考虑给

予治疗。

- 肝移植术后,免疫抑制方案中的糖皮质激素应维持最小量。

药物治疗肝病患者骨质疏松症的作用只在一小部分研究中有过报道,大部分建议都来自绝经后骨质疏松症患者的经验。最近一项荟萃分析发现,在肝移植术后一年内,应用双磷酸盐治疗可以减少骨丢失增加和改善腰椎 BMD。

- 只有有限的证据显示,双磷酸盐治疗可以减少肝移植术后骨折的发生率。

- 经皮吸收的雌激素可以预防骨丢失或增加 PBC 和自身免疫性肝硬化患者的 BMD,对肝脏没有副作用。

- 有一些证据显示,绝经后的 PBC 女性患者给予雷洛昔芬治疗,可以改善腰椎 BMD。

- 经皮吸收睾酮可以用于慢性肝病的性功能减低患者,尽管理论上有增加肝硬化患者肝细胞癌的风险。

- 目前,尚无关于雷奈酸锶、PTH 类似物或狄诺塞麦在慢性肝病患者中治疗效果的研究。

结论

骨质疏松症和脆性骨折是慢性肝病和肝移植公认的并发症,与发病率和死亡率明显相关。肝移植术后骨丢失在术后最初的 6 个月最为严重,从而导致骨折的高发生率;主要特征是低骨量形成,其中接受糖皮质激素治疗是很重要的因素。所有等待肝移植的患者都应通过病史了解、体格检查、生化指标和影像学检查彻底评估骨质疏松症。移植后骨病的管理包括移植前骨健康的优化和移植后骨丢失的预防治疗;包括生活方式的改变和糖皮质激素用量最小化。抗吸收药物在肝移植术后患者的应用只在少量研究中报道过;尽管双磷酸盐的治疗结果令人鼓舞,但还需要进一步设计良好的研究来评估双磷酸盐和其他治疗骨质疏松症的药物的效果。

（刘颖　译　华瑶　校）

参考文献

Collier J. Bone disorders in chronic liver disease. Hepatology. 2007;46:1271–8.

Collier JD, Ninkovic M, Compston JE. Guidelines on the management of osteoporosis associated with chronic liver disease. Gut. 2002;50(Suppl 1):i1-i9.

Compston JE. Osteoporosis after liver transplantation. Liver Transpl. 2003;9:321–30.

Guanabens N, Pares A. Liver and bone. Arch Biochem Biophys. 2010;503:84–94.

Guanabens N, Pares A. Management of osteoporosis in liver disease. Clin Res Hepatol Gastroenterol. 2011;35:438–45.

Kasturi KS, Chennareddygari S, Mummadi RR. Effect of bisphosphonates on bone mineral density in liver transplant patients: a meta-analysis and systematic review of randomized controlled trials. Transpl Int. 2010;23:200–7.

Leidig-Bruckner G, Hosch S, Dodidou P, Ritschel D, Conradt C, Klose C et al. Frequency and predictors of osteoporotic fractures after cardiac or liver transplantation: a follow-up study. Lancet. 2001;357:342–7.

Leslie WD, Bernstein CN, Leboff MS. AGA technical review on osteoporosis in hepatic disorders. Gastroenterology. 2003;125:941–66.

Monegal A, Navasa M, Guanabens N, Peris P, Pons F, Martinez de Osaba MJ et al. Bone disease after liver transplantation: a long-term prospective study of bone mass changes, hormonal status and histomorphometric characteristics. Osteoporos Int. 2001;12:484–92.

Westenfeld R, Schlieper G, Woltje M, Gawlik A, Brandenburg V, Rutkowski P et al. Impact of sirolimus, tacrolimus and mycophenolate mofetil on osteoclastogenesis–implications for post-transplantation bone disease. Nephrol Dial Transplant. 2011;26:4115–23.

第 **29** 章

肝移植术后恶性肿瘤

James Neuberger

要点

- 与同年龄和性别的人相比,肝移植受者患恶性肿瘤的风险更高。
- 肝移植术后新发恶性肿瘤的发病率在术后 2 年内增加,随后保持稳定。
- 恶性实体肿瘤中一半为皮肤癌。
- 胃肠道肿瘤是最常见的实体脏器肿瘤。
- 恶性肿瘤的主要风险因素:老年人、吸烟和罹患原发性硬化性胆管炎 / 酒精性肝病者。
- 告知移植患者患癌风险增加,警惕新发肿瘤的发生。
- 加强监管可减少新发恶性肿瘤发生。
- 免疫抑制作用尚不明确,但西罗莫司和依维莫司有抗肿瘤作用,可减少新发肿瘤的影响和严重程度。

引言

同种异体肝移植术后发生恶性肿瘤已广为熟知。移植后恶性肿瘤可包括供体传播恶性肿瘤、供体源性恶性肿瘤、恶性肿瘤复发和新发恶性肿瘤。

供体传播恶性肿瘤

供体传播恶性肿瘤是无意中经移植物传播的肿瘤。英国国家移植注册数据显示,

2001—2010 年间,在 15 006 例供者捐献的 30 765 个器官中,16 例受者患上供体传播恶性肿瘤,传播率为 0.06%。在器官移植中,心死亡器官捐献者(DCD)供体传播的恶性肿瘤比脑死亡器官捐献者 DBD 供体更常见。肝移植相关传播的恶性肿瘤包括淋巴瘤、胆囊和神经内分泌肿瘤。有多种治疗方法,即刻移出固然有自身益处,但必须权衡等待名单上的死亡风险和即刻二次移植的后果。虽然这种情况下使用 mTOR 抑制剂作为免疫抑制剂似乎是合理的,但没有数据支持这种方法。

供体源性恶性肿瘤

供体源性恶性肿瘤是移植物发生恶性肿瘤,其细胞来源于供体细胞。这并不常见,包括移植肝肝硬化(丙肝再感染)发展为原发性肝细胞肝癌,或胆管炎进展为胆管癌。关于供体源性淋巴瘤的报道尚少,有些并非源自于供体,而是传播来的。

恶性肿瘤复发

恶性肿瘤复发(更准确地说是长期存在)可来自于肝细胞癌、胆管癌或肝外恶性肿瘤复发。其诊断和治疗本章不做讨论。

新发恶性肿瘤

与同年龄和性别的人相比,肝移植受者患

肝外恶性肿瘤的风险更高。虽原因尚不清楚，免疫抑制可能起着重要作用。新发恶性肿瘤与死亡风险增加有关（确诊后，1 年死亡风险为 40%，5 年为 55%）。

最常见恶性肿瘤是皮肤癌（>50%）；移植后淋巴组织增生性疾病（PTLD）和淋巴瘤次之（见第 30 章）。余下的癌症中，肠道肿瘤、泌尿生殖器肿瘤、肺癌、口咽癌和肾癌较为常见。美国数据表明，移植后 10 年新发恶性肿瘤发生率依次为：胃肠道恶性肿瘤 3.6%、肺癌 2%、女性泌尿生殖器肿瘤 1.8%、口咽/喉部癌 1%。

绝对风险和新增风险

早期研究主要集中于肝移植受者恶性肿瘤发生的风险，其实使用标化发病率（SIR），通过与年龄和性别相匹配人群比较发生肿瘤的风险，来评估肝移植受者新发恶性肿瘤更有用。这能指示肝移植受者可能面临的更大（或更小）风险。而罕见肿瘤（如 Kaposi 肉瘤）的高 SIR 可能仍然说明患者面临的总体风险较低。

高 SIR（>1）可能是对新增风险的一种低估。高风险（如吸烟）的患者，因其他相关并发症被排除移植，所以肝移植受者患癌风险较低。然而，因肝移植受者比普通人受到更密切的观察，所以也许能诊断出一些在普通情况不显示临床症状的癌症。领先时间偏倚可导致问题严重性被低估。

来自英国和美国的注册数据见表 29.1。

在英国所有移植受者中，10 年内新发恶性肿瘤（包括非黑色素瘤）的总发生率是 90/1000，而正常人群的发生率是 36/1000。移植术后 2 年患新发恶性肿瘤风险增加，其后保持相对稳定。对于霍奇金淋巴瘤来说，移植术后 1 年发病率最高。美国一项历时 13 年研究结果与英国的类似，移植术后 10 年恶性肿瘤和实体器官恶性肿瘤的发生率分别为 22% 和 11%。恶性肿瘤发生风险逐年增加

（图 29.1）。

新发恶性肿瘤风险因素

美国的一项研究显示，肝移植术后实体器官恶性肿瘤发生的风险因素：

- 年龄（HR 1.33,95% 置信区间 1.05~1.66）。
- 吸烟史（HR 1.72,95% 置信区间 1.06~2.79）。
- 酒精性肝病（ALD；HR 2.14,95% 置信区间 1.22~3.73）。
- 原发性硬化性胆管炎（PSC；HR 2.62,95% 置信区间 1.5.0~4.56）。

到目前为止，尚无证据表明，体重指数对肿瘤发生风险有影响。

免疫抑制类型

所有肝移植受者都需使用免疫抑制剂，免疫抑制剂间相互比较的临床数据较少，但 mTOR 抑制剂（如西罗莫司或依维莫司）具有抗肿瘤作用，可有效治疗某些恶性肿瘤，如一些转移肾癌和 Kaposi 肉瘤。抗恶性肿瘤和抗血管生成效应是下调内皮细胞 VEGF-1 和其受体所介导。

免疫抑制持续时间

随着移植术后时间的延长，新发恶性肿瘤发生的绝对风险和相对风险均增加（图 29.1）。

传染源

世界范围内，多数感染相关的癌症由四种感染而来：HBV、HCV、幽门螺杆菌和人乳头状瘤病毒。感染相关恶性肿瘤包括非霍奇金淋巴瘤、卡波西肉瘤及口咽部、肝门、外阴、阴茎和阴道肿瘤。这些肿瘤的增加可能与免疫抑制剂削弱固有免疫有关。

潜在适应证

如上所示，移植适应证对于新发恶性肿瘤发生风险有明显影响，尤其是因 ALD 和 PSC 移植的患者。

表 29.1 在实体器官移植受者中新发恶性肿瘤的 SIR

恶性肿瘤位置	SIR(US):所有实体器官移植受者	SIR(UK):所有实体器官移植受者	SIR(UK):肝移植受者
所有肿瘤(除皮肤癌)	2.1	2.4	2.2
皮肤(皮肤癌)		16.6	6.6
嘴唇	16.8	65.6	20.0
霍奇金淋巴瘤	3.6	7.4	8.9
非霍奇金淋巴瘤	7.5	12.5	13.3
乳腺	0.85	1.0	0.8
口腔	2.56	4.2	4.2
食管	1.56	1.8	
胃	1.67	2.0	
结肠	1.2	1.8	2.3
肛门	5.8	10	3.3
肺和支气管	2.0	1.4	1.6
kaposi 肉瘤	61	17.1	0
肾脏	4.65	7.9	1.8
胆囊	1.52	2.4	
多发性骨髓瘤		3.3	0.8
肝脏	11.6	2.4	n/a
子宫颈	1.03	2.3	
子宫	0.86	1.0	
卵巢	0.95	1.4	
前列腺	0.92	1.1	
甲状腺	2.95	7.0	

UK data from Collett D, Mumford L, Banner N, Neuberger J, Watson C. Comparison of the incidence of malignancy in recipients of different types of organ: a UK Registr Audit. Am J Transplant. 2010; 10: 1889–96.

US data from Engels EA, Pfeiffer RM, Frumeni JF, Kasiske BL, Israni AK, Snyder JJ, ET al. Spectrum of cancer risk among US solid organ transplant recipients. JAMA. 2011; 306:1891–901.

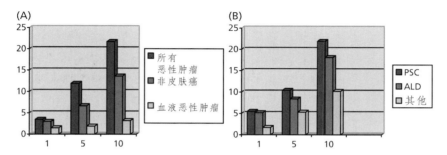

图 29.1 (A)新发恶性肿瘤发生率。(B)非皮肤癌风险影响指标。ALD:酒精性肝病;PSC:原发性硬化性胆管炎。(Source: Watt KDS, Pederson RA, Kremers WK, Heimbach JK, Sanchez W, Gores GJ. Long-term probability of and mortality from de-novo malignancy after liver transplantation. Gastroenterology. 2009;137:2010‐17.)

其他因素

乙醇

饮酒与肿瘤发生风险增加有关,主要是肺癌和口咽癌。尚不明确是乙醇的作用抑或与吸烟等嗜好有关。

吸烟

与普通人群的调查数据相同,吸烟的肝移植受者发生肿瘤的风险明显增加:一项10年的研究表明,吸烟的肝移植受者发生肿瘤的风险增加6倍,但对致死率的影响尚未证实。吸烟者主要是肺癌和口咽癌的发生率增加。

特殊肿瘤

乳腺癌

虽然一些研究者建议加强女性肝移植受者乳腺癌的筛查,但现有数据几乎无法证实其必要性,因为SIR小于1.0。因此,筛查项目和正常女性一样。

子宫颈癌

和乳腺癌一样,肝移植受者患宫颈癌的风险可能显著增加,应考虑加强筛查和监管,特别是高危患者。接种HPV疫苗对肝移植患者的影响尚不清楚,子宫颈癌发生率可能会降低。

结肠癌

所有肝移植受者患结肠癌的风险都会增加,而有结肠炎病史的受者患结肠癌的风险更高。确诊的中位时间为1~4年。研究显示,肝移植受者与普通人群相比患结肠癌的风险高,并且与高死亡率相关。原发性硬化性胆管炎(PSC)和溃疡性结肠炎患者发生结肠癌的风险显著增高,肝移植术后风险更高。例如,

有结果表明,移植前原发性硬化性胆管炎(PSC)的患者患胃肠道恶性肿瘤的风险比(HR)是1.9,同时患有PSC和结肠炎的患者的风险比是2.34。无结肠炎患者结肠癌10年发病率是2.8%,而有结肠炎是11.8%,无PSC的为2.4%。

皮肤癌

非黑色素瘤皮肤癌:是移植人群中最常见的皮肤癌,在移植患者中发病率为3%。移植人群与非免疫抑制人群相比,非黑色素瘤皮肤癌往往更具有侵袭性,倾向于多发、复发和早发(可早至30年)。皮肤癌在男性和老年患者中更常见。移植术后患皮肤癌的风险逐年增加:美国的研究数据表明,肝移植术后1、3、5及10年患皮肤癌风险分别为0.5%、3.8%、5.9%和10.8%。初诊的平均时间是移植术后的3~4年,但基底细胞癌(BCC)比鳞状细胞癌(SCC)发生早;一项研究表明,BCC和SCC的平均诊断时间分别为19个月和47个月。BCC到SCC的发生率在不同的报道中结果有差异,随着时间延长可能逐渐降低。

皮肤癌通常发生于暴露在外的皮肤,如头部、耳朵和鼻子,但也有很多发生在躯干部位,因此若缺乏系统的早期检测方法,诊断可能延误。

多数皮肤癌可通过局部切除的方法治疗。在肝移植受者中,癌前病变(如光化性角化病)应积极治疗。

黑色素瘤在移植人群中发病率有所增加,但较BCC与SCC少见。

皮肤癌的风险因素和普通人群类似,包括肤色、二度晒伤的次数,以及最重要的阳光暴露时间。

Kaposi 肉瘤

Kaposi肉瘤(KS)与人疱疹病毒-8相关,其发病各不相同,在西方人群中少见。早发现很重要,这种恶性肿瘤对免疫抑制剂减量有应

答,换成西罗莫司已被证明非常有效。

肺癌和上呼吸道肿瘤

如表 29.1 所示,肝移植受者患肺癌和上呼吸道肿瘤的风险增加,尤其是在酒精性肝病和吸烟的移植受者中,其患肿瘤的风险比普通人群高 25 倍。尽管肝移植受者对肺癌风险认知度更高,但在肝移植受者中肺癌确诊比普通人群更晚期。

筛查和建议

一般性建议

应告知所有肝移植患者,术后患癌风险将增加。移植后应再次强调这点,并告知患者避免过多饮酒(如果患者饮酒的话)、鼓励并帮助其戒烟、避免过多阳光照射等。移植受者和他们的医生必须警惕移植术后患肿瘤风险增加,任何"警示性"的症状都应及时全面的进行检查。

年龄对肝移植受者患乳腺癌的风险并未增加,因此,无需加强这方面的监测。

关于患前列腺癌风险的数据是矛盾的,移植术后患者和普通人群使用前列腺特异性抗原(PSA)筛查效果均不确定。有人提倡对 45 岁年龄段人用 PSA 筛查,但效果尚不明确。有泌尿系统早期症状的男性都应尽快行全面检查。

很多中心成立了"健康诊所",年度检查应包括对可疑肿瘤的筛查。一些中心对高危患者每年进行胸部 X 线甚至胸部 CT 扫描,但该策略的影响与成本效益比尚未得到明确证实。

皮肤癌

应合理建议并鼓励患者留意新的皮肤损伤,发现后即刻进行检查。有些中心皮肤科医生每年对患者常规进行皮肤评估。迄今为止,没有证据表明,这样可以降低皮肤癌的发生。

结肠癌

有结肠炎的肝移植受者患结肠癌的风险增加,应加强监管。许多中心建议每年或每两年行结肠镜检查,但这种策略的益处有待证实。如发现有重度不典型增生或结肠息肉,应降低结肠癌切除指证。

在一些系列中可以看到,$10\sim15mg/(kg \cdot d)$ 的熊去氧胆酸(UDCA)可降低结肠息肉或结肠癌的发生风险。因此,一些中心让患有结肠炎的肝移植受者常规口服 UCDA,但尚无在这种情况中使用 UDCA 的准则。

免疫抑制概述

免疫抑制剂如同一把双刃剑,抑制排斥反应的同时,也存在一定副作用。应将免疫抑制维持在最低的有效水平,但每位患者因个体差异而不同,因此尚无最佳免疫抑制方案。虽然有动物实验结果表明,不同的免疫抑制对于肿瘤的发生和(或)发展的影响不同,但指导临床用药的数据很少。如上所述,有理论依据支持 mTOR 抑制剂对癌症患者可能有效,但迄今为止这种方法的益处尚未得到数据的有效证实。

(檀玉乐 译 傅斯亮 校)

参考文献

Chak E, Saab S. Risk factors and incidence of de novo malignancy in liver transplant recipients: a systematic review. Liver Int. 2010;30:1247–58.

Collett D, Mumford L, Banner N, Neuberger J, Watson C. Comparison of the incidence of malignancy in recipients of different types of organ: a UK Registry Audit. Am J Transplant. 2010;10:1889–96.

Engels EA, Pfeiffer RM, Fraumeni JF, Kasiske BL, Israni AK, Snyder JJ et al. Spectrum of cancer risk among US solid organ transplant recipients. JAMA. 2011;306: 1891–901.

Watt KDS, Pederson RA, Kremers WK, Heimbach JK, Sanchez W, Gores GJ. Long-term probability of and mortality from de-novo malignancy after liver transplantation. Gastroeneterology. 2009;137:2010–17.

Wong G, Chapman JR, Craig JC. mTOR inhibitors: a myth, a cure for cancer or something in between? Am J Transpl. 2011;12:1075–6.

第 **30** 章

移植后淋巴组织增殖性疾病

Joseph F. Buell,Nathan J. Shores,Thomas G. Gross,Jeremy R. Chapman,
Angela C. Webster

要点

- 移植后淋巴组织增殖性疾病是一种由病毒刺激免疫系统导致的移植相关性肿瘤。
- 移植后淋巴组织增殖性疾病与 EB 病毒、巨细胞病毒和丙型肝炎病毒混合感染相关。
- 病毒诱导作用与免疫抑制剂使用强度有关,尤其是抗体使用强度。
- 移植后淋巴组织增殖性疾病是多种疾病的总称,包括淋巴结 EBER 到侵袭性淋巴瘤。
- 新出现的肿大淋巴结需要活检,包括儿童移植后持续性扁桃体炎,以确保没有移植后淋巴组织增生性疾病。
- 所有的移植后淋巴组织增殖性疾病需进行活检和H&E 染色,以及免疫组织化学检测 CD-20 的表达。
- 早期移植后淋巴组织增殖性疾病是与 EB 病毒感染相关,而晚期(＞1 年)则与巨细胞病毒感染相关。
- 治疗早期移植后淋巴组织增殖性疾病（＜1 年后移植）时,首先减少免疫抑制剂剂量或同时使用CD-20 抗体,如利妥昔单抗。
- 持续性移植后淋巴组织增殖性疾病需要使用淋巴瘤减少剂量治疗方案(MOPP 和 CHOP)。
- 一些研究结果显示,预防性使用缬更昔洛韦能够预防移植后淋巴组织增殖性疾病的发生。

背景

移植后淋巴组织增殖性疾病(PTLD)的临床疾病谱包括从良性淋巴组织增生症到恶性淋巴瘤,然而,所有类型的 PTLD 都可能危及生命。2001 年,全世界达成共识,世界卫生组织(WHO)首次公布 PTLD 的分类标准,把 PTLD 定义为:"不能确定恶性潜能的淋巴细胞增殖性疾病"。WHO 将 PTLD 的疾病谱分为以下几类:

- 早期病变。
- 多形性 PTLD。
- 单一性 PTLD。
- 霍奇金淋巴瘤,类霍奇金 PTLD。

病变早期被描述具有反应性浆细胞增生或类似传染性单核细胞增多症的特征,如伴随局部组织浸润,并能自然消退。

单一型 PTLD 分类主要根据非霍奇金淋巴瘤(NHL)分类,但包括 B 淋巴细胞肿瘤,如伯基特/伯基特样淋巴瘤、浆细胞骨髓瘤和浆细胞瘤样病变。

流行病学和病因学

PTLD 是实体器官移植术后（不包括非黑色素皮肤癌）最常见的恶性肿瘤,约占移植者的所患恶性肿瘤的 20%，而普通人群中淋巴瘤占所有恶性肿瘤的 5%。移植人群中 PTLD 与普通人群的淋巴瘤疾病谱有所不同，大多数 PTLD 非霍奇金淋巴瘤为 B 细胞淋巴瘤，淋巴结外侵犯和移植物侵犯最常见（发生率为 30%~70%）。PTLD 的发病率从肾移植的 2% 到小肠移植的 16% 不等（表 30.1）。从移植到诊断 PTLD 的最短时间间隔是小肠移植，除了心脏移植（454 天），所有器官移植的中位时间为 1 年之内（表 30.1，图 30.1）。

在大约 25% 的 T 细胞 PTLD 中，EB 病毒为阳性，虽然有些 T 细胞表达 EB 病毒受体（CD21），但 EB 病毒如何感染 T 细胞还尚不清楚。PTLD 中的霍奇金淋巴瘤 EB 病毒往往为阳性，而且多为移植后期发病（>4 年）。非 B 细胞 PTLD 较长潜伏期的原因不明。B 细胞 PTLD 也可以在移植后期发生（>1 年），但它往往是 EBV 阴性。虽然肿瘤可能是 EB 病毒阴性，有人认为 EB 病毒通过"打就跑"的逃逸机制，可能仍然是 PTLD 发病的重要机制。不是所有的 PTLD 均来源于 B 淋巴细胞；T 细胞 PTLD 的多发生在移植术后 10 年。来源于 NK（自然杀伤）细胞的 PTLD 较罕见。

降低风险

不可变的风险因素

表 30.2 总结了增加 PTLD 不可变的风险因素。年龄和风险之间的关系是复杂的。由于

表 30.1　根据移植日期开始到癌症诊断的中位时间，以及使用 Kaplan-Meier 统计方法计算的 3 年生存率，器官共享联合网记录/跟踪的实体器官移植受者移植后淋巴组织增殖紊乱的发病率

移植器官	移植日到癌症诊断中位时间（天）	移植相关移植后淋巴组织增生紊乱百分比（%）	3 年存活率（%）
肺	258	2.4	38.5
心	454	1.2	65.3
肠	117	6.2	不可获得
肾脏	349	0.6	75.9
肝	372	0.9	61.4
胰腺	182	0.9	不可获得

Dx：诊断；Tx：移植。

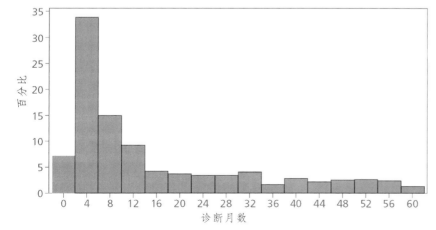

图 30.1　据报道，在 Penn 肿瘤注册表中记录的患者从实体器官移植到诊断移植后淋巴组织增殖紊乱月数的分布直方图。（见彩图）

表 30.2 登记在案的研究中关于实体器官移植受者发生移植后淋巴组织增殖性疾病(PTLD)的不可修改的危险因素

研究	数据来源*	年份	对象	受者数 (PTLD 案例)	显著危险因素及其相对危险度 RR(95% CI)#	非显著性因素及其相对危险度 RR(95% CI)#
Kremers 1999	CTS	1983–1991	肾脏 心脏	45141(155) 7634(162)	心脏 比 肾脏　3.00 (2.18, 4.14) 心脏 比 肾脏 (1 年后)　7.68 (5.34, 11.05) 北美 比 欧洲　2.12 (1.55, 2.89) 年龄>50, (1 年后)　1.87 P < 0.01	
Dharnidharka 2001	NAPRTCS	1987–1996	小儿肾脏	4595 (56)	尸体器官供者　P = 0.02 白种人比有色人种　P = 0.003	尸体器官供者　P = 0.7 性别　ns
Dharnidharka 2002	NAPRTCS	1987–2000	小儿肾脏	6720 (108)	白种人比有色人种　P = 0.01	原发性疾病　ns
Cherikh 2003	UNOSOPTN	1997–2000	肾脏	38519 (168)	小儿 比 成人　5.27 (3.66, 7.60) 白种人比有色人种　1.43 (1.01, 2.02) CMV D–/R–　1.80 (1.19, 2.70) CMV D+/R–　1.52 (1.00, 2.30)	男性比 女性　0.92 (0.67, 1.26) 糖尿病比非糖尿病　0.78 (0.50, 1.23) 活体供者　0.91 (0.71, 1.38) HLA 不匹配　1.04 (0.95, 1.15)
Opelz 2004	CTS	1985–2001	肾脏 心脏 肝脏 胰腺 肺 心–肺	145104(1094) 25485(642) 15631(165) 4081(ns) 4415(ns)	移植器官　未说明 (心脏+肺>肺> 心脏>肝脏> 胰腺>肾脏)	再移植　P = ns
Bustami 2004	SRTR (OPTN)	1996–2002	肾脏	1222(146) 41686 (181)	每隔 10 年　0.86 (0.77, 0.95) 男性比 女性　1.43 (1.04, 1.96) 白种人比有色人种　1.45 (1.00, 2.12) 非西班牙人　1.79 (1.04, 3.07) 每长 10kg 体重　0.89 (0.82, 0.97) 丙型肝炎情况未知　0.52 (0.28, 0.98)	HBV + 比 HBV–　1.15 (0.64, 2.07) 每年透析　0.97 (0.89, 1.04) 糖尿病　1.35 (0.90, 2.02)

(待续)

表 30.2（续）

研究	数据来源*	年份	对象	受者数（PTLD 案例）	显著危险因素及其相对危险度 RR(95% CI)#		非显著性因素及其相对危险度 RR(95% CI)#	
Dharnidharka 2005	UNOS	1987–2003	肾脏	84907 (539)	<17 岁	$P = 0.003$	供体来源	ns
					白种人比有色人种	$P = 0.003$	HLA 不匹配	ns
					男性比女性	$P = 0.003$	CMV 不匹配	ns
Faull 2005	ANZDATA	1970–2003	肾脏	13516 (197)	EBV-阴性受者	3.1 (1.8, 5.4)	CMV D–	1.2 (0.8, 1.8)
					年龄≥65	4.57 (2.31, 8.95)	CMV R–	1.04 (0.67, 1.6)
							HLA 不匹配	1.02 (0.92, 1.14)

ANZDATA，澳大利亚和新西兰透析和移植登记处；CTS，合作移植研究；NAPRTCS，北美小儿肾移植合作研究；OPTN，器官获取和移植网络；SRTR，移植接受者科学登记处；UNOS，器官共享联合网。

#RR，相对危险度和 95% 置信区间，数值 > 1 表明具有该种特性的受者的患病风险增加；当无 RR 或 95%CI 可用时，则引入 P 值。ns，没有说明及统计学无显著差异。

儿童 EB 病毒的发病率高，一般他们 PTLD 的发病率较高。年龄大的患者,在移植术后第一年发生 PTLD 的风险会更高。表 30.3 展示了可变的风险因素。

同种异体移植物类型明显影响了 PTLD 的发病率,其与应用免疫抑制剂强度和供者淋巴组织移植的数量相关。

EB 病毒

EB 病毒(EBV)是以 B 淋巴细胞和人类口咽部上皮细胞为靶向的疱疹病毒。EB 病毒最初感染韦氏环淋巴组织的 B 淋巴细胞,它们可以无限期地潜伏并且可以作为静息记忆细胞传播于全身,使其成为 EB 病毒感染的贮存器。

巨细胞病毒、丙型肝炎和人类疱疹病毒

关于供、受体巨细胞病毒血清学的队列分析研究和随之的 PTLD 风险相互矛盾。器官共享联合网络分析发现，无论供者以前是(RR 1.52)/否(RR 1.80)感染巨细胞病毒,巨细胞病毒阴性的受者患 PTLD 风险升高 50% ~80% ,而分析 ANZDATA 没有表明风险增加。

在一般人群中,丙肝病毒促使 Bb 细胞增殖,并有可能发展为 bB 细胞淋巴瘤。有些病例表明,那些感染了丙型肝炎病毒的或因丙肝病毒肝硬化而接受肝移植的受者患 PTLD 的风险加倍。

超过 100 种已知的感染哺乳动物的潜在疱疹病毒中,只有 8 种已证实感染人类。HHV-8 与艾滋病患者发生卡波西肉瘤以及淋巴瘤合并 EB 病毒感染相关。

免疫抑制剂的作用

很难评估个体免疫抑制剂对患 PTLD 风险的影响;PTLD 很可能是免疫抑制剂而不是其他药物的副作用。

诊断

PTLD 往往很难诊断,可在单个淋巴结、移植器官内或中枢神经系统内发生。好的诊断和治疗取决于用原位 EBERS 杂交探针对受影响组织的 EB 病毒序列进行全面的组织学和遗传学分析。

通常移植后的淋巴组织能检测到阳性的 EB 病毒,这使得诊断更加困难。PTLD 不是一定发生在淋巴组织,在实体器官也可能发生播散或浸润,在这种情况下,通过外周血、骨髓、脑脊髓或其他体液来检查是否有类浆细胞或大型 B 细胞变得很重要。

治疗选择和预后

PTLD 的治疗不仅取决于疾病的程度和类型,还取决于移植情况。对于大多数肾脏和胰腺受者,当器官衰竭使用透析或胰岛素等治疗方式时,免疫抑制剂戒断也是一个选择。

无论什么移植类型,PTLD 的整体预后都很差,但 PTLD 的特征影响预后。局部的 PTLD (淋巴结或移植物内的)存活率较高,然而,中枢神经系统的 PTLD 预后较差且较难治疗,因为一些治疗药物不能进入中枢神经系统。

图 30.2 和图 30.3 分别表示不同移植类型和不同诊断治疗时间下实体器官移植受者术后 PTLD 的存活率。

减少早期 PTLD 的预防措施仍存在争议,而且也很难衡量对治疗措施的反应。目前还没有关于预防 CMV 相关疾病的系统性综述和抗病毒药物的前瞻性随机试验来证明可以降低 PTLD 发生率。

免疫抑制剂减量

目前免疫抑制剂减量是 PTLD 治疗的基石,包括抗代谢药戒断或者钙调神经磷酸酶抑制剂戒断或最小量维持。患者对免疫抑制剂减

表 30.3　实体器官移植术后 2 年内发生移植后淋巴组织增生紊乱的可变风险。使用的数据来源于对移植术后服用免疫抑制药物的受体的系统性回顾、荟萃分析和注册队列研究,统计学重要的研究数据使用粗体字体

出版物	PTLD 实验组 (收件人)	个案	药物比较 *	RR(95% CI)
随机试验的荟萃分析 #				
Chapman 2004	5(1,016)	15	Tac 比 cy	0.77(0.29,2.08)
vajdic 2006	4(447)	3	TOR-I 比 CNI	1.61(0.20,12.95)
	4(1,616)	11	TOR-I 比抗代谢物	2.03(0.44,9.25)
	5(1,755)	20	低剂量与高剂量 tor-i,	
等量的 CNI	0.76(0.30,1.94)			
	6(1,175)	6	低 tor-i+标准 CNI 与高 tor-i +低 CNI	1.05(0.26,4.19)
登记队列				
Kremers 1999	52 775	317	抗体比无抗体	1.80(1.31,2.46)
			莫罗单抗-CD3 比 ATG	$P = 0.1$
			cy + 硫唑嘌呤比 cy or 单用硫唑嘌呤	1.47(1.03,2.08)
Dharnidharka 2001	4595	56	Tac 比 cy	$P = 0.0001$ ∧
Dharnidharka 2002	6 720	108	抗体比无抗体	$P = ns$
			Tac 比 cy after 1996	1.28 $P = 0.69$
			MMF 比空白	1.05(ns)
Cherikh 2003	38 519	168	Muromonab-CD3 比无抗体	1.72(1.04,2.83)
			多克隆抗体与无抗体	1.29(0.82,2.03)
			IL2R-a 比空白	1.14(0.77,1.70)
			Tac 比 cy	1.24(0.89,1.72)
			MMF 比硫唑嘌呤	0.64(0.46,0.87)
Opelz 2004			Tac 比 cy 无抗体 (肾移植受者)	$P = 0.04$
			Tac 比 cy without Ab (肝移植患者)	ns
			排斥反应(肾受者)	$P < 0.001$
Bustami 2004	41 686	181	有抗体比无抗体	1.78(1.31,2.40)
			hATG 比无抗体	1.50(0.93,2.43)
			rATG 比无抗体	3.00(1.53,5.89)
			Muromonab-CD3 比无抗体	1.71(1.12,2.63)
			Daclizumab 比无抗体	1.92(1.08,3.41)
			Basiliximab 比无抗体	1.83(1.05,3.18)
			Tac 比 cy + 抗体	1.12 $P = 0.64$
			Tac 比 cy without Ab	2.03 $P = 0.008$

(待续)

表30.3(续)

出版物	PTLD 实验组（收件人）	个案	药物比较 *	RR(95% CI)
Dharnidharka 2005			ALG 比空白	1.35(1.09,1.68)
			hATG 比空白	1.61(1.24,2.10)
			rATG 比空白	1.17(0.87,1.58)
			hATG 比空白(儿童受体)	2.16(1.22,3.82)
			rATG 比空白(儿童受体)	1.51(0.78,2.93)
Faull 2005	13,516	197	CNI 比无 CNI	3.2(2.2,4.7)
			抗体比无抗体	1.2(0.9,1.7)
			CNI + 总抗体	1.6(1.1,2.2)
			CNI + 抗体(PTLD < 3 年)	2.8(0.6,4.9)
			CNI + 抗体(PTLD 3 - 6 年)	2.6(1.0,6.8)
			CNI + 抗体(PTLD > 5 年)	0.94(0.49,1.8)

★ Ab,抗体诱导治疗;ALG,抗淋巴细胞球蛋白;ATG,抗胸腺细胞球蛋白;CNI,钙调神经素抑制剂;cy,环孢素;hATG,马抗胸腺细胞球蛋白;IL2R-a,干扰素-2 受体抗体;rATG,兔抗胸腺细胞球蛋白;Tac,他克莫司;TOR-I;西罗莫司靶点抑制剂。

所有的荟萃分析是肾移植受体的随机队列研究。

RR=有关危险因素,通过对注册研究的多元分析获得,数值>1 反映对于带有那种特征的受体增加的风险;P 值被引用的地方,就没有有关危险因素。ns=没有显著和没有被说明。

∧ 只能单变量分析。

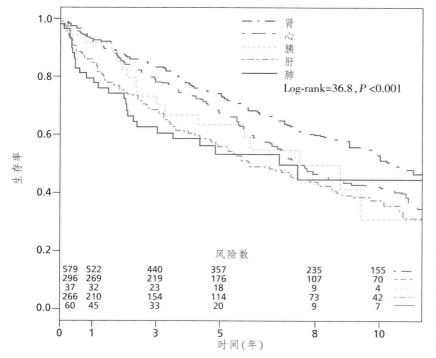

图 30.2　根据同种异体移植物类型和 Kaplan-Meier(荟萃分析)计算方法,Penn 肿瘤注册处记录所有实体器官移植受者移植后出现淋巴组织障碍的 PTLD 患者的存活率。(见彩图)

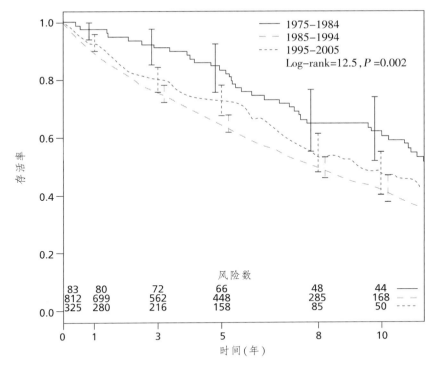

图 30.3 根据患者诊断和治疗的时期,以 10 年为间隔、使用 Kaplan-Meier 法进行计算,Penn 肿瘤注册处记录,人体器官移植受者移植后出现淋巴组织障碍的 PTLD 患者的存活率。(见彩图)

量的反应不一(20%~86%)。对免疫抑制剂减量有反应的 PTLD 患者,排异反应的发生风险增高,这可能会威胁移植物的生存活力。

其他方法

更昔洛韦可以被给予中止病毒复制,因此 EBV 感染的细胞死亡却不产生感染性病毒颗粒;然而,抗病毒的作用的时间不确定。

PTLD 早期最简单的治疗方法是免疫抑制剂减量。若肿瘤没有退化或排异现象,这就证明减少免疫抑制剂使用的治疗方案失败,需要马上进行细胞毒性化疗。常规剂量化疗因治疗相关的毒性和死亡率而变得更加复杂。儿童低剂量环磷酰胺化疗方案和泼尼松一直用于顽固性的 PTLD,并取得了很好的效果,但其对成人的有效性仍有待确定。观察使用化疗后 PTLD 的发病率,发现抗 B 细胞抗体是对成年人最有效的治疗方法。最初利妥昔单抗的使用率减低,部分有效率为 40%,1 年存活率为

67%,整体有效率为 44%。

治疗建议

要识别一个疾病,一个完整的评价应包括组织切片和肿瘤标志物的获取。所有的患者应该有胸、腹部和骨盆的计算机断层扫描、正电子发射成像检查。当有 PTLD 的征兆时,应做头部计算机断层扫描和骨髓穿刺,对移植物和脑脊液进行取样。

基于这些评价,我们当前的建议如下。

● 通常更昔洛韦治疗和减少免疫抑制对早期的 PTLD 病例有效。若未观察到肿瘤退化,应该启动利妥昔单抗治疗。

● 治疗 PTLD 的中期患者应立即减少免疫抑制剂的使用,并开始加用更昔洛韦和利妥昔单抗治疗。如果效果不佳,则建议使用化疗。

● 对快速增殖的肿瘤而言,必须立即化疗。

结论

随着移植术大量增加，报道的 PTLD 病例数持续上升。遗憾的是，PTLD 是一种没有可用的统一分类和(或)分期系统的疾病谱。认清 PTLD 的危险因素可能会改变免疫抑制剂的使用和(或)病毒预防法。减少和(或)甚至停止免疫抑制剂的使用仍然是 PTLD 治疗的基本共识，而化疗和抗体疗法的作用还未确定。PTLD 诊治的进一步完善需要改变免疫抑制治疗和利用抗肿瘤药治疗进行前瞻性随机试验研究，以找到最有效、最安全的方法。

（李俊 郭伟 译 杨波 校）

参考文献

Buell JF, Gross TG, Woodle ES. Malignancy after transplantation. Transplantation. 2005;80:S254–64.

Bustami RT, Ojo AO, Wolfe RA, Merion RM, Bennett WM, McDiarmid SV, Leichtman AB, Held PJ, Port FK. Immunosuppression and the risk of post-transplant malignancy among cadaveric first kidney transplant recipients. Am J Transpl. 2004;4: 87–93.

Chapman JR, Webster AC. Cancer after renal transplantation: the next challenge. Am J Transplant. 2004;4:841–2.

Cherikh WS, Kauffman HM, McBride MA, Maghirang J, Swinnen LJ, Hanto DW. Association of the type of induction immunosuppression with posttransplant lymphoproliferative disorder, graft survival, and patient survival after primary kidney transplantation. Transplantation. 2003;76:1289.

Davis CL. The antiviral prophylaxis of post-transplant lymphoproliferative disease. Springer Semin Immunopathol. 1998;20:437–53.

Dharnidharka VR, Sullivan EK, Stablein DM, Tejani AH, Harmon WE. Risk factors for posttransplant lymphoproliferative disorder (PTLD) in pediatric kidney transplantation: a report of the North American Pediatric Renal Transplant Cooperative Study (NAPRTCS). North American Pediatric Renal Transplant Cooperative Study (NAPRTCS). Transplantation. 2001;71:1065–8.

Dharnidharka VR, Ho PL, Stablein DM et al. Mycophenolate, tacrolimus and posttransplant lymphoproliferative disorder: a report of the North American Pediatric Renal Transplant Cooperative Study. Pediatr Transplant. 2002;6:396–9.

Dharnidharka VR, Stevens G. Risk for post-transplant lymphoproliferative disorder after polyclonal antibody induction in kidney transplantation. Pediatr Transplant. 2005;9:622–6.

Faull RJ, Hollett P, McDonald SP. Lymphoproliferative disease after renal transplantation in Australia and New Zealand. Transplantation. 2005;80:193–7.

Funch DP, Walker AM, Schneider G, Ziyadeh NJ, Pescovitz MD. Ganciclovir and acyclovir reduce the risk of post-transplant lymphoproliferative disorder. Am J Transplant. 2005;5:2894–900.

Gulley, ML, LJ Swinnen, Schnell C, Grogan TM, Schneider BG; Southwest Oncology Group. Tumor origin and CD20 expression in posttransplant lymphoproliferative disorder occurring in solid organ transplant recipients: implications for immune-based therapy. Transplantation. 2003;76:959–64.

Hanson MN, Morrison VA, Peterson BA, Stiegelbauer KT, Kubic VL, McCormick SR et al. Posttransplant T-cell lymphoproliferative disorders–an aggressive, late complication of solid-organ transplantation. Blood. 1996;88:3626–33.

Hanto DW, Sakamoto K, Purtilo DT, Simmons RL, Najarian JS. The Epstein-Barr virus in the pathogenesis of posttransplant lymphoproliferative disorder. Surgery. 1981;90:204–13.

Ho M, Miller G, Atchison RW, Breinig MK, Dummer JS, Andiman W et al. Epstein-Barr virus infections and DNA hybridization studies in posttransplantation lymphoma and lymphoproliferative lesions: the role of primary infection. J Infect Dis. 1985;152:876–86.

Kremers HM, Funch DP, Robson RA, Nalesnik MA, Ebrahim S, Cecka MJ et al. A combination study design to examine mycophenolate mofetil (MMF) and PTLD in renal transplant patients. Pharmacoepidemiol Drug Saf. 1999;8:509–18.

McDiarmid SV, Jordan S, Kim GS, Toyoda M, Goss JA, Vargas JH et al. Prevention and preemptive therapy of postransplant lymphoproliferative disease in pediatric liver recipients. Transplantation. 1998;66:1604–11.

Opelz G, Dohler B. Lymphomas after solid organ transplantation: a collaborative transplant study report. Am J Transplant. 2004;4:222–30.

Vajdic CM, McDonald SP, McCredie MR, van Leeuwen MT, Stewart JH, Law M, et al. Cancer incidence before and after kidney transplantation. JAMA. 2006;296(23):2823–31.

索　引

	正常移植物	轻度脂肪变性	中度脂肪变性	重度脂肪变性
颜色				
边缘	锐利	锐利/轻度变钝	右叶或左叶变钝	钝圆的
韧性	柔软	轻微硬化	严重	严重
外表	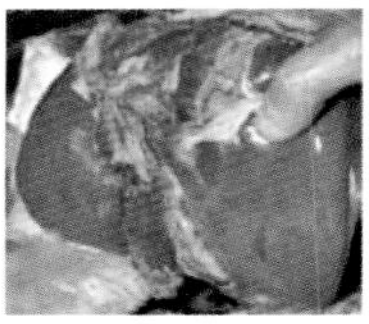	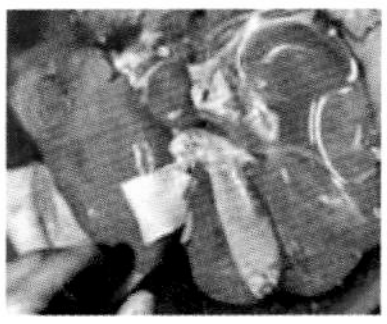	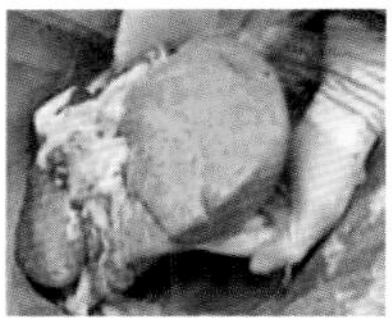	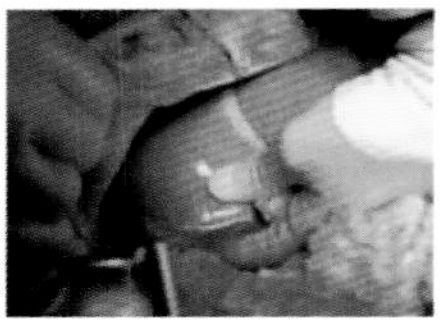

图 10.1

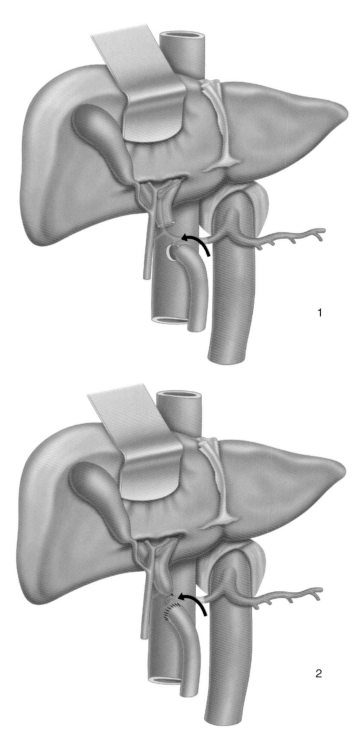

图 13.1

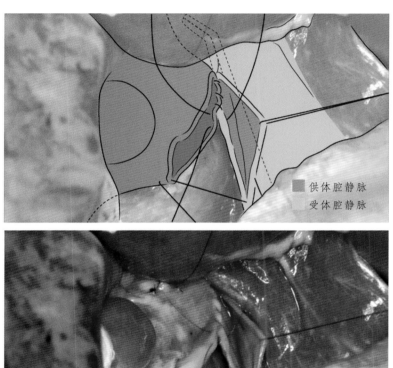

供体腔静脉
受体腔静脉

图 13.2

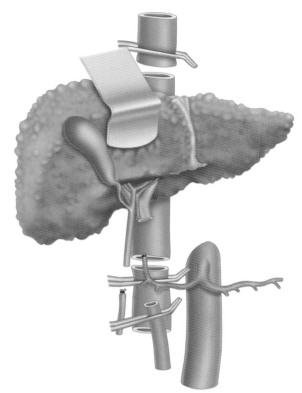

图 13.3

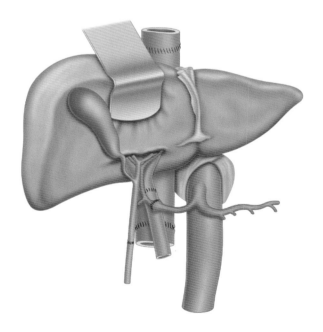

图 13.4

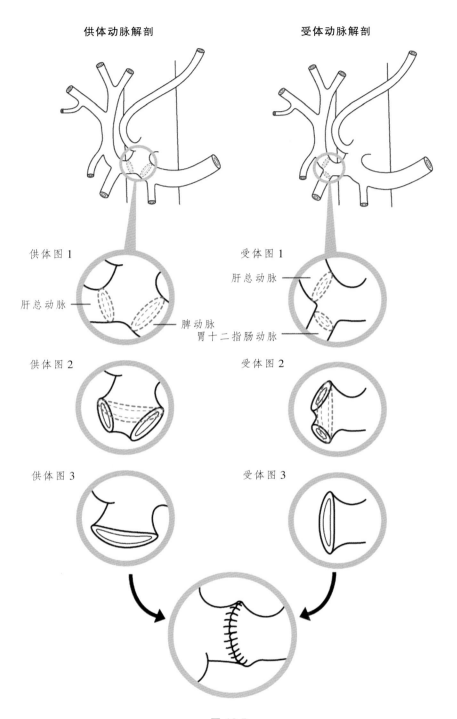

供体动脉解剖　　　　　受体动脉解剖

供体图 1

肝总动脉　　　　　脾动脉

受体图 1

肝总动脉

胃十二指肠动脉

供体图 2　　　　　受体图 2

供体图 3　　　　　受体图 3

图 13.5

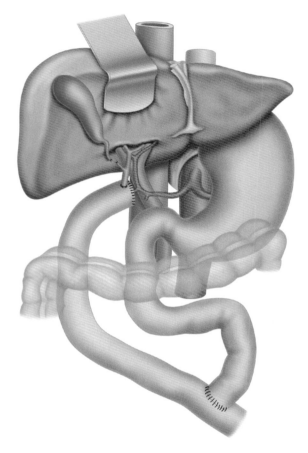

图 13.8

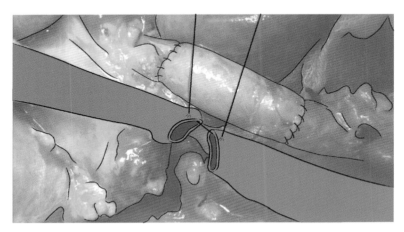

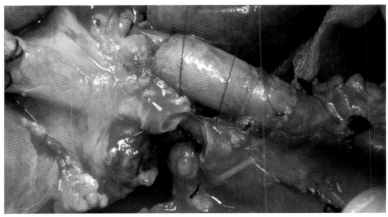

图 13.9

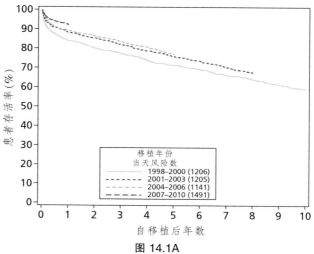

图 14.1A

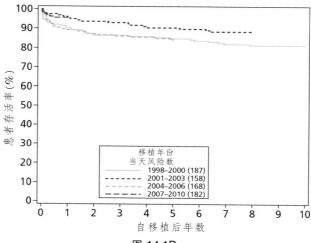

图 14.1B

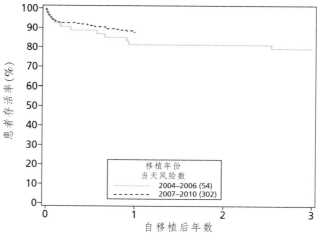

图 14.1C

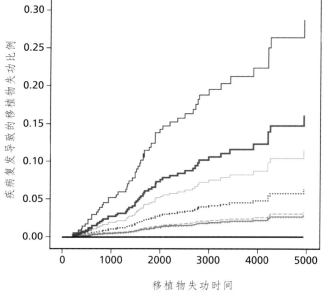

诊断
▎丙型肝炎
▌原发性硬化性胆管炎
┊自身免疫性肝病
⋮隐源/非酒精性脂肪性肝病
▏非对乙酰氨基酚相关暴发性肝功能衰竭
⋮原发性胆汁性肝硬化
▎酒精性肝硬化
▌对乙酰氨基酚相关暴发性肝功能衰竭

图 14.4

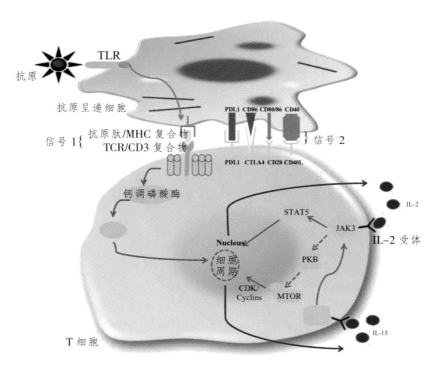

图 15.1

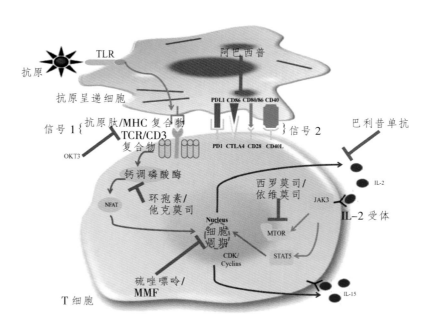

图 15.2

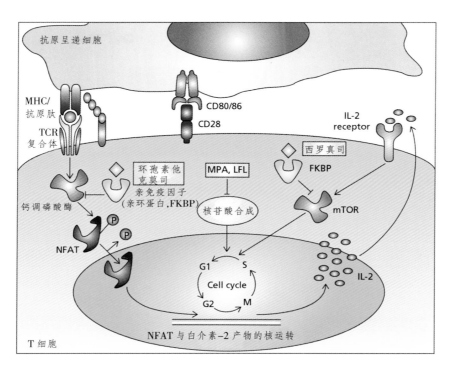

图 16.1

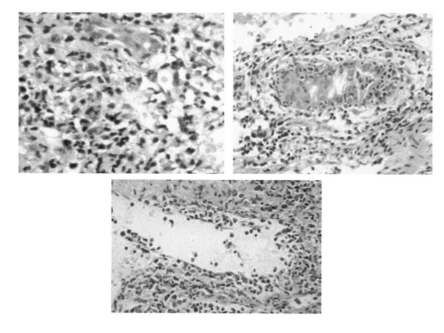

图 19.1

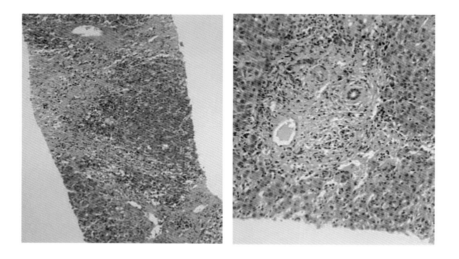

图 19.2

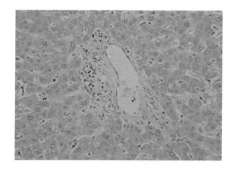

图 19.4

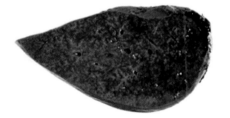

图 19.6A

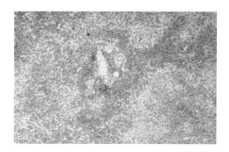

图 19.6B

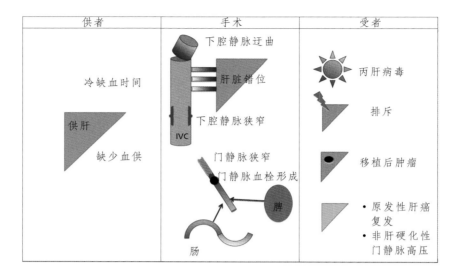

图 21.1

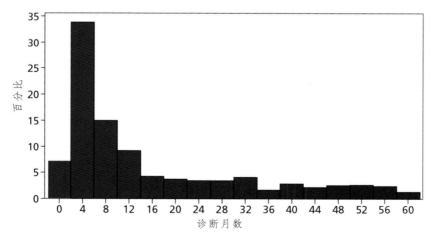

图 30.1

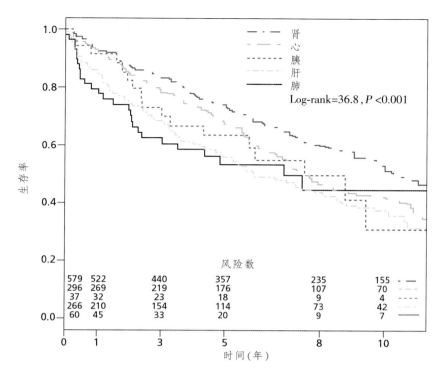

图 30.2

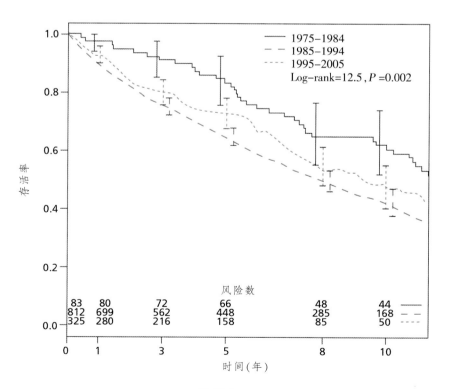

图 30.3

本书相关视频可浏览以下网址：

http://www.wiley.com/go/neuberger/livertransplantation

密码：clinical